JN450029

자율신경계질환 **도수치료**

Integrative Manual Therapy for the Autonomic Nervous System and Related Disorders

자율신경계질환
도수치료
심화 스트레인-카운터스트레인 기법

옮긴이 김 명 준 외

VOLUME I

INTEGRATIVE MANUAL THERAPY

FOR THE AUTONOMIC NERVOUS SYSTEM AND RELATED DISORDERS

Utilizing
Advanced Strain and Counterstrain Technique

Thomas Giammatteo, D.C., P.T.
Sharon Weiselfish-Giammatteo, Ph.D. P.T.

영 문 출 판 사

■ 옮긴이(가나다 순)

김 명 준 경동대학교 물리치료학과 교수
김 성 수 광주보건대학교 물리치료과 교수
김 효 철 원광디지털대학교 한방미용예술학과 교수
서 현 규 대구보건대학교 물리치료과 교수
성 기 석 경희대학교 대체요법과정 주임교수
정 형 국 안산대학교 물리치료과 교수
조 현 래 마산대학교 물리치료과 교수

Integrative Manual Therapy

for the Autonomic Nervous System and Related Disorders

by Thomas Giammatteo, D.C., P.T. & Sharon Weiselfish-Giammatteo, Ph.D. P.T.

자율신경계 도수치료

2012년 6월 20일 초판인쇄
2012년 6월 27일 초판발행

지은이 : Thomas Giammatteo &
Sharon Weiselfish-Giammatteo
옮긴이 : 김 명 준 외
발행인 : 박 병 조
발행처 : 도서출판 영문출판사
등 록 : 1987년 12월 21일 제2-419호
주 소 : 서울시 강남구 삼성동 69-1
전 화 : (02)514-5590, 776-5590
팩 스 : (02)756-8943
E-mail : yeongmunsa@empal.com
정 가 : 20,000원
ISBN 978-89-7224-300-7 93510

감사의 글
ACKNOWLEDGMENTS

우리들은 스트레인-카운터스트레인 기법의 개발자인, Lawrence Jones, D.O.에게 감사드린다. 그는 반세기 동안 건강관리와 도수치료 분야를 위해 연구하고 기록해 왔다. Lawrence Jones는 겸손한 사람이었고, 모든 건강관리전문가에 모범이 될 만큼 성실성을 가졌다.

우리는 Loren Rex, D.O.에게도 감사드린다. 그는 스트레인-카운터스트레인 기법을 우리에게 소개해 주었다.

우리는 Carol Gordon, P.T., I.M.P.,C., Jay Kain, PhD., P.T., A.T.C., I.M.P.,C.,와 코네티컷 지역물리치료의 동료들에게 감사드린다. 그들은 새로운 자율신경계 기능장애에 대한 도수치료의 임상연구를 지지해 주었다.

우리는 아래의 치료기법을 개발하신 분들에게 존경과 감사를 표하고 싶다: 우리의 업적에 바탕이 된 내장기 도수교정와 리스닝의 개발자인, Jean Pierre Barral, D.O., 재활에 효과적인 억제성 균형 검사를 개발한 Paul Chauffour, D.O., 그리고 도수 림프 배액을 미국에 소개해 준 Hildegaard Wittlinger.

그리고 도수치료의 향상을 지속적으로 도와준 우리들의 클라이언트에게도 감사드린다.

사진을 촬영해 준 John Giammatteo에게도 감사한다.

그리고, 일러스트레이션을 제공해 준, Ayelet Weiselfish와 Genevive Pennell에게 감사드린다.

우리를 위해 축복해 주고 용기를 불러 넣어준, 우리들의 아이들인 Nim, Ayelet과 Amir에게 사랑과 감사드린다.

끝으로, 이 책을 만드는데 많은 도움을 주신 Margaret Loomer에게 감사드린다.

- Sharon과 Tom -

목차

서문

천식, 고혈압, 저혈압, 궤양성 질환, 그리고 땀, 체온, 심장리듬, 호흡, 성기능, 창자기능 및 방광기능의 비정상 등의 빈도를 고려해 볼 때, 자율신경계를 직접 치료하는 방법이 없다는 것이 놀라울 따름이다. 자율신경계의 항상성 부족으로 발생되는 이들 증상은 극단적으로 영향을 받지만, 문제가 있는 시스템의 교정이 이루어지지 않는다.

당뇨병, 다발성 경화증, Guillain-Barre 증후군 및 경색 등이 종종 자율신경계 질환과 관련된다. 우리의 의학적 반응은 약물 해독제의 남용을 감소시켰다: 항고혈압 약물, 항정신성 약물, 알파-베타 아드레날린 자극제 및 억제제. 이런 중추신경성 및 말초신경성 약물은 그 신경에 직접적으로 영향을 주지 않는다.

자율신경계는 정상적으로 불수의적이고, 무의식적인 말초신경 가지이다. 안정시 근육 긴장 뿐만 아니라, 혈관, 림프관, 장기 및 샘으로부터 오는 민무늬근의 날신경 자극은 자율신경계의 기능이다. 자율신경계는 교감신경과 부교감신경이라는 2가지의 가지를 가진다. 부교감신경은 우리의 수명을 오랫동안 유지하는데 필요한 기능을 조절한다. 침분비와 소화에서부터 심박동률, 호흡률, 이자기능, 간과 담낭 기능, 그리고 콩팥, 요관 및 방광의 오줌 분비 등은 모두 자율신경계의 지배를 받는다. 교감신경계는 어려움을 일으키고, 부교감신경은 교감신경 이후에 흥분되어, 재충전하고 회복하고 대체하는 역할을 한다. 부교감신경이 더 이상 흥분되지 않으면, 우리의 삶은 위기에 빠지게 되고 과부하가 계속 증가될 것이다.

혈관을 포함한 모든 세포는 교감신경의 지배를 받는다. 예를 들어 혈관이 과긴장되면, 뇌로 가는 산소가 감소되어, 위험한 상황에 빠지게 된다. 이런 산소 감소는 치유의 속도를 느리게 만들고, 고혈압을 증가시키고, 분절을 촉진시키고, 또 대사작용, 뇌 기능과 모든 항상성 기전에 영향을 주는 내분비 기능에 변화를 일으킨다. 그러나 자율신경이 균형을 이루면, 세포들이 회복과 대체를 잘 할 수 있게 되어, 우리들의 수명이 120-140세 이룰 수 있다. 우리는 자율신경계의 항상성 부족으로 사망하고, 또 자율신경계의 부조화로 질병을 얻는다. 자율신경계는 우리의 모든 삶에 영향을 준다.

여러분은 자율신경을 놓쳐서는 안된다. Dr. Sharon Weiselfish-Giammatteo는 Lawrence Jones의 스트레인-카운터스트레인의 기본 원리를 이용하여 역학적/교정적 운동학 모델을 개발했다. 이 기법은 신경계 환자에 좋은 영향을 주었다. Dr. Sharon Weiselfish-Giammatteo는 뇌성마비 아동, 노인 편마비환자, 만성 통증환자 등의 경련성 근육의 협동 패턴을 관찰했다. 그리고, 그녀는 역학적 모델을 몸쪽에서부터 먼쪽으로 적용하여, 경직과 심한 보호성 경련을 뚜렷하게 감소시켰다.

싱크로나이저를 역학적 모델과 협동성 모델과 함께 적용하면, 비촉진성 근막이완술이 일어난다. 이런 조직의 풀림 현상은 긴장저하의 제거와 감소로 인해 일어나는데, 이것은 세포수준, 특히 결합조직의 기질에서 일어나는 것 같다. 나는 수 천 시간의 임상 적용을 통해 치료 직후에 항상성이 회복되었음을 발견했다. 신체의 치유 능력은 조직의 균형잡힌 환경에 좌우되고, 이런 환경은 자율신경계와 자신들의 균형에 의해 조절된다. 자율신경계에 대한 심화 스트레인-카운터스트레인 기법은 자율신경의 항상성에 직접 그리고 지속적으로 영향을 주어, 우리의 몸이 치요될 수 있도록 만들어 준다.

자율신경의 균형이 깨어지면, 우리는 더 이상 건강할 수 없고, 사망하게 될 것이다. 아직 나는 신체에 엄청난 효과를 제공해 준 수술적 요법, 약물 요법, 혹은 도수치료를 해본 적이 없고, 내가 수행하는 치료기법은 증상을 줄여주는 것이 아니라, 자율신경을 회복시키는 것이다. 이런 단순성은 의사에서부터 치료사에 이르기 까지 누구에 의해서도 관리될 수 있다. 치료가 심오하고, 그 결과도 심오해서, 다른 도수치료와 함께 사용하면, 건강을 보다 향상시킬 수 있을 것이다.

이 책은 보석과도 같다. 여러분의 치료실에서 이 책을 잘 이용하면, 도수치료사로서 여러분의 삶이 변화될 것이다. 여러분의 부모님들이 매우 효과가 좋은 이 기법의 혜택을 받을 것이다. 나는 아직 이 기법에 대한 금기증을 발견하지 못했고, 이 기법을 적절하게 사용했을 때, 어떤 해로운 효과도 나타나지 않았다. 20년 동안, 나는 이 기법과 같이 매우 효과가 좋은 도구를 만나지 못했고, 나는 진심으로 많은 사람들이 이 기법을 공유하길 바란다.

Mary A. Lynch, M.S., M.D., P.A.
캔사스주 위치타의 스포츠의학 및 재활 센터

역자 서문

이 책은 Sharon Weiselfish-Giammatteo가 저술한 통합적 도수치료 시리즈의 한 부분으로, 매우 흥미있는 책이다. 실제로 역자들은 물리치료가 주로 정형외과적 질환, 신경계 질환 등을 많이 다루어 왔고, 그것이 전부라고 생각해 왔는데, 자율신경계를 조절할 수 있는 방법을 제시해 주어 개인적으로 매우 이 책의 저자들에게 감사드린다.

이 책의 가장 큰 장점은 치료 적용방법을 너무나 쉽게 알려주고 있다. 치료 과정을 따로 이수하지 않고, 책만으로도 치료를 바로 적용할 수 있을 정도 쉽게 만들어졌다. 그리고 이 책의 다른 장점은 스트레인-카운터스트레인의 역사를 일목요연하게 정리하고 있고, 다른 도수치료의 연관성을 잘 설명하고 있다. 특히 27장인 절차와 프로토콜을 통해 누구나 쉽게 도수치료를 할 수 있을 것이다.

많은 학생들이나 임상 선생님들이 이 책을 꼭 보시길 바란다. 이 책은 여러분들에게 많은 것을 제공해 줄 것이다.

끝으로, 이 책이 출간되는데 많은 도움을 주신 박병조 사장님과 직원분들에게 감사드리고, 어려운 여건 속에서도 이 책의 번역에 참여해 주신 교수들에게 감사드린다.

2012년 5월 역자 일동

제 1 장

스트레인-카운터스트레인 기법의 현재 모델들
PRESENT MODELS OF STRAIN AND COUNTERSTRAIN TECHNIQUE

스트레인-카운터스트레인 기법의 역사
(The History of the Phenomenon of Strain and Counterstrain Technique)

Lawrence Jones가 1990년대 초반에 스트레인-카운터스트레인 기법을 연구하고 발표한 이래로, 스트레인-카운터스트레인의 예술성과 과학성이 이 책의 제시된 훌륭한 기법으로 발전해 왔다. 그는 정확한 자세가 비슷한 통증성 자세를 가진 사람의 통증과 불능(disability)을 제거할 수 있다는 것을 발견했을 때, 그들의 다른 관련성을 찾았다. 그는 동일한 자세 편향을 가진 모든 사람에게서 똑같은 지점을 촉진했을 때, 통증이 발생하는 압통점(tender point)을 발견했다. 그는 방호성 근경련으로 인해 이런 자세 편향이 발생한다고 결정했다. 그는 단축된 근육이 관절면을 어긋나게 하여, 관절기능장애를 초래한다는 것을 발견했다. 또한 그는 움직임을 향상시키고 불편을 감소시키는 정확한 자세에 의해 압통점의 통증이 해소된다는 것을 알아냈다.

그래서 Jones은 환자의 몸에서 통증성 압통점을 찾기 시작했다. 그가 일반 사람들의 같은 지점에서 나타나는 새로운 압통점을 발견하면, 그 압통점의 통증을 해소할 수 있는 정확한 자세를 찾는데 모든 노력을 다한다. 그리고 그는 근경련에 의해 압통점이 발생한다고 언급했다. 그는 항상 의문점을 가지고, 이들 자세가 정확하게 90초 동안 유지될 필요가 있음을 알아냈다. 비록 Lawrence Jones가 임상적 현상에 대한 신경과학을 이해하지 못했지만, 그의 열정과 비전이 관련성에 대한 의문점을 이겨냈다.

그는 50년 이상의 스트레인-카운터스트레인 기법에 대한 연구를 통해 몸통기능장애와 통증의 치료를 위한 포괄적인 접근법을 만들어냈다. 대략 175개의 압통점과 그의 정확한 위치가 Jones에 의해 발견되었다. Jones의 스트레인-카운터 스트레인 기법으로 근경련을 제거하는 것은 하나의 현상이다. 이런 기법의 예술성은 다른 학자들에 의해 증명되었다. 그리고 이런 기법의 과학성은 여전히 연구중에 있다.

다양한 환자들을 위해 아래와 같은 다양한 스트레인-카운터스트레인 기법을 제공한다.

Jones의 모델 (Jones' Model)

Lawrence Jones, D.O.는 스트레인-카운터스트레인 기법의 창시자이다. 그는 몸통기능장애(somatic dysfunction)의 치료를 위해 이 기법을 반세기 동안 연구해 왔다. Jones은 일반 사람에게 비슷한 방법으로 나타나는 압통점이 있음을 발견했다. 압통점은 정확하게 같은 위치에서 나타난다. 각 압통점은 근경련의 있음을 반영하거나, 관절/봉합이 압박되었음을 반영한다. 그는 압통점의 통증을 제거해 주는 자세치료로 90초 동안 그 자세를 유지하면, 근육이 신장되고 관절/봉합의 압박이 감압된다는 것을 알아냈다. Jones는 관절운동형상학과 뼈운동형상학을 뚜렷하게 변화시키는 접근법을 만들었다. 관절가동성(joint mobility)과 조인트플레이(joint play)는 스트레인-카운터스트레인 기법으로 회복될 수 있다. 생리적 운동을 하는 동안, 관절 균형이 향상된다. 여기에서 관절 균형은 관절면의 상대적인 정상 자세를 의미한다. 가동범위는 항상 드라마틱하게 증가된다. 이런 기법의 이용은 임상가에게 근육의 정상적인 신장 능력을 교육한다. 스트레인-카운터스트레인 기법을 개발하는 초기 단계 동안, 그는 이 기법이 근 반사활(myotatic reflex arc)의 과민활동을 감소시킨다는 것을 알지 못했다. 그는 스트레인-카운터스트레인 기법의 결과에 겸손했고, 또한 감탄했다. Jones는 도수치료에 자신의 엄청난 기여를 기억하게 될 것이다.

역학적 모델/교정 운동학적 모델 (Weiselfish-Giammatteo) (Mechanical/Corrective Kinesiology Model)

이 책의 저자인, Sharon Weiselfish Giammatteo (Ph.D., P.T.)는 1981년에 Lawrence Jones의 스트레인-카운터스트레인 기법을 연구하기 시작했다. Weiselfish-Giammatteo는 90초 기법이 귀밑샘 종양 수술 이후 깨물근의 경련으로 인한 "턱관절 잠김"을 어떻게 해결하는지를 관찰했다. 그녀는 Jones의 책을 통해 공부하기 시작했고, 중간 정도에서 심한 정도의 과긴장성을 가진 클라이언트가 압통점을 촉진해도 통증을 경험하지 않았다는 것을 배웠다. 그것들은 압통점 압박에 대해 비전형적인 반응을 보였다. 그녀는 신경성 통증, 소아성 통증, 노인성 통증, 그리고 만성 통증을 가진 환자와 같이, 비전형적인 통증 인지를 가진 환자의 치료를 위해 역학적 모델을 개발하기 시작했다. 이 모델의 개발은 운동학과 근육 기능에 대한 지식에 근거되었다. 예를 들어, 2, 3, 4번째 갈비뼈에서 시작하여 부리돌기에 닿는 작은가슴근은 팔이음뼈를 내밈한다. 팔이음뼈가 내밈될 때, 작은가슴근이 보호성 근경련 상태에 있게 된다. 그리고 가로벌림의 제한이 나타날 수 있다. 팔이음뼈의 내밈이 있을 때는, 작은가슴에 대한 스트레인-카운터스트레인 기법 (Lawrence Jones가 작은가슴근의 수축이 두 번째 갈비뼈를 내림한다는 것을 관찰했기 때문에)이 자세성 기능장애를 제거할 것이다. 팔이음뼈의 내밈이 심하든 아니면 만성이든 간에, 팔이음뼈 내밈이 사라질 것이다. Weiselfish Giammatteo는 시상면 자세, 이마면 자세, 가로면 자세에 대한 자세 평가를 개발했다. 자세 치우침과 가동범위 제한을 평가할 때, 운동학적 지식으로 근경련이 있는지를 결정한다. 스트레인-카운터스트레인 기법으로 이들 근육을 치료하면, 근섬유의 길이가 신장되고, 가동범위가 증가하고, 또 뚜렷한 자세 대칭성이 향상된다.

이런 역학적/운동학적 모델은 신경학적 클라이언트에도 적용될 수 있다. 예를 들어, 뇌혈관사고 환자의 전형적인 기능장애는 "아탈구된 편마비환자의 어깨"로 불리는 오목위팔관절의 통증성 아탈구이다. Berta Bobath는 이런 장애를 뇌졸중 이후 이완된 팔이음뼈 내에서 넓은등근이 과긴장된 상태로 정의했다. 넓은등근은 위팔뼈머리를 아래로 내리는 유일한 근육이다. 스트레인-카운터스트레인 기법이 넓은등근에 이용될 때, 대개 위팔뼈머리의 아탈구가 전반적으로 감소되었다. 그 이유는 넓은등근의 섬유가 늘어나고, 더 이상 위팔뼈머리를 아래쪽으로 당기는 요소가 존재하지 않기 때문이다. 이런 기법은 급성 아탈구나 만성 아탈구 모두에서 뚜렷하게 나타났다. 신경학적 클라이언트들은 90초 자세 보다는 3-5분간 유지되는 자세를 더욱 필요로 한다.

협력근 패턴 이완 모델 (Weiselfish-Giammatteo) (Synergic Pattern Release™ Model)

Sharon Weiselfish-Giammatteo(Ph.D., P.T.)는 정형외과적 질환을 가진 환자의 방호성 근경련 뿐만 아니라, 신경학 질환을 가진 환자의 경직(spasticity)을 치료하기 위해 Jones의 스트레인-카운터스트레인 기법을 이용했다. 그녀는 경직의 과긴장이 방호성 근경련의 특성과 비슷하다는 것을 깨달았다. 이들의 주요 기능장애는 근 반사활의 과민활동이다. 보호성 근경련이든, 혹은 경직이든 간에 이런 과민활동은 스트레인-카운터스트레인 기법에 의해 감소될 수 있다. 최상의 결과를 위해, 90초 자세 기법 보다는 3-5분간의 자세 유지가 더 필요할 것이다.

Weiselfish-Giammatteo는 뇌성마비, 노인성 편마비, 혹은 만성 통증 등의 심한 장애 환자에서 나타나는 것과 비슷한 형태의 경직된 근육들의 협력근 패턴을 관찰했다. 스트레인-카운터스트레인 기법이 몸쪽에서 먼쪽, 즉 협력근 패턴이 나타나는 근육으로 적용될 때, 경직과 심한 보호성 근경련이 뚜렷하게 감소된다. 예를 들어, 팔의 협력근 패턴은 다음과 같다: 올림된 팔이음뼈; 내밈된 팔이음뼈; 모음자세로 안쪽돌림된 어깨관절; 굽힘된 팔꿈관절; 엎침된 아래팔; 자쪽치우침된 자세로 굽힘된 손목; 굽힘된 손가락; 굽힘되고 모음된 엄지. 다음과 같은 결과를 나타내는 협력근 패턴을 제거하기 위해, 스트레인-카운터스트레인 기법이 적용될 수 있다:가시위근; 올림된 첫 번째 갈비뼈; 작은가슴근; 위팔두갈래근; 손목굽힘근; 손가락 굽힘근; 첫 번째 손허리손가락 기법. 이런 기법을 통해 경직성 협력근 패턴을 감소시키거나,

심지어 제거할 수 있다.

억제성 균형검사와 역학적 고리모델
(Inhibitory Balance Testing™ and Mechanical Link Model (Chauffour))

Paul Chauffour, D.O.는 역학적 고리모델로 불리는 몸통, 머리 및 내장성 기능장애의 치료로서 매우 효율적인 기법을 개발했다. 그는 주요 우성 병변이 다른 병변에 영향을 준다는 억제성 균형검사를 만들었다. 이런 기법을 통해, 임상가들은 사람에게 영향을 줄 수 있는 척수, 갈비우리, 복장뼈, 머리뼈, 팔다리의 관절, 내장기관 등에서 발생할 수 있는 하나의 주요 문제를 찾을 수 있다.

Weiselfish-Giammatteo, Ph.D., P.T.와 D'Ambrogio, P.T.는 Chauffour의 억제성 균형검사와 Jones의 스트레인-카운터스트레인 기법을 배웠다. Jones의 압통점은 억제성 균형검사와 서로 균형을 이룬다. 이들 방법을 통해 전신을 평가할 수 있다. 일차 압통점이 뚜렷해질 것이다. 즉, 근경련이 다른 대다수 근육의 보호성 근경련에 영향을 준다는 것이다. 이 근육은 다른 모든 근육의 과긴장성을 감소시키는, 특별한 스트레인-카운터스트레인 기법으로 치료될 수 있다.

Weiselfish-Giammatteo는 근육 리듬(muscle rhythm)도 발견했다. 주요 근육의 리듬이 평가될 수 있고, 서로 균형을 잘 맞출 수 있다. 스트레인-카운터스트레인 기법을 위해, 억제성 균형검사가 이용될 수 있다. 기능장애성 근육 리듬을 가진 근육은 다른 근육의 기능장애성 근육 리듬에 영향을 줄 수 있지만, 스트레인-카운터스트레인 기법으로 치료될 수 있다.

만성 통증을 위한 행동수정 모델
(Weiselfish-Giammatteo) (Behavioral Modification for Chronic Pain Model)

만성 통증 증후군을 가진 클라이언트의 치료는 매우 어렵다. 그들은 통증 없는 삶이 존재하지 않는다고 믿는다. 그들의 이런 믿음 체계를 깨뜨리기 위해서는, 통증이 제거될 수 있고, 통증이 재발하지 않을 것이라는 증거를 그들에게 제시해야 한다. 행동수정 기법이 스트레인-카운터스트레인 기법과 함께 이용될 수 있다. 임상가들은 Jones의 압통점을 고립시킬 수 있다. 클라이언트는 압통점을 압박하여, 상쾌한 통증을 유발시킬 수 있다. 그 다음 치료사에 의해 스트레인-카운터스트레인 기법이 적용된다. 그리고 클라이언트는 다시 한번 압통점을 압박하여, 더 이상 통증이 발생하지 않는다는 것을 느낀다. 몇 번의 반복을 통해, 클라이언트는 통증이 삶에 있어 더 이상 필수조건이 아님을 인식하기 시작한다.

제 2 장

대처 방법들
ALTERNATIVE METHODS

다른 기법과 결합된 스트레인-카운터스트레인 기법
(Strain and Counterstrain Technique Combined with Other Approaches)

본 장은 스트레인-카운터스트레인 기법의 이용을 위한 대체방법을 제시하고 있다. Jones 절차로 적용될 수 있는 많은 독특한 기법이 개발되었다.

스트레인-카운터스트레인 기법과 적응된 억제성 균형검사 (Inhibitory Balance Testing™ Adapted for Strain and Counterstrain Technique)

스트레인-카운터스트레인 기법은 Lawrence Jones에 의해 개발된 과긴장성을 치료하는 기법이다. 억제성 균형검사는 Paul Chauffour에 의해 개발된 몸의 우성 제한을 발견하기 위한 평가 과정이다. 억제성 균형검사는 역학적 고리 모델의 통합된 한 요소이며, 몸통기능장애를 다루는 도수치료의 한 분야이다. 억제성 균형검사가 스트레인-카운터스트레인 기법과 통합되면, 임상가들은 다른 근육의 과긴장을 일으킬 수 있는 근육의 과긴장인지를 결정할 수 있다.

근육 리듬 치료를 이용하는 국소 양식(regional format)과 전신 양식(total body format)에서 억제성 균형검사를 수행하는 것이 가능하다(근육 리듬의 평가와 치료에 대한 설명은 본책의 26장인 근육 리듬 치료에 언급되어 있다). 국소 양식에서는, 신체 부위의 다른 근육의 근육 리듬, 예를 들어 오른팔의 위팔두갈래근과 위팔세갈래근이 비교될 수 있다. 무효 처리(nullification process)는 그 근육이 신체 부위의 우성 근육인지를 결정할 수 있다. 오른팔의 우성 근육을 결정하기 위해, 여러분은 한 근육(위팔두갈래근)의 근육 리듬을 촉진하고, 그 다음에 다른 근육(위팔세갈래근)에다 손을 댄다. 만약 손 접촉이 위팔세갈래근에 있을 때 위팔두갈래근의 근육 리듬이 향상되면, 위팔세갈래근이 우성 근육이다. 가상 모델은, 위팔세갈래근에 접촉함으로써, 여러분은 위팔두갈래근의 부정적인 효과를 억제하여, 위팔두갈래근의 기능을 향상시킨다. 신체의 모든 근육들은 근육 리듬 치료를 이용하는 이런 방법으로 비교될 수 있다.

억제성 균형검사를 전신 양식에 이용할 때는, 우성 근육이 다음과 같은 신체 부위에서 결정된다: 1. 오른쪽 다리, 2. 왼쪽 다리, 3. 오른팔, 4. 왼팔, 5. 배, 6. 골반과 허리, 7. 복장뼈와 앞가쪽 가슴우리, 8. 윗등, 9. 목, 10. 머리뼈, 11. 얼굴.

억제성 균형검사에 의한 무효 처리(nullification process)는 비교를 통해 위에서 언급된 11개의 우성 근육 부위 중 주요 우성 근육을 결정한다. 스트레인-카운터스트레인 기법으로 우성 근육을 치료할 때, 그 결과는 치료된 모든 근육의 근육 리듬에 대한 교정 뿐만 아니라, 많은 근육에 영향을 주는 주요 자가영속성 보호성 근경련과 과긴장성을 제거할 것이다.

스트레인-카운터스트레인 기법과 신경근막 기법 (Neurofascial Process™ Utilized with Strain and Counterstrain Technique)

Sharon Weiselfish-Giammatteo에 의해 개발된 신경근막 기법(Neurofascial Process™)은 몸과 마음의 기능장애를 다루는 치료 기법이면서, 감별진단이다. 이 기법은 임상가들에게 2개의 전제(premises)를 허용한다. 하나의 전제는 다른 신체 부위의 기능장애에 영향을 주는 기능장애 부위에 대한 인지의 능력을 제공하는 것이고, 다른 전제는 비신체적 과정(non-physical process)이 신체 기능장애 부위에 대한 결정의 능력을 제공해 주는 것이다.

과긴장의 처리 센터는 정신체(mental body)이다 (Weiselfish-Giammatteo). 정신체 접근 (mental body access)은 왼쪽 이마융기의 앞위쪽으로 약 1㎝되는 지점이다.

정서, 인지적 사고, 그리고 정신적 교란이 증후학(symptomatology)에 영향을 줄 때, 특정한 신체 부위는 클라이언트 문제의 일부로서 명백해진다. 이들 신체 부위를 처리 센터(process center)라 부르고, 모든 사람에게서 비슷한 방법으로 나타난다. 즉, 나이, 성별, 인성이 어하든 간에, 모든 사람의 신체는 신경근막 기법 패턴(비슷한 행동모델)에 반응한다.

과긴장의 치료를 위한 스트레인-카운터스트레인 기법과 신경근막 기법의 결합 (Strain and Counterstrain Technique with Neurofascial Process™ for Treatment of Hypertonicity)

Jones의 스트레인-카운터스트레인 기법이나 심화 스트레인-카운터스트레인 기법을 수행할 때, 원인(보호성 근경련, 경직, 기타)이 무엇이든간에 정신체에 대한 접촉은 결과를 증대시킬 것이다. 스트레인-카운터스트레인(Jones의 기법과 심화 기법)에서 신체의 위치를 정한다. 근절의 액틴/마이오신 접촉면과 정신체 에너지 사이에 또렷한 연관성이 존재한다.

신경근막 기법과 함께 스트레인-카운터스트레인 기법을 수행할 때, 근육에 손을 접촉시켜야 한다. 치료 전반에 걸쳐 Jones 기법의 자세나 Weiselfish Giammatteo/Giammatteo의 기법의 자세를 유지한다. 그리고 정신체의 접근에 손 접촉을 한다. 클라이언트의 손이나 다른 사람의 손이 이런 손 접촉을 유지할 수 있다. 90초(심화 스트레인-카운터스트레인 기법에서는 1분간)이후에, 근막 조직의 지속적인 긴장풀림(unwinding)이 일어날 것이다. 비촉진성 근막이완술(De-Facilitated Fascial Release™)의 기간 동안 그 자세와 손 접촉을 유지한다.

스트레인-카운터스트레인 기법과 싱크로나이저 (Synchronizers™ Utilized with Strain and Counterstrain Technique)

Weiselfish-Giammatteo는 도수치료의 임상 연구를 하는 도중에, 뇌와 심장의 조직에 영향을 줄 수 있는 싱크로나이저(Synchronizers™)를 개발했다. 그녀의 업적은 계속되었고, Biologic Analogs™라 불리는 일련의 도수치료 코스에 축적되고 있다. Biologic Analogs™은 도수치료사를 위한 심화학습 교육 기관인 Therapeutic Horizons™에서 이루어지고 있는 치료과정이다. Weiselfish-Giammatteo는 다방면 신체 기능의 회복을 촉진시킬 수 있는 많은 싱크로나이저를 발견했다.

싱크로나이저는 여러 신체 기능을 억제하거나 조절하는 강력한 반사점(reflexogenic point)이다. 이들 반사점은 폐, 머리뼈, 배, 허리, 골반 부위에서 발견된다.

보호성 근경련/경직이 몸 전체에 널리 확산되어 있을 때, 2가지 특별한 싱크로나이저 기법으로 과민활동성 근반사활의 억제가 일어날 수 있다.

스트레인-카운터스트레인 기법을 하는 동안, 이들 싱크로나이저 기법을 적용할 수 있고, 손 접촉을 그 근육에 유지해야 한다. 싱크로나이저의 손 접촉이 유지되는 동안, Jones 기법이나 심화 스트레인-카운터스트레인 기법을 유지한다. 근기능의 향상을 위해, 스트레인-카운터스트레인 기법과 함께 사용될 수 있는 싱크로나이저 기법은 2가지이다. 치료사가 2개의 손만 가지고 있기 때문에, 다음과 같은 모든 기법을 동시에 수행할 수 없을 것이다:

1. 스트레인-카운터스트레인의 자세를 달성하고 유지한다.
2. 근힘살에 손 접촉을 유지한다.
3. 처리센터에 대한 손 접촉을 유지한다.
4. 2개의 싱크로나이저에 손 접촉을 유지한다.
5. 정신체 접근에 손 접촉을 유지한다.

주: #1과 #4는 가장 중요한 단계이다.

위의 임상 적용에 대한 몇 가지 선택이 있다. 하나의 선택은 다음과 같다: 치료사는 근힘살에 손 접촉을 유지한 채, 스트레인-카운터스트레인의 자세를 유지한다. 근막이완술이 끝나면, 처리 센터에 대한 손 접촉을 첫 번째 싱크로나이저의 손 접촉을 바꾼다. 그리고 근막이완술이 끝나면, 두 번째 싱크로나이저의 손 접촉을 바꾼다. 두 번째 선택은 여러 개의 손을 이용하여, 처리 센터, 두 개의 싱크로나이저, 그리고 근힘살 부위에 손 접촉을 동시에 하는 것이다.

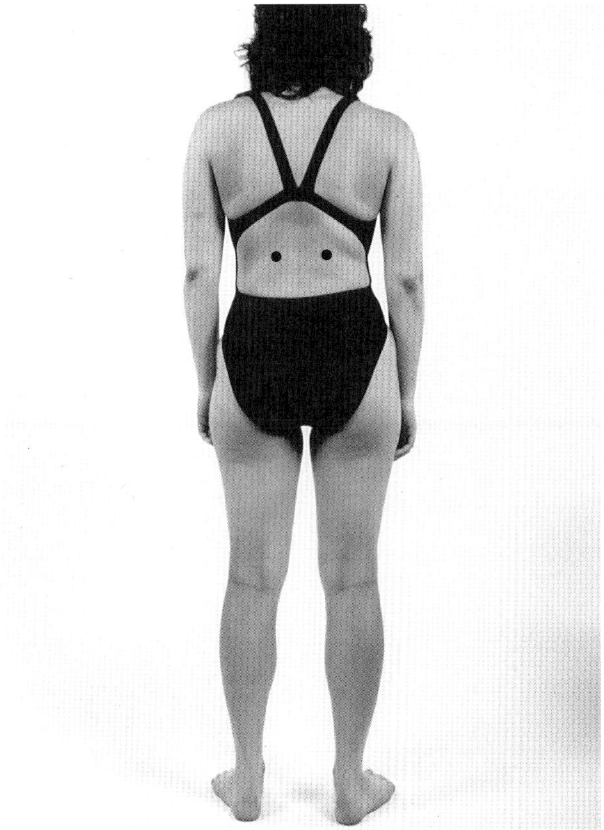

근 기능의 향상을 위한 싱크로나이저 (The Synchronizers™ for Improved Muscle Function)

싱크로나이저 #1

- 목표: 운동종판의 강직성 반사를 이완하는 것
- 오른쪽과 왼쪽 싱크로나이저의 위치: L1의 양쪽 가로돌기에서부터 가쪽으로 3㎝ 떨어진 지점
- 절차: 스트레인-카운터스트레인 위치를 이용하여, 근육에 손 접촉을 유지한다.

싱크로나이저 #2

- 목표: 액틴/마이오신 복합체를 분리하기 위해
- 왼쪽 싱크로나이저의 위치: 구불창자간막/구불창자의 경계면
- 절차: 스트레인-카운터스트레인 위치를 이용하여, 근육에 손 접촉을 유지한다.

(Biologic AnalogsTM, Copyright 1995 Lowen/Weiselfish-Giammatteo)

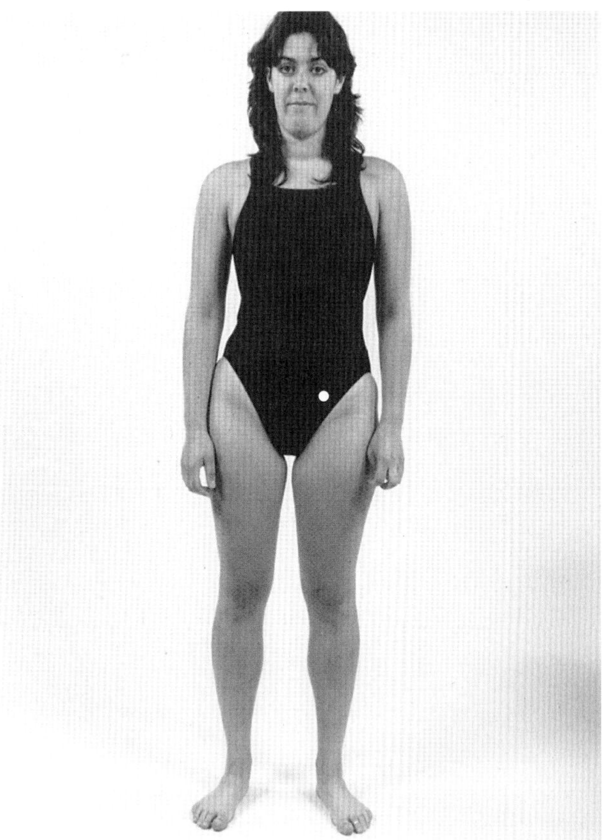

치료 통합을 위한 신경학적 현상 (Weiselfish-Giammatteo) (Neurologic Phenomenon for Treatment Integration)

1. 긴장성과 항긴장성 신경활동은 스트레인-카운터스트레인 기법과 긴장성 촉진법을 이용해 근육의 긴장을 증가시킨다.

왼쪽의 이마엽과 마루엽이 긴장되면, 그들의 신경활동이 근육, 인대 및 힘줄의 긴장을 초래할 수 있다. 스트레인-카운터스트레인의 자세를 유지하고, 왼쪽 이마뼈와 마루뼈 부위에 손 접촉을 유지할 때, 근육, 인대 및 힘줄의 긴장이 증가될 수 있다.

단계 1: 스트레인-카운터스트레인의 자세를 유지한다.

단계 2: 머리뼈의 왼쪽 이마뼈와 마루뼈 부위에 손 접촉을 유지한다.

2. 긴장성과 항긴장성 신경활동은 스트레인-카운터스트레인 기법과 항긴장성 비촉진법을 이용해 근육의 긴장을 감소시킨다.

오른쪽 이마엽과 마루엽이 항긴장되면, 그들의 신경활동이 근육, 인대 및 힘줄의 긴장을 감소시킬 수 있다. 스트레인-카운터스트레인의 자세를 유지하고, 오른쪽 이마뼈와 마루뼈 부위에 손 접촉을 유지할 때, 근육, 인대 및 힘줄의 긴장이 감소될 수 있다.

단계 1: 스트레인-카운터스트레인의 자세를 유지한다.

단계 2: 머리뼈의 오른쪽 이마뼈와 마루뼈 부위에 손 접촉을 유지한다.

3. 경직을 가진 신경계 환자의 주동근과 길항근의 신경활동 치료를 위한 신경근막 기법

과긴장(경직)을 가진 신경계 환자를 위해, 오른쪽 이마뼈와 마루뼈에 손 접촉을 유지하여 길항성 신경활동을 유도할 수 있다. 길항성 신경활동은 주동근의 긴장을 감소시킨다.

단계 1: 스트레인-카운터스트레인의 자세를 유지한다.

단계 2: 머리뼈의 오른쪽 이마뼈와 마루뼈 부위에 손 접촉을 유지한다.

4. 저긴장을 가진 신경계 환자의 주동근과 길항근의 신경활동 치료를 위한 신경근막 기법

저긴장을 가진 신경계 환자를 위해, 왼쪽 이마뼈와 마루뼈에 손 접촉을 유지하여 주동성 신경활동을 유도할 수 있다. 주동성 신경활동은 주동근의 긴장을 증가시킨다.

단계 1: 스트레인-카운터스트레인의 자세를 유지한다.

단계 2: 머리뼈의 왼쪽 이마뼈와 마루뼈 부위에 손 접촉을 유지한다.

제 3 장

가상 모델

A HYPOTHETICAL MODEL

스트레인-카운터스트레인 기법과 심화 스트레인-카운터스트레인 기법으로 보호성 근경련과 경직을 감소시키기

(Decreasing the hypertonicity of Protective Muscle Spasm and Spasticity with Strain and Couterstrain Technique and Advanced Strain and Counterstrain Technique)

근육근막뼈대계는 중추신경계으로부터 원심성 신호를 받아들인다; 가장 큰 원심성 신호는 앞가지를 통해 척수에서 근육으로 전달된다. 근육근막뼈대계는 또한 중추신경로 다양한 입력 신호를 보낸다. 이런 감각피드백은 근막, 내장기, 관절 등의 수용기로부터 중계되어 등쪽뿌리를 통해 척수로 들어간다. 감각 신호는 중추신경계 전반에 걸쳐 다음과 같은 많은 중추를 지나간다: 대뇌 겉질, 소뇌, 뇌줄기, 자율신경계 등. 근막뼈대 몸통으로 오는 감각입력은 광범위하고, 집약적이고, 지속적이다. 그리고 중추신경계에 우세한 영향을 준다.

전제 (The Premise)

신경근육뼈대계로부터 오는 감각입력의 교란은 그것이 전신적이든 국소적이든 간에, 운동기능과 다른 기능에 나쁜 영향을 준다. 이런 전제는 핵심 개념으로서, 임상적으로 근육긴장항진(보호성 근경련과 경직), 촉진된 분절, 그리고 구조적 재활에 중요한 역할을 한다.

1947년, Denslow는 이런 개념을 설명하기 위해 다음과 같은 가설을 발표했다:

> "뼈병리성 병변은 *내인성 원인*의 자극에 의해 해당 등쪽뿌리로 들어가는 촉진된 척수분절을 일으킨다. 그러므로 척수분절로부터 날신경(원심성 신경)섬유를 받는 모든 구조물은 과도한 흥분이나 억제를 하게 된다."

이런 "*내인성 원인*"의 지점은 *근방추*라는 고유수용기이다. 근방추들은 근육근막뼈대성 스트레스에 민감하게 반응한다. 근방추는 비순응성 수용기로서, 역학적 자극이 주어지는 동안에는 지속적으로 그 자극을 전달한다. 그것들의 영향은 침범된 관절에 작용하는 근육에만 국한된다.

근 반사활 (The Myotatic Reflex Arc)

근 반사활(신장반사활, 단일연접반사활, 그리고 감마운동신경고리로 알려진)은 근육톤의 기본으로써 오랫동안 설명되어 왔다. 이 반사활의 구성요소로는 근섬유, 근방추, 감마운동신경, 들신경, 알파운동신경 등이 있다. 근육은 수축하고, 이완하고 늘어나는 능력을 가지고 있고, 근방추는 고유수용기로써 신장의 길이와 속도에 반응한다. 감마운동신경은 근방추를 지배하는 신경이고, 들신경은 신장과 관련된 정보를 척수로 보내는 역할을 한다. 끝으로 알파운동신경은 척수에서 근섬유로 신호를 보내어서, 근수축을 유발시킨다.

근육 (The Muscle)

보호성 근경련과 경직의 근육긴장항진을 고려할 때, 근육은 기능장애성 움직임의 초점이다. 근육은 움직임에 있어, 능동적이고, 자가-활동적이고, 독자적이다. 그리고, 넓고, 다양하고, 빠르게 변화하는 힘을 발생시킬 수 있다. 그러나 다른 조직은 수동적이고, 고정되고, 밀리고, 당겨지고, 압박되고, 근육의 힘에 의해 그 형태가 바뀌게 된다. 근육은 수축을 통해 움직임을 생산하지만, 똑같은 근육의 수축이 움직임을 방해하기도 한다. 근 수축은 운동량을 흡수하고, 움직임을 조절하고, 저항하고, 지체시키고, 저지한다. Irvin Korr에 따르면, 뼈대근의 에너지 흡수기능은 에너지 전달 기능 만큼 움직임의 조절에 중요한 역할을 한다. 그러나 같은 세포기전이 이들 기능에 참여한다.

관절가동성, 가동범위, 능동 운동의 쉬운 시작 등은 건강한 근 기능의 결과이다. 근 기능의 제한은 종종 중요한 기능장애성 관절의 가동성 손상으로 나타난다. Korr는 근육의 저항이 결합조직과 마찬가지로, 비신장성에 근거되지 않지만, 수축성 조직의 활성과 비활성의 정도에 따라 변화한다고 말했다. 수축력과 제동 동력(braking power)을 증가하거나 감소한다는 근육의 가상 원인은 근육을 지배하는 알파운동신경인 운동신경의 축삭을 따라 흐르는 자극의 변화이다. 이런 신경자극의 수송은 다양한 들신경 입력에 따라 변화하는 앞뿔세포 내의 흥분성 레벨 변화에 따라 변한다.

고유수용기 (Proprioceptors)

신장(스트레칭)에 반응하는 근섬유 내의 고유수용기인 근방추는 근 반사활의 기본 요소이고, 보호성 근경련과 경직의 기본 요소로 작용한다. 고유수용기는 근육근막뼈대 조직에서 물리적 변화를 감지하는 감각기관이다. 3개의 주요 고유수용기는 관절 위치와 움직임, 힘줄의 장력, 그리고 근육 길이에 반응한다.

관절수용기는 관절주머니와 인대에 위치하여, 관절의 움직임과 위치에 대한 정보를 감지한다. 관절주머니 안에 있는 Ruffini 소체는 움직임의 방향과 속도, 그리고 위치를 정확하게 감지한다. 비록 이런 전제가 현재 연구 중에 있다하더라도, 이들 관절수용기는 신장반사활을 통해 운동활동에 뚜렷한 영향을 주지 않는다.

골지힘줄기관은 근육힘줄 연결부 근처인 힘줄 안에 위치한다. 힘줄을 당기면, 들신경을 통해 척수로 신경자극이 전달된다. 이런 당김은 대개 근육의 수축에 의해 발생된다. 힘줄종말은 길이 변화가 아니라 힘의 변화에 응한다. 근육이 하중에 저항해 수축할 때, 물체를 고정시킬 때, 혹은 경직이나 보호성 근경련과 같이 길항근의 수축에 저항할 때, 힘줄종말의 흥분이 장력(tension)과 비례하여 발생한다. 골지힘줄기관으로부터 오는 들신경 입력은 근육의 길이에 따라 변화하는 것이 아니라, 힘줄에 대한 근육의 장력에 따라 변화한다. 힘줄종말의 흥분은 등쪽뿌리섬유를 통해 척수로 들어가서, 억제성 사이신경세포를 흥분시킨다. 사이신경세포는 같은 근육을 조절하는 운동신경과 시냅스하고 있다. 그들의 흥분 효과는 억제성이어서, 근육에 의한 장력 발생에 반대한다.

근방추 (The Muscle Spindle)

근방추는 복잡한 구조물이다. 각 근방추는 2 종류의 감각종말을 가지고 있다. 근방추는 근육의 전역에 퍼져 있고, 근육의 기능과 조절의 섬세함에 따라 그 숫자는 다양하다. 근방추의 밀도가 높을수록, 보다 섬세한 조절을 할 수있다. 근방추의 복잡한 해부학과 생리학은 다른 문헌에 잘 설명되어 있다.

근방추는 근육 안에 존재하고, 근섬유에 의해 둘러싸여 있고, 근섬유와 나란하게 위치한다. 그리고 근육의 양쪽 끝에 붙어 있다. 근육을 신장하면, 근방추가 신장되고, 근육이 수축하면, 근방추가 느슨해진다. 근방추의 길이는 3㎜ 정도이고 결합조직 말이집에 의해 둘러싸여 있다. 각각의 근방추는 여러 개의 얇은 섬유를 가지고 있는데, 이들 섬유를 방추속근섬유(intrafusal fiber)라고 부른다. 크고 강한 힘을 내는 방추바깥근섬유(extrafusal fiber)는 근육 체적을 형성한다. 방추속근섬유의 양쪽 끝은 섬유집(sheath)에 붙어 있다. 방추속근섬유는 척수의 앞뿔세포에서 시작되는 감마운동신경에 지배를 받고 있다. 알파운동신경은 방추바깥근섬유를 지배한다.

근방추의 감각기관은 방추속근섬유의 중심 부위(적도부위 혹은 비수축성 부분)에 존재하는데, 이들 감각기관을 일차 감각종말이라고 하고, 고리나선형 종말로 불린다. 이차 감각종말은 일차 감각종말의 양쪽 끝에 위치하고, 얇은 말이집축삭과 연결되어 있다. 일차 감각종말과 이차 감각종말은 모두 근방추 중심부의 신장에 반응한다.

근육에는 정적 신장반응과 동적 신장 반응이 존재하는데, 먼저 정적 신장반응은 근육의 길이에 비례하고, 동적 신장반응은 근육 길이의 변화율에 비례한다. 방추속근섬유는 비교적 탄성이고, ⅠA 들신경 종말은 일차 감각종말을 지배하고 있어, ⅠA 들신경섬유는 동적 신장과 정적 신장에 반응한다. Ⅱ 들신경섬유는 이차 감각종말을 지배하고 있고, 작은 핵사슬섬유에 붙어 있다. 핵사슬섬유는 다소 비탄성적이고 뻣뻣한 부위인 방추속근섬유의 근원섬유성 줄무늬의 중심 부위에 위치한다. 그러므로 근육 길이에 비례하는 정적 반응만이 존재한다. 즉 동적 반응을 가지고 있지 않기 때문에, 이들 신경은 신장 속도에 대한 중추신경계성 피드백을 가지고 있지 않다.

일차 감각종말 혹은 고리나선신경종말은 근육 길이 변화에 반응한다. 근육이 안정길이 이상으로 신장될 때, 근방추가 신장되어 신장의 정도에 비례하여 일차 감각종말과 이차 감각종말을 흥분시킨다. 능동적이건 아니면 수동적이건 간에, 근육의 단축은 방전을 느리게 하거나, 심지어 방전을 일으키지 못한다.

근방추에 의해 필수 피드백기전은 지속적으로 중추신경계로 되돌아간다. 근방추의 일차 감각종말에 의한 피드백은 직접 등뿔세포로 전달되어, 같은 근육의 알파 운동신경과 시냅스한다(단일시냅스). 근방추의 이런 들신경 흥분은 같은 근육의 알파신경을 흥분시킨다. 그것은 어떻게 일어나는가? 근육이 신장되면, 반사적으로 근방추가 흥분되어 근 수축을 일으키고, 이것에 의해 신장에 대한 저항이 일어난다. 이런 보호성 반사는 같은 척수 분절에서 일어난다. 보호성 근육 단축은 들신경 흥분을 감소시켜, 알파운동신경의 흥분을 감소시킨다. 즉, 근육의 이완과 길어짐을 일으킨다.

근방추는 근육으로 하여금 특정 방향의 근육 길이 변화에 저항하도록 한다. 근방추는 신장반사활, 혹은 근 반사활의 감각 요소이다. 근방추는 자세를 유지하는데 중요한 역할을 한다. 방추속근섬유는 근방추 흥분에 영향을 준다. 이들 방추속근섬유의 수축은 감각종말의 중간 부위를 신장하여, 그들의 흥분을 증가시킨다. 감각종말에 대한 방추속근섬유 수축의 효과는 방추바깥근섬유의 신장에 의해 유도되는 효과와 구분할 수 없다. 이들 두 효과는 축적된다. 근육을 늘일 때, 방추속근섬유의 수축은 근방추의 흥분을 증가시킬 수 있다. 안정상태의 방추속근섬유 보다는 방추속근섬유가 수축하는 동안 근육을 신장하면, 강한 근방추 흥분을 일으킬 수 있다.

감마운동신경 (The Gamma Neuron)

감마신경은 근 반사활(혹은 감마운동신경 고리)의 한 요소로써, 근방추를 지배하고, 신경근육뼈대계 내의 기능장애에 영향을 받고, 또 뇌와 척수위신경원(supraspinal neurons)에 의해 조절된다. 감마신경의 기능은 방추속근섬유의 수축, 특정 근육길이에서의 근방추 흥분 빈도, 그리고 근육길이 1 ㎜당 빈도의 민감성이나 변화를 조절하는 것이다. 감마신경의 활동이 높으면 높을수록, 근방추의 반응이 커진다. 특정 근육길이에서 근방추의 흥분이 높으면 높을수록, 특정 자극빈도에서 근육 길이가 짧아진다. 이것은 근방추의 신장에 대한 역치를 설명하고 있다.

방추운동신경원으로 알려진 감마신경은 크기도 작고 축삭도 얇은 편이다. 감마신경에 의한 방추운동 신경지배는 척수로부터 나오는 앞뿔 흐름의 1/3를 담당한다. 알파-감마 관계 즉, 방추바깥근섬유-방추속근섬유의 관계는 뼈대근의 활동을 조절한다. 근방추의 흥분이 높을수록, 근육의 반사적 수축이 커진다. 근수축이 무엇을 이루던 간에 그것은 관절에 작용하는 다른 힘에 좌우된다. 일반적으로, 수축의 힘이 크면 클수록, 근육이 더욱 짧아지고, 더 많이 관절을 움직이고, 또 반대 방향의 신장에 대한 저항이 커진다.

감마 바이어스 (Gamma Bias)

감마 활동의 정상적인 안정 상태는 근방추로부터 오는 긴장성 흥분을 유지한다. 이것은 알파운동신경을 중간정도의 촉진상태로 유지하고, 근육의 안정 길이에서 낮은 등급의 긴장성 수축을 유지한다. 그래서 사람들이 이완되지 않고, 근육의 톤을 어느 정도 유지한다. 감마 활동이 증가하거나 감소될 수도 있다. 흥분성 근방추 자극분에 대한 감마신경의 영향 때문에, 감마 활동이 크면 클수록, 강력한 큰 수축이 일어나고 저항이 커진다. 감마 활동이 높을 때(혹은 감마 이득[gamma gain]), 근육이 이미 안정길이 보다 짧을 때, 근방추는 수축을 이끌어낼 수 있다. 감마 이득(gamma gain)이 지속되면, 근수축이 유지되는데, 이것을 근경련이라 한다.

근방추의 이차 감각종말은 방추속근섬유의 수축에 의해서든, 아니면 근육의 신장에 의해서든 간에, 역학적 비틀림(mechanical distorsion)에 의해 자극된다. 근방추의 효과는 방추속근섬유의 길이에 따라 좌우된다. 길이의 불일치성이 클수록, 흥분이 커지고 또 근육의 수축이 커진다. 방추속근섬유-방추바깥근섬유의 불일치성이 증가하면, 들신경 흥분이 커져서, 방추바깥근섬유의 수축 반응을 일으킨다. 그 다음에는 위의 불일치성이 감소되어, 근방추의 흥분이 가라앉는다. 감마 활동이 크면 클수록, 근육이 짧게 수축하여 안정 방전과 정상적인 감마 바이어스를 낮출 것이다. 중추신경계는 감마 바이어스(gamma bias)를 이끌어내고 정밀하게 조절할 수 있다.

근 반사활 주위에서는 항상 몇 가지 활동이 일어난다. 대표적인 것이 감마 바이어스이다. 감마 바이어스는 감마신경에 의한 특정 활동 수준은 중추신경계에 의해 조절되는 근방추의 신장에 대한 안정 문턱치를 일으킨다. 감마 신경은 척수위신경세포에 의해 뚜렷하게 억제된다. 대뇌겉질 병변이 있을 때, 감마 활동을 억제하는 뇌의 억제 영역이 손상된다. 안쪽 그물체(reticular formation)을 통해 억제 과정이 영향을 받는다. 근 반사활 내의 활동 증가는 감마 바이어스의 증가 때문에 일어난다. 중추신경계의 비억제(disinhibition, 촉진) 때문에 감마 바이어스가 더 이상 정상을 유지하지 못한다. 그 결과로 근육긴장 항진인 경직이 일어난다. 감마 이득과 근 반사활의 과민 활동은 보호성 근경련과 경직을 초래한다.

들신경(구심성 신경) (The Afferent Neuron)

근방추가 신장 자극을 통해 자극될 때, 그 정보는 들신경을 따라 같은 척수분절의 척수 등뿔(뒷뿔)로 들어간다. 이런 감각입력 중 어떤 것들은 중추신경계 전역에 분포된다. 많은 감각 입력은 같은 들신경을 따라 같은 척수분절의 척수 앞뿔세포로 전달된다. 앞뿔세포에서는 이런 방전이 시냅스 부위를 지나 알파신경으로 전달되어 근섬유에 도달한다. 근섬유가 이런 자극을 받으면, 수축하여 짧아진다.

신경근육뼈대성 기능장애와 과활동의 근반사활 (Neuromusculosckeletal Dysfunction and the Hyperactive Myotatic Reflex Arc)

이런 가상 모델은 신경근육뼈대성 기능장애의 치료에 대한 도수치료의 결과를 설명할 수 있는 모델을 제공하기 위해 뼈병리 병변의 Denslow 가설과 Korr 가설을 부연 설명하고 있다. 이들 결과에는 근육의 안정길이 증가, 관절 가동성 증가, 가동범위의 증가 등이 포함되어 있다.

가상 모델 (A Hypothetical Model)

C5 척수분절의 횡단면을 상상해 보자. C5의 발생적 분절은 특정 조직과 구조물을 지배한다. 이들 조직과 구조물들로는, 가시위근, 어깨세모근, 가시아래근, 어깨밑근, 위팔두갈래근(C5,6) 등이 있다. C5의 발생학적 분절이 지배하는 이들 조직과 구조물 중 한 개 이상에서 기능장애가 있으면, 감마 이득이 증가하여, C5가 지배하는 근육에서 보호성 근경련이 발생할 것이다.

신경근육뼈대성 기능장애는 들신경 이득을 일으킨다: 들신경 이득은 알파 이득을 일으킨다. (Neuromusculoskeletal Dysfunction Causes Afferent Gain; Afferent Gain Causes Alpha Gain)

사람이 가시위근 힘줄염을 가졌을 때, 뇌가 이 상태를 인식하여, 그 사람은 어깨 통증을 인식하게 된다. 통증은 포괄적인 원인으로 일어난다: 그 사람은 통증이 가시위근 기능장애의 결과임을 알지 못한다. 이런 기능장애에 대한 감각정보를 척수로 보내는 들신경은 과도하고 높은 빈도의 방전으로써 이런 정보를 통과시킨다. 이것은 들신경 이득으로써, 감마 이득의 과도하고 높은 빈도의 방전과 비슷하다. 가시위근과 힘줄에서 나오는 들신경은 증가된 들신경 이득(afferent gain)으로써 들신경을 따라 C5 척수분절의 등쪽뿌리와 등뿔세포를 통해 척수로 들어가는 감각 정보를 보낸다.

이런 과도하고 높은 빈도의 흥분(방전)은 중추신경계 전반에 퍼진다: 대뇌겉질, 뇌줄기, 한 개 이상의 위쪽 척수분절, 한 개 이상의 아래쪽 척수분절. 이런 과도하고 높은 빈도의 방전(흥분) 중의 몇몇은 들신경을 따라 앞뿔로 전달된다. 앞뿔세포에서는, 과도하고 높은 빈도의 방전이 시냅스를 가로질러 가시위근을 지배하는 알파운동신경에 영향을 준다. 이런 과도하고 높은 빈도의 방전은 가시위근을 지배하는 운동신경의 길이를 따라 전파된다.

알파신경의 길이를 따라 아래로 내려가서 근섬유에 도달하는 이런 과도하고 높은 빈도의 방전은 알파 이득(alpha gain)이고, 알파운동신경의 방전과 활동을 증가시킨다. 이런 자극이 근섬유에 도달할 때, 근섬유가 수축하고 짧아진다. 과도한 방전이 알파운동신경을 따라 지나가면, 근섬유가 자극의 지속적인 흥분에 의해 유지되는 수축 상태에 도달한다. 가시위근의 근섬유는 더 이상 자발적으로 이완되거나 늘어날 수 없다. 이것은 가시위근의 보호성 근경련이고, 가시위근 힘줄염 기능장애로부터 초래된다.

가시위근 힘줄염이 있다면, 가시위근이 수축되고 단축된 보호성 근경련이 되어, 이완과 늘어남이 일어나지 않아 완전한 안정 길이로 늘어날 수 없게 된다. 가시위근은 오목위팔관절을 지나가기 때문에, 오목위팔관절의 관절면이 압박되어, 가동범위의 제한과 저가동성이 초래된다.

감마 이득: 근방추의 민감성 증가와 신장반사의 문턱치 감소 (Gamma Gain: Increased Sensitivity of the Muscle Spindle and Decreased Threshold to Stretch)

앞뿔세포의 알파운동신경으로 건너가는 과도하고 높은 빈도의 방전도 감마 운동신경으로 거너간다. 알파 신호와 감마 신호가 척수분절에서 연결되고 협응된다. 감마운동신경은 이런 과도하고 높은 빈도의 방전을 근방추로 내려보낸다. 근방추는 과도하게 신경지배된다. 그러므로 신장에 대한 근방추의 민감성이 증가된다. 신장에 대한 근방추의 문턱치가 감소된다. 가시위근 힘줄염이 나타나기 전 보다 근방추는 과도한 활동을 하게 되어, 작은 신장과 낮은 신장 속도에도 반응할 것이다. 근 반사활의 촉진이 일어난다. 즉 신장반사활이 과도하게 활동할 것이다. 이런 현상을 촉진된 분절이라 부른다.

알파신경과 감마신경의 날신경 이득과 촉진된 분절 (The Facilitated Segment and Efferent Gain of Alpha and Gamma Neurons)

증가된 알파 이득은 촉진된 분절의 특성이다. 가시위근을 지배하는 알파신경은 C5의 발생학적 분절의 앞뿔에서 나오는 유일한 신경세포는 아니다. 예를 들어, 어깨밑근, 가시아래근, 어깨세모근과 위팔두갈래근의 다른 알파신경도 만성화된 가시위근 힘줄의 상태처럼, 앞뿔신경에서 축적된 과도하고 높은 빈도의 방전에서 나온다. 앞뿔 안의 이런 과도하고 높은 빈도의 방전이 다른 신경에 영향을 줄 만큼 충분할 때는 같은 C5 분절에 의해 지배되는 다른 알파신경을 따라 지나갈 것이다. 가시위근와 같이, 같은 C5 발생학적 분절에 의해 지배되는 모든 근육의 보호성 근경련에 대한 가능성과 경향이 존재한다. 힘줄염이 더 심하고 더욱 만성적으로 될 때 이런 상황이 악화된다.

기능장애가 더욱 심하고 만성적으로 될 때, 감마신경도 이런 과도하고 높은 빈도의 방전을 지날 수 있다. 감마신경은 같은 C5 발생학적 분절에 의해 지배되는 모든 근육의 근방추 섬유를 지배한다. 결과적으로, 이들 근방추의 신장에 대한 민감성이 증가되고, 같은 분절에 의해 지배되는 모든 근방추의 신장 문턱치가 감소된다. 보호성 근경련과 기능장애의 가능성이 악화된다. 오목위팔관절을 지나가는 모든 근육들이 악화되면, 위팔뼈머리를 관절오목에 압박하고, 관절 가동성을 감소시키고, 관절 균형을 방해하고, 가동범위를 감소시킨다.

몸내장 반사활 (Somatovisceral Reflex Arcs)

척수에서 나오는 신경들은 근방추와 근섬유를 지배하고, 또 자율신경계를 통해 내장기관도 지배한다. 예를 들어, L1은 막창자(cecum, 맹장)을 지배한다. 막창자꼬리절제술을 받은 병력의 환자가 아래오른쪽 배안에 흉터형성을 가지고 있다면, 이런 정보는 들신경을 통해 중추신경계로 가는 감각피드백으로써 전달될 것이다. 과도하고 높은 빈도의 방전으로써 이런 정보를 전달하는 들신경은 L1의 뒤뿔를 통해 척수로 들어간다. 여기로부터, 감각 정보가 중추신경계 전역에 분포된다. 몇몇 정보들도 또한 같은

L1의 발생학적 분절의 앞뿔에서 중계된다. L1 분절에 의해 지배되는 모든 알파운동신경들은 이런 과도하고 높은 빈도의 방전을 전달할 수 있을 것이고, 또 알파운동 신경을 따라 이런 과활동을 전달하여, 같은 L1 분절에 의해 지배되는 근육의 보호성 근경련을 초래할 수 있다. 또한 감마신경도 과도하고 높은 빈도의 방전을 전달할 수 있다. 그리고 L1 분절의 감마신경에 의해 지배되는 모든 근방추도 영향을 받게 되어, 모든 근방추의 신장에 대한 문턱치가 감소될 것이다.

골반과 엉덩관절은 이들 관절을 지나가는 근육의 지속적인 수축 때문에, L1의 이런 촉진된 분절은 막창자 주위 조직의 기능장애를 일으켜 골반과 엉덩관절 부위의 몸통 기능장애를 초래할 수 있다.

자가영속성 과활동 반사활 (The Self-Perpetuating Hyperactive Reflex Arc)

경우에 따라, 효율적인 도수치료로도 신장반사활의 과활동을 감소시킬 수 없을 만큼 가시위근 힘줄염이 더욱 악화되고 만성화될 수 있다. 근 반사활의 과활동이 자가 영속적으로 될 수 있다. 도수치료로 가시위근의 힘줄염을 치유했음에도 불구하고, 감마운동신경고리 내의 신경을 따라 전달되는 몇몇의 과도하고 높은 빈도의 방전이 남아 있다. 과활동성 반사활의 비억제(촉진)가 뚜렷하게 남아 있다: 들신경 이득의 감소에도 불구하고, 증가된 감마 이득이 유지된다. 경직의 경우에서 처럼, 뇌와 척수 위구조물(supraspinal structure)이 손상된 신경계 환자에게서는 감마 이득이 증가된다. 뇌의 억제 부위에 의한 감마 활동의 억제는 정상적인 감마 바이어스를 유지하는데 뚜렷한 효과를 나타내지 못한다. 근방추와 근섬유의 근육긴장항진이 유지된다. 이런 상황이 가능한가? 예를 들어, 편마비와 같은 겉질병변이 있을 때 이런 상황이 일어난다. 자가영속성 과민할동 반사활은 척수위구조물의 비억제(disinhibition) 때문이다.

이런 경우에서는, 주요 문제로 자가영속적인 과활동성 반사활을 설명할 필요가 있다. 초기에는, 가시위근 힘줄염 때문에 이런 근 반사활이 과민해진다. 심하고 만성적인 가시위근 힘줄염 때문에, 그것은 주요 자가영속성 문제이다. Lawrence Jones에 의해 개발된 도수치료 기법인 스트레인-카운터스트레인은 이런 반사활 내의 과활동을 성공적으로 감소시켰다. 가시위근의 자가영속적인 보호성 근경련의 경우에는, 스트레인-카운터스트레인 기법이 가시위근의 근방추 활동을 뚜렷하게 감소시킬 수 있다. 감마 이득의 감소가 나타난다. 이 기법은 근섬유(예를 들어, 가시위근)와 근방추를 단축시킴으로써, 그리고 한편 길항근의 골지힘줄기관을 신장함으로써 수행된다. Korr와 다른 사람들은 근방추의 단축과 길항근의 골지힘줄기관의 신장이 감마신경활동과 고유수용기의 활동을 감소시킨다는 것을 증명했다. 과활동성 반사활로 전달되는 과도하고 높은 빈도의 방전이 일반적으로 감소된다. 이런 기법은 보호성 근경련을 효율적으로 제거하여 안정시 근섬유의 이완과 신장을 일으킨다. 보호성 근경련 제거의 결과로써 관절가동성과 가동범위의 증가가 일어난다. 교정 기전은 알려지지 않았다. 본 학자는 근방추의 과활동 정지가 감마 이득을 정상적인 감마 바이어스로 감소시킬 것이라고 추측한다. 정상적인 감마 바이어스는 중추신경계의 억제 과정과 근 반사활 사이의 연결과 협응을 촉진한다. 이런 연결과정은 90초를 필요로 하는 신경 생리학적 현상이다.

경직과 근 반사활: 가상 모델 (Spasticity and the Myotatic Reflex Arc: A hypothetical Model)

경직을 이해하는 치료사는 신경계 환자의 근육긴장항진 감소에 대한 도수치료의 결과를 설명하기 위해 이런 가상 모델을 이용할 수 있다. 신경계 환자의 비정상적인 근육톤과 협응은 비정상적인 자세반사의 이완 때문이다. 정상적인 자세반사 기전은 주로 3개 그룹의 자동반응으로 구성된다. 이들 자동반응에는 첫 번째 정위반응(righting reaction)이 있다. 정위반응은 공간에 대한 머리의 위치를 달성하고 유지하는 것과 몸통과의 대칭성 관계를 달성하고 유지하는 것이다. 두 번째는 평형반응으로서 활동하는 동안에 넘어지는 것을 방지하기 위해 균형을 달성하고 유지하는 것이다. 세 번째는 몸통과 팔다리의 자세 변화에 따라 자동적으로 근육이 적응하는 반응이다.

위에 설명된 자세 반사 기전은 수의적인 기능 활동에 필수적이다. 자세 반사 기전들은 근육의 중추신경계 활성을 통해 정상적인 자세 긴장을 제공한다. 근육의 정상적인 상호작용은 몸쪽 분절을 고정시킨 상태에서, 먼쪽 분절을 움직인다. 대단위 운동 패턴에 있어 정위반응이나 균형반응과 같은, 자동적 보호반응은 수의적 기능활동의 근본이 된다. Walshe에 의해 거론된 연합반응은 긴장성 반사들이다. 이들 긴장성 반사는 수의적 조절이 되지 않는 근육의 자세반응이다. 신경계 환자에 있어, 이들 연합반응은 침범된 쪽에 광범위한 경직의 증가를 나타낸다.

경직은 큰 문제로 간주되고 있다. 경직의 신경생리학이 많은 연구자들에 의해 자세하게 고려되어 왔지만, 아직 경직에 대한 정의가 확립되지 않았다. 가장 일반적으로 거론되는 경직의 특성은 다음과 같다: 1. 증가된 신장반사, 2. 증가된 문턱치를 가진 힘줄반사, 3. 근육 자극에 의한 반응 증가, 4. 긴장성 신장반사의 증가, 5. 간대성 경련.

경직의 특성 (Characteristics of Spasticity)

- 신장에 대한 저항 증가
- 간대성 경련
- 굽힘근경련
- 교대성 굽힘근경련과 폄근경련
- 범람(overflow)
- 반사항진
- 굽힘근 협력작용
- 경련성 꿈치바깥돌린휜발
- 공동수축
- 협동장애
- 접는칼현상
- 굽힘근 금단 (flexor withdrawal)
- 경련성 보행
- 연합운동
- 방사 (irradiation)
- 경련성 하반신마비
- 경련성 편마비
- 알파 경직
- 감마 경직
- 근육톤 증가
- 비정상적인 근육톤
- 과도하거나 증가된 운동단위 활동
- 교대성 간대성 경련

제뇌 고양이를 대상으로 한 Sherrington의 연구는 경직의 병리적 개념을 설명하는데 있어 중요하다. 이런 운동 발현은 사람의 경직에서도 나타난다. Sherrington은 계통발생학적으로 볼 때 피라드미길(pyramidal tract) 추체로 보다 나중에 발생한 피라미드바깥길(extrapyramidal tract)에 의해 제뇌성 강직(decerebrate rigidity)이 반사적으로 유지된다고 결론을 내렸다. 그는 근육의 고유수용기인 근방추가 이런 제뇌성 강직을 담당한다고 결론을 내렸다.

본 책의 학습자 워크책에 거론된 감마운동계인, 감마운동신경고리(gamma motor neuron loop)는 1945년 Leskell에 의해 최초로 거론되었다. 설명했듯이, 감마시스템은 근방추의 일차 감각종말의 길이와 속도를 조절하고, 이차 감각종말의 길이 민감성을 조절한다. 감마 활동은 운동 동안의 모든 근육 길이에서 적절한 근방추 방전을 유지한다. 이런 현상은 경직을 가진 환자에게서도 나타난다.

위에서 설명되었듯이, 근방추는 방추바깥근섬유와 나란하게 달리고 있고, 또 그곳에 붙어 있다. 근육의 수동 신장은 일차종말로부터 근방추를 방전시킨다. 이것은 근수축이 일어날 때까지 알파운동신경의 탈분극을 일으킨다. 이것은 수동 신장에 의한 근육 길이 변화에 반작용하기 위해 단일시냅스 반사활, 신장반사활, 근반사활, 혹은 감마운동신경고리 등으로 불리는 음성 피드백 조절 회로를 통해 일어난다.

근육은 이중 신경지배를 받는다: 즉, 알파운동신경과 감마운동신경이다. 알파운동신경은 방추바깥속근섬유를 지배하고, 감마운동신경은 근방추의 방추속근섬유를 지배한다. 이들 운동신경은 협응적으로 작용한다. 뇌의 자극을 받아, 이들 운동신경은 부드러운 움직임을 달성하기 위해 적절한 비율로 흥분한다. 뇌 병변을 가진 환자는 더 이상 이들 신호의 연결과 협응을 잘 할 수 없다.

경직은 피라미드바깥길의 자극에 의해 정상적으로 부과되는 감마운동신경의 억제성 방출로 간주된다. 이런 비억제의 결과는 감마신경계의 과활동이고, 감마운동신경의 과도하고 높은 빈도의 방전이다. 그러므로 근방추의 일차 종말으로부터 나오는 과도하고 높은 빈도의 방전이 일어난다. 그래서 단일시냅스 반사활 내에, 알파운동신경도 높은 빈도의 흥분을 가진다. 그 결과로, 뼈대근의 과활동, 근육긴장항진, 경직 등이 일어난다.

알파운동신경은 높은 억제성 조절로부터 거의 방출되지 않는다. 경우에 따라, 뇌 병변이 그들의 척수위억제(supraspinal inhibition)를 파괴한다. 이런 경우, 감마-근방추 고리가 잘못되어, 경직을 감소시키지 못할 것이다. 일반적으로 뇌 병변은 감마신경의 비억제(촉진)를 초래한다.

가쪽 그물체는 감마운동신경의 주요 촉진 부위인 것으로 알려져 있다: 척수위억제는 안쪽 그물체로부터 시냅스한다. 비록 가쪽 그물체가 본래 활동적이라 하더라도, 아래 운동신경에 억제성 효과를 주는 자극을 방출하기 위해 안쪽 그물체의 신경이 억제 부위(suppressor area)의 자극을 필요로 한다. 이들 억제 부위가 파괴된 뇌 병변은 안쪽 그물체의 억제성 효과를 감소시킨다. 이런 억제의 부족은 시스템의 불균형을 초래한다. 즉, 감마운동신경을 과도하게 촉진한다. 과활동된 근방추의 징후와 경직이 나타난다. 정상적인 감마 바이어스가 유지될 수 없다. 감마 이득이 증가된다.

감마신경이 알파신경 보다 작지만, 이들 신경 모두는 척수의 앞뿔에 위치한다. 꼬리종말(trail ending)과 판종말(plate ending)로서 방추속근섬유에 붙어 있는 작은 감마신경은 큰 신경 보다 방전에 대한 흥분성 입력을 덜 필요로 한다. 입력이 흥분(firing)시킬 만큼 충분하지 못하면, 알파신경은 흥분되지 않지만, 감마신경은 흥분되고 있다. 이것이 감마 바이어스(gamma bias)이다. 증가된 감마 바이어스(감마 이득)를 가진 근방추는 수동 근방추 보다 신장에 더욱 민감해질 것이다. 그러므로 감마신경에 의해 지배되는 방추속근섬유가 능동적인 수축상태에 있는 것이다.

일차 종말과 이차 종말의 민감성이 감마 바이어스의 기능이라면, 근방추의 이차 종말로부터 높은 빈도의 방전이 일어날 것이다.

정적 감마신경과 동적 감마신경이 있는데, 이들 중 3/4이 정적 감마신경이다. 뇌의 영역중 정적 감마활동을 조절하는 부위가 있고, 또 동적 감마활동을 조절하는 부위가 따로 있다. 그래서 뇌 병변의 위치에 따라 정적, 동적, 혹은 양쪽의 기능장애가 나타날 수 있다.

경직을 가진 환자는 비슷한 운동 징후를 가지고 있지만, 실제로 밑에 깔려 있는 신경 기전은 다르다. 최종 공통 통로는 알파운동신경이다. *경직상태에서 발견되는 근육긴장항진은 알파신경으로 가는 과도한 흥분성 전달의 반영이다. 그리고 과도한 감마 이득을 일으키는 억제의 방출 때문에, 과활동성 단일시냅스 반사활을 통해 그들의 흥분 전달이 이루어진다. 이것은 과활동성 긴장성 신장반사에 의해 증명된다: 팔다리에 수동 신장을 적용하면, 저항이 발생한다. 이들 저항의 강도는 움직임의 속도에 좌우된다. 즉, 느린 움직임은 저항을 감소시킨다. 이런 반사는 동적 감마운동신경 병변의 객관적인 측정이 될 수 있다. 대부분의 경련성 근육이 정적 신장에 반응하지 않기 때문에, 정적 감마신경계는 흥분성 과잉 지점이 아니다. 긴장성 신장반사는 특정 움직임 속도의 문턱치를 초과한 이후에만 과장된 반응을 이끌어낸다.*

Ⅱ형 들신경섬유는 정적 신장에만 반응하는 이차 종말을 지배한다. 이들 Ⅱ형 들신경은 종류의 신경원에서 시냅스한다: 폄근운동신경을 억제하는 그룹과, 굽힘근 운동신경을 흥분시키는 그룹. 그러므로 긴장성 신장반사는 일반적으로 폄근에 의해 억제되고, 굽힘근에 의해 촉진된다.

과활동성 위상근 신장반사는 경직의 또다른 특성이다. 단일시냅스 반사활은 다음과 같다: 힘줄을 톡톡 두드리면, 근방추가 신장되고, 그 다음 일차종말이 흥분되어, 활동전위가 ⅠA 섬유를 통해 척수로 전달되고, 알파운동신경이 흥분된다. 그리고 마지막으로 근육이 수축한다. 위상성 반응일 때는, 일차 종말의 속도 민감성에 대한 의존성은 존재하지 않는다.

이런 과활동 신장반사활은 수의적 조절을 방해한다. 주동근 기능은 길항근의 과활동과 주동근의 기능장애에 의해 방해된다. Sahrman과 Norton는 근전도를 통해 편마비 환자의 일차 운동 손상이 길항근의 경직 때문이 아니라, 주동근 수축의 연장된 동원 때문이라는 증거를 제공했다. 그들에 따르면, 이들 근육이 최대 근전도 수준을 달성하는데 너무 오래 걸렸고, 또 정상인이 만들어내는 운동단위의 방전 빈도나 양을 만들지 못했다고 한다.

신경계 환자의 경직과 움직임 사이에는 밀접한 관계가 존재한다. 즉, 수의적 움직임의 부족은 주로 경직 때문에 나타난다. Sahrman과 Norton이 설명한 근육의 약증은 진짜 약증이 아니고, 경직된 길항근과 주동근의 감마 이득 때문에 일어나는 약증이다. 경직과 이들 근육의 감소는 종종 힘의 증가로 나타난다. 그러므로 정형외과 환자에 대한 근력 검사 기법들은 신경계 환자에게는 적합하지 않다. 비중추신경성 병변의 근력검사는 주동근을 수축하고 동시에 길항근을 이완하는 능력에 좌우된다. 근육 기능이 신장과 신장의 속도에 좌우되어서는 안 된다.

이들 근육 검사는 팔다리와 몸통의 자세에 무관심하는 환자의 능력에 좌우된다. 그러나 선택적인 움직임을 할 수 없는 신경계 환자의 연합운동은 원시적이고, 정형화된 협동작용(굽힘과 폄의 집단적인 패턴)이다. 그러나 연합운동이 병리적인 움직임이 아니고, 정상인들도 연합운동 패턴을 독자적으로 수행할 수 있다. 이들 협동작용은 원시 움츠림반사나 밀기 반사에서 나타나는 움직임과 동일하다. 그러나 반사는 감각자극에 대한 불수의적 반응이고, 원시 패턴의 반응은 수의적 활동이다. 신경계 환자가 행동을 하고자할 때, 그것이 시작된다. 이들 패턴을 이끌어내는데는 감각자극이 필요하지 않다.

이런 반복적인 원시 패턴의 효과는 심각하다. 그들은 움직임 패턴에 있어 영구적인 변화를 일으킬 수 있다. 비록 신경 기전을 명확하게 이해할 수 없지만, 움직임 패턴의 반복은 수행의 장기적인 변경을 일으킬 수 있다. 비정상적인 자세와 근육 활동은 관절과 근육의 구조적 변화를 일으킬 수 있다. 과활동성 근육은 근육비대를 일으키고, 비활동성 근육은 위축을 일으킬 것이다. 후-강축 상승작용(post-tetanic potentiation)이 일어날 것이다. 즉 반복성 활동에 노출된 중추신경계 시냅스들은 장기적으로 지속하는 전-시냅스 촉진을 일으킨다. 이런 재발성 패턴에 의해 일어나는 반복성 활동은 신경전달물질을 합성하고 이동시키고 전달하기 위해 그 신경 안에서 과도한 반응을 일으킬 수 있다. 반복성 활동은 단일 신경자극의 반복에 의해 흥분될 때, 흥분성 후-시냅스 전위를 증가시킨다. 이런 후-강축 상승작용은 경직을 더욱 악화시킬 것이다. ⅠA 섬유의 높은 빈도 방전은 알파의 단일시냅스 연결에서 후-강축 상승작용을 일으킬 수 있다.

신경계 환자에 있어, 양성 지지성 반응이 척수위 조절로 일어난다. 다리의 폄근 경직이 혼합되어 있을 때, 심한 경직 반응이 일어난다. 이런 양성 지지성 반응은 Sherrington이 언급한 척추 폄근 밀기반사의 정적인 변형이다. 이것은 갑작스런 발바닥 압박에 의해 일어나고, 길항근의 이완과 함께 모든 다리 폄근에 영향을 준다. 이런 반응에 대한 적절한자극은 다음과 같다: 발의 안근을 신장함으로써 고유수용성 자극과, 지면에 대한 발 접촉의 외수용기자극. 반응은 굽힘근의 수축과 폄근의 수축이 동시에 일어나서, 관절이 고정된다.

뇌병변은 원시 움직임 패턴의 방출하는 감마시스템과 알파시스템 뿐만 아니라, 척수의 사이신경원에도 영향을 줄 수 있다. 동물에 있어서는, 굽힘근 움츠림이 나타나지 않을 수 있다. 폄근 경직 동안, 굽힘근 움츠림을 이끌어내기 위해서는, 굽힘근 운동 신경이 흥분되어야 하고, 또 과활동성 폄근이 억제되어야 한다. 굽힘근을 흥분시키는 신경과 폄근을 억제시키는 다른 신경이 시냅스하는 다시냅스 반사활이 존재한다. 뇌줄기의 가로절단에서는 이런 상호억제의 저하가 일어난다.

신경근육뼈대성 기능장애와 경직을 위한 도수치료
(Manual Therapy for Treatment of Neuromusculoskeletal Dysfunction and Spasticity)

과도한 감마활동의 감소는 신경계 환자의 경직을 도수치료로 감소시킬 수 있는 이유가 된다. 신경근육뼈대성 기능장애의 치료에 효율적인 도수치료는 다음과 같은 결과를 초래할 수 있다: 과활동과 감마 이득의 감소, 원시 움직임 패턴의 감소, 수의적 조절 강화 등. *보호성 근경련을 일으키는 과활동성 근 반사활은 경직의 근육긴장항진 요소와 관련된다.* 뇌병변과 척수위구조물의 병변 때문에, 감마신경계의 비억제로 인해 이런 반사활의 과활동이 일어난다.

신경계 환자의 손상전 신경근육뼈대성 기능장애
(Pre-injury Neuromusculoskeletal Dysfucntion in the Neurologic Patient)

사람은 여러 종류의 신경근육뼈대성 기능장애를 가진다. 통계학적으로 볼 때, 미국인의 경우 10명 중 8명이 요통을 경험한다고 한다. 요통은 생체역학적 기능장애, 관절저가동성, 보호성 근경련, 결합조직 기능장애와 같은, 신경근육뼈대성 기능장애의 결과이다. 신경계 환자의 경우에 있어, 신경근육뼈대성 기능장애와 보호성 근경련이 중추신경계 손상 이전부터 존재한다고 가정할 수 있다. 과활동성 근 반사활은 정형외과 환자, 스포츠 손상 환자, 만성 통증, 소아 및 신경계 환자와 같은 환자들의 신경근육뼈대성 기능장애 때문에 나타난다.

감마신경과 근방추는 보호성 근경련과 경직의 원인이다. 이런 유형에 따르면, 도수치료에 의한 신경근육뼈대성 기능장애의 정상화와 치유는 다른 환자와 마찬가지로 신경계 환자의 과활동성 근반사활 내의 과도하고 높은 빈도의 방전을 감소시킨다. 신경근육뼈대성 기능장애를 효율적으로 교정하는 도수치료는 정형외과 환자의 보호성 근경련이든 신경계 환자의 경직이든 간에, 근육긴장항진을 감소시킬 것이다. 이 모델에 따르면, 효과적인 도수치료로 인한 신경근육뼈대계 기능장애의 정상화와 치유는 다른 환자 집단과 마찬가지로, 신경계 환자 집단에서도 *과도활동성 근정적 반사활 내의 과도e하고 높은 방사 빈도를 감소시켜야 한다.* 원시 근육긴장항진과 관련된 자가영속성 과활동 반사활의 경우에는, 스트레인-카운터스트레인 기법을 적용하여 고유수용기의 활동과 반사활 내의 과활동을 감소시킬 수 있다. 이것은 경직의 근육긴장항진과 보호성 근경련의 근육긴장항진을 감소시킬 것이다.

신경계 환자의 중추신경계 활동에 대한 도수치료의 효과
(Effect of Manual Therapy on Central Nervous System Activity of the Neurologic Patient)

감각입력의 들신경 정보는 중추신경계 전역에 분포된다. 신경근육뼈대성 기능장애를 교정하는 도수치료는 일반적인 들신경 이득을 감소시킨다. 그리고 다른 척수분절의 지배를 받는 근섬유에 영향을 주는 날신경 이득의 감소도 기대될 수 있다. 신경근육뼈대성 기능장애를 교정하고 치유하기 위한 도수치료의 이용은 보호성 근경련의 감소를 초래한다. *다른 척수분절의 지배를 받는 근육의 보호성 근경련이 감소된다. 그리고 경직도 일반적으로 감소된다.*

근방추의 부적절한 고유수용기 활동을 감소하고 저지하거나 반사활 내의 과활동을 제거하기 위한, 스트레인-카운터스트레인 기법의 적용은 날신경 이득의 감소를 일으킬 수 있다. 그러므로 같은 분절에 의해 지배를 받는 근육은 물론, 다른 분절에 의해 지배를 받는 모든 근육의 보호성 근경련도 감소될 수 있다. 신경계 환자에게 있어, 치료된 근육 주위에 있는 다른 근조직의 경직도 감소할 것이다. 도수치료의 적용은 경직에 좋은 효과를 가질 것이다.

위에서 언급된 촉진된 분절이 신경계 환자의 구조적 재활 철학의 기본 개념이다. 본 저자는 하나의 유형을 제시한다. 연구에 의해 이 유형을 부정하는 새로운 정보가 발견되면, 새로운 유형에 대한 새로운 가설이 필요할 것이다. 신경계 환자를 위한 구조적 재활은 향상된 재활 결과의 연구 통합에 대한 가상 모델을 필요로 하지 않는다.

요약: 신경계 환자를 위한 개념적 모델 (Summary: A Conceptual Model for the Neurologic Patient)

- 근방추는 감마신경에 의해 지배를 받는다.
- 감마신경의 억제성 조절은 중추신경에 의해 지배를 받는다.
- 들신경 이득: 신경근육뼈대성 기능장애 때문에, 척수로 들어가는 과도하고 부적절한 감각입력
- 중추신경계 전역에 분포하는 과도하고 높은 빈도의 방전: 중추신경계의 과활동.
- 알파 이득: 알파신경에 영향을 주는 과도하고 높은 빈도의 방전
- 과도하게 신경지배된 근절: 알파 이득으로 인한 근육의 수축과 단축
- 과활동성 근반사활: 들신경 이득; 알파 이득; 감마 이득
- 보호성 근경련: 과활동성 근반사활은 지속적인 근절 수축과 단축을 일으킨다. 병태생리학의 기초: 관절을 지나가는 근육은 관절면의 압축, 관절 저가동성 및 가동범위의 제한을 일으킬 것이다.
- 관절 균형: 근육의 닿는곳(insertion)과 이는곳(origin)에서 발생하는 병태적 힘과 보호성 근경련 때문에 관절면의 안정 자세가 불균형해진다.
- 감마 이득: 앞뿔의 과도하고 높은 빈도의 방전 때문에, 부적절하고 과도한 고유수용기 활동이 일어날 수 있다.
- 과민성: 신장에 대한 근방추의 민감성이 증가된다. 자극, 신장과 기능장애에 대한 근방추의 문턱치가 낮아진다. 작은 자극은 촉진된 분절을 활성화시킬 수 있다.
- 촉진된 분절: 감마신경과 알파신경의 날신경 이득은 모든 근육의 보호성 근경련을 상승시킨다.
- 과활동: 감소된 문턱치를 가진 분절의 과민성이 더욱 활성화될 뿐만 아니라, 그 분절이 자극에 과도하게 반응한다. 과도하고 높은 빈도의 방전은 같은 척수분절의 지배를 받는 모든 조직과 구조물에 영향을 준다. 그 분절에 대한 중추신경계의 억제성 효과는 다소 약해질 것이다.
- 같은 척수분절의 지배를 받는 근육의 보호성 근경련
- 다른 척수분절의 지배를 받는 근육의 보호성 근경련
- 자율신경기능이상(dysautonomia): 교감신경절이 과도하고 높은 빈도의 방전에 영향을 받는다. "투쟁-도망"과 스트레스의 문턱치가 낮아진다. 치유에 좋지 못한 효과를 준다. 내장기관의 기능, 림프계의 기능, 결합조직의 기능, 면역계의 기능이 영향을 받을 수 있다. 소화기능과 심혈관기능에 영향을 주는 부교감신경의 균형에도 영향을 준다.
- 이상증 효과(dystrophic effects): Irwin Korr는 종말기관(예, 근섬유)의 활력을 불러 넣기 위해, 단백질을 만들고 운송하는 신경에서 이상증 효과를 발견했다. 이런 기능은 신경이 촉진될 때 영향을 받는다. 이런 영양 효과(trophic effects)의 감소를 이상증이라하고, 이것은 모든 종말기관에 영향을 준다.
- 비촉진(defacilitation): 다음과 같은 도수치료로서 달성될 수 있다: 1) 신경근육뼈대성 기능장애를 교정하고 치유함으로써, 2) 부적절한 고유수용기 활동과 자가영속성 과활동 반사활을 스트레인-카운터스트레인 기법으로 감소하거나 저지함으로써, 3) 촉진된 분절과 척수를 비촉진시키기 위한 도수치료(Manual Therapy)와 크래니얼 테라피(Cranial Therapy).
- 교정 운동학: 효율적인 도수치료에 의한 근섬유의 이완과 늘어남의 결과로써, 관절면의 정상 안정 자세와 함께 관절 균형의 향상이 일어난다. 움직임에 대한 근육의 저항이 감소하고, 관절가동성이 증가하고, 가동범위가 증가하고, 정형외과 환자와 신경계 환자의 자세가 향상한다.

제 4 장

적용
APPLICATION
심화 스트레인-카운터스트레인 기법을 어떻게 수행할 것인가?
(How to Perform Advanced Strain and Counterstrain Technique)

주의 (A Note of Caution)

역학적 모델을 이용하라. 압통점을 이용해서는 안 된다. 자율신경계는 특히 압통점에 대한 압박에 의한 자극에 민감하다.

국소 물리치료(regional physical therapy)에서, 우리는 Jones의 스트레인-카운터스트레인 기법과 함께 역학적 모델/교정 운동학적 모델을 이용한다. 10년 이상의 연구를 통해, 우리는 많은 사람이 정상적인 감각 인지 능력을 갖고 있지 않다는 것을 발견했다. 압통점이 있다고 해서, 환자의 근육긴장항진이 존재한다는 것은 아니다. 우리는 심화 스트레인-카운터스트레인 기법의 압통점 자극이 장기적인 나쁜 치료반응을 이끌어낼 수 있다는 것을 발견했다.

비촉진성 근막이완술
(De-Facilitated Fascial Release™)

비촉진성 근막이완술(Weiselfish-Giammatteo)은 비촉진이 있을 때 일어나는 긴장풀림(unwinding)의 기법이다. 비촉진은 들신경과 날신경의 방전을 감소시킨다. 스트레인-카운터스트레인 기법과 심화 스트레인-카운터스트레인 기법은 이런 비촉진을 일으킬 수 있다.

조직 긴장 변형 기간 동안 스트레인-카운터스트레인 자세와 심화 스트레인-카운터스트레인 자세를 정확하게 유지하라!

비촉진성 근막이완술을 어떻게 수행할 것인가?
(How to Perform a De-Facilitated Fascial Release™)

1. 심화 스트레인-카운터스트레인 기법을 적용하고, 1분 동안 그 자세를 정확하게 유지한다.
2. 움직임 감각이나 다른 감각이 없는 한, 어떤 움직임도 일으키지 않고 그 자세를 정확하게 유지하라.
3. 비촉진성 근막이완술은 조직 긴장풀림 기법으로써, 근육긴장항진을 감소하거나 제거함으로써 일어난다. 이런 조직긴장의 풀림은 결합조직의 기질(ground substance)에서 나타난다.
4. 싱크로아니저 기법을 이용하라!

적용 (Application)

1. 압통점을 이용해서는 안된다. 압통점의 압박은 자율신경성 반사활을 자극하게 되어, 존재하고 있는 근육긴장항진과 관련된 문제를 일으킬 수 있다.
2. 치료가 이런 압통점에 대한 지식을 필요로 한다면, 압통점의 위치를 파악하라! 예를 들어, 경우에 따라 신체 자세는 압통점의 위치에 관련된다.
3. 치료 방향에 따라 한 번에 한 단계씩 신체의 자세를 취하라! 적어도 1 분 동안 자세를 정확하게 유지하라! 1분간의 자세 유지는 수축성 조직의 근육긴장항진을 제거하거나 감소시킬 것이다.
4. 비촉진 근막이완술을 달성하기 위해서는, 모든 기법이 1분 이상 적용되어야 한다. 이완이 끝날 때까지 자세를 유지하라! 이완은 촉지될 수 있는 조직 긴장의 변화이고 변형이다.
5. 보다 효과적이고 효율적인 결과를 얻기 위해서는, 싱크로나이저 기법을 이용하라 !

제 5 장

내장기관을 위한 심화 스트레인-카운터스트레인 기법
ADVANCED STRAIN AND COUNTERSTRAIN FOR THE VISCERA

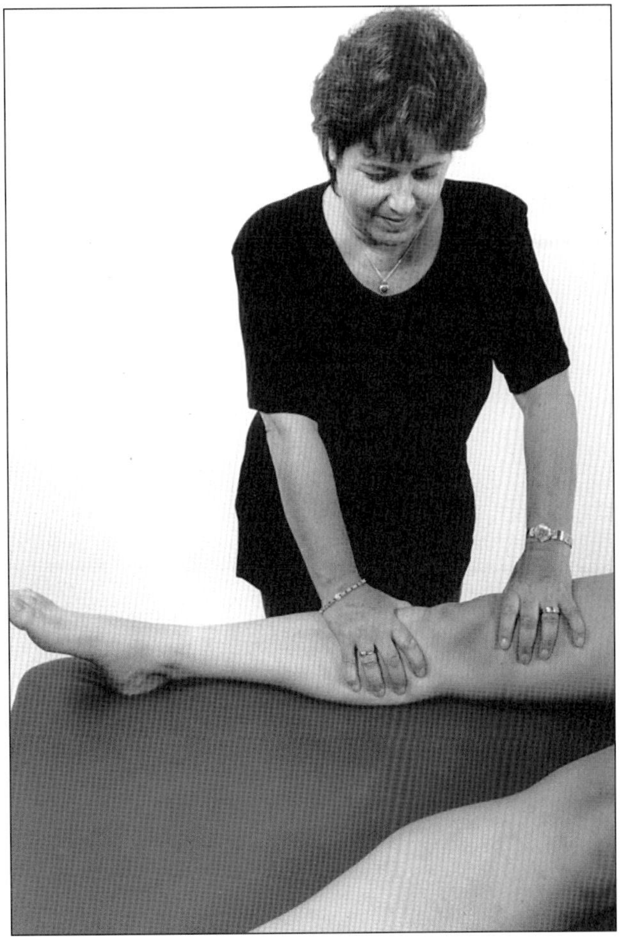

Org/UG2: 방광 (Bladder)

(Netter's 그림판 #341-348, 355, 357, 362)
(양측)

압통점 (TENDER POINT)

두덩결합의 아래가장자리로부터 1인치 떨어진, 두덩뼈의 안쪽가장자리에 있는 아래두덩가지에 위치함.

치료 (TREATMENT)

- 바로누운자세
- 양쪽 엉덩관절을 20°로 벌린다.
- 동측 엉덩관절을 10° 안쪽돌림한다.
- 양 무릎을 쭉 편다.
- 1 파운드의 힘으로 넙다리뼈에 대해 정강뼈를 안쪽돌림한다.

목표 (GOAL)

방광근육의 긴장항진을 경감시킨다.

통합적 도수치료 (INTEGRATIVE MANUAL THERAPY™)

이 기법은 방광의 근육긴장항진을 감소시키고, 콩팥, 요관, 요도를 위해 다른 심화 스트레인-카운터스트레인 기법을 이용한다. 종종 방광근의 경련 때문에, 요실금이 발생한다. 다리의 부종이 방광의 근육긴장항진과 관련될 수 있다. 장기간의 두덩결합 기능장애의 결과로 방광근의 경련이 일어날 수 있다. 이런 기법은 심화 스트레인-카운터스트레인 비뇨생식계 기법으로 수행될 수 있다.

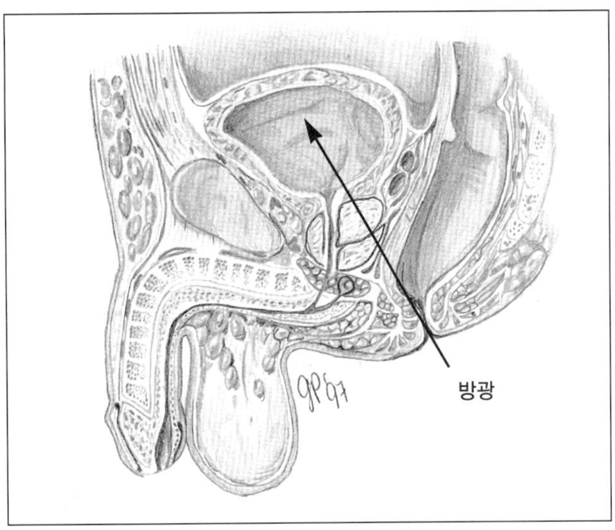

Org/UGF3: 자궁목 (Cervix)

(Netter's 그림판 #341-352, 355)
(양측)

압통점 (TENDER POINT)

이 근육에는 압통점이 존재하지 않는다. 역학적 모델로 기법을 수행해야 한다.

치료 (TREATMENT)

- 바로누운자세
- 양쪽 엉덩관절을 60° 로 벌린다.
- 양쪽 무릎을 50° 로 벌린다.
- 동측 다리를 위쪽에 놓고 다리를 교차한다.
- 양쪽 무릎을 동측으로 20° 움직인다.

목표 (GOAL)

자궁목 근육의 근육긴장항진을 감소시킨다.

통합적 도수치료 (INTEGRATIVE MANUAL THERAPY™)

통합적 도수치료 이 기법은 통증, 경련, 월경경련, 기타 PMS 증상을 일으킬 수 있다. 이 기법은 경우에 따라 앉기를 할 때 통증과 불편을 크게 일으킬 수 있다. 이 기법은 심화 스트레인-카운터스트레인 비뇨생식계 기법으로 수행될 수 있다.

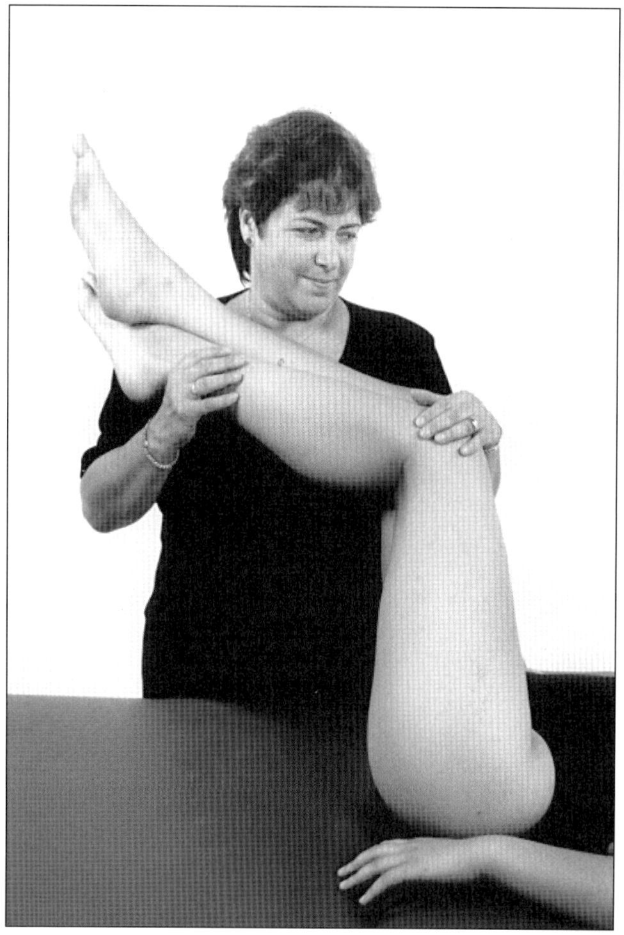

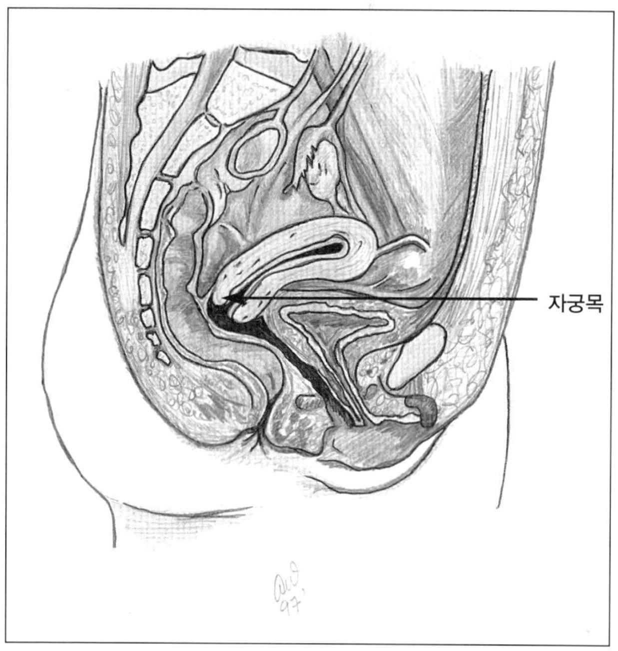

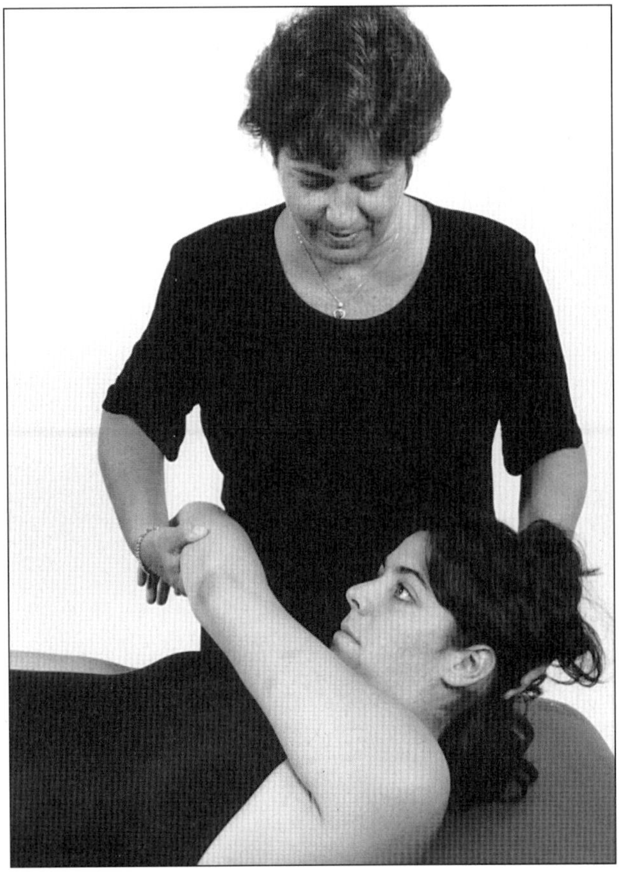

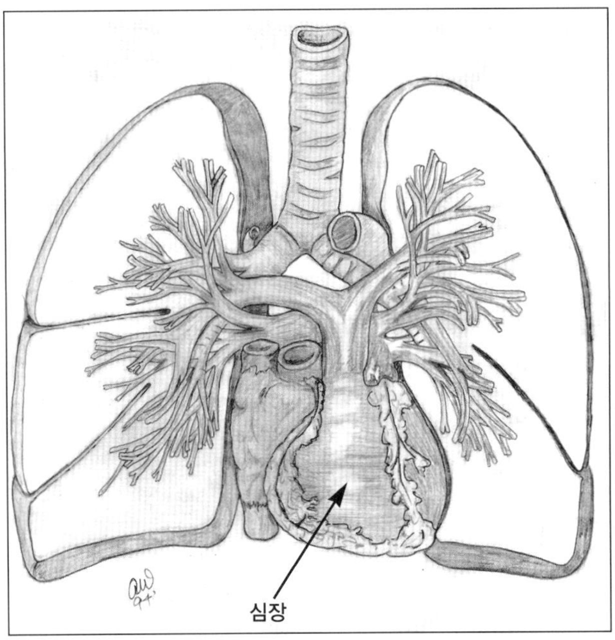

Org/HT1: 심장 (Heart)

(Netter's 그림판 #182, 184, 194, 200, 202, 214)
(편측)

압통점 (TENDER POINT)

왼쪽 4번째 복장갈비관절에서 왼쪽으로 1인치와 약간 아래쪽(4번째 갈비뼈 근처인, 심실과 심방의 연결부)

치료 (TREATMENT)

- 바로누운자세
- 가동범위 끝까지 목을 굽힌다.
- 목을 오른쪽으로 10° 옆굽힘한다.
- 왼쪽 어깨를 가동범위 끝까지 가로모음한다.

목표 (GOAL)

심근의 이완

통합적 도수치료 (INTEGRATIVE MANUAL THERAPY™)

이 기법은 가슴이 타이트하거나 갈비우리의 증상을 가진 모든 환자에게 유용하다. 이 기법에는 금기증이 없다. T3-T5의 가동성 제한이 일어날 수 있다. 윗등과 중간등의 가동범위 제한이 일어날 수 있다. 왼쪽 팔이음뼈의 제한이 있을 때는 스트레인-카운터스트레 Org/HT1 기법으로 해결할 수 있다.

Org/LI1: 큰창자 1 (Large Intestine 1)

(구불창자)
(Netter's 그림판 #267-269, 309, 310)
(편측)

압통점 (TENDER POINT)

뒤쪽. 잘록창자 뒷면에 있는 왼쪽 엉덩뼈능선 바로 위.

치료 (TREATMENT)

- 바로누운자세
- 왼쪽 엉덩관절을 60° 로 벌린다.
- 무릎을 편다.
- 왼쪽 엉덩관절을 10° 로 올린다.

목표 (GOAL)

구불창자의 이완

통합적 도수치료 (INTEGRATIVE MANUAL THERAPY™)

허리뼈의 폄, 옆굽힘 및 돌림의 제한은 이런 기법을 사용하는 좋은 적응증이다. 배를 촉진했을 때 배의 경련과 통증이 있을 때, 이런 기법이 도움을 줄 수 있는 좋은 적응증이 된다. 예를 들어, 변비나 설사와 같은 창자의 기능장애에 도움을 줄 수 있다. 이 기법의 사용에 있어 금기증은 존재하지 않는다.

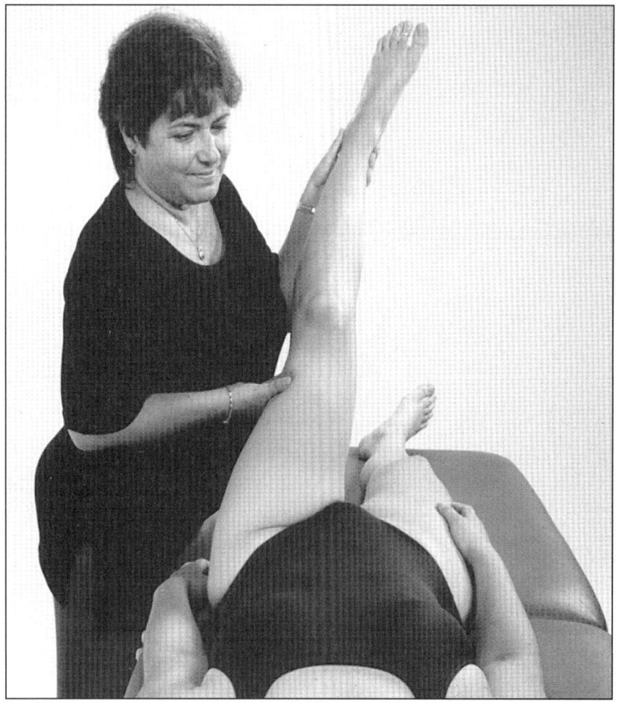

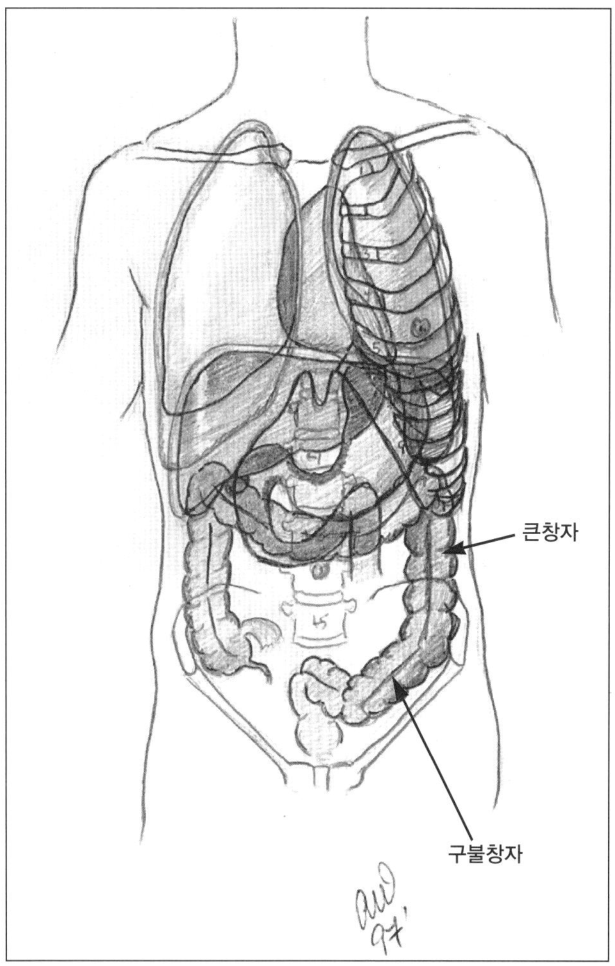

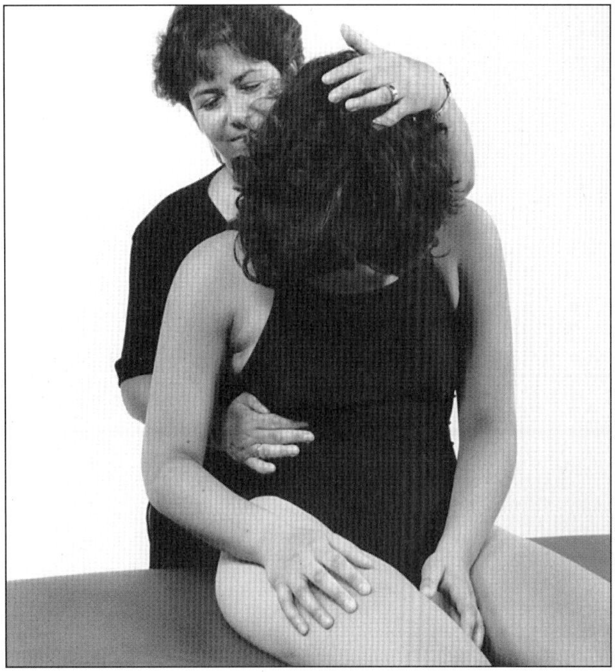

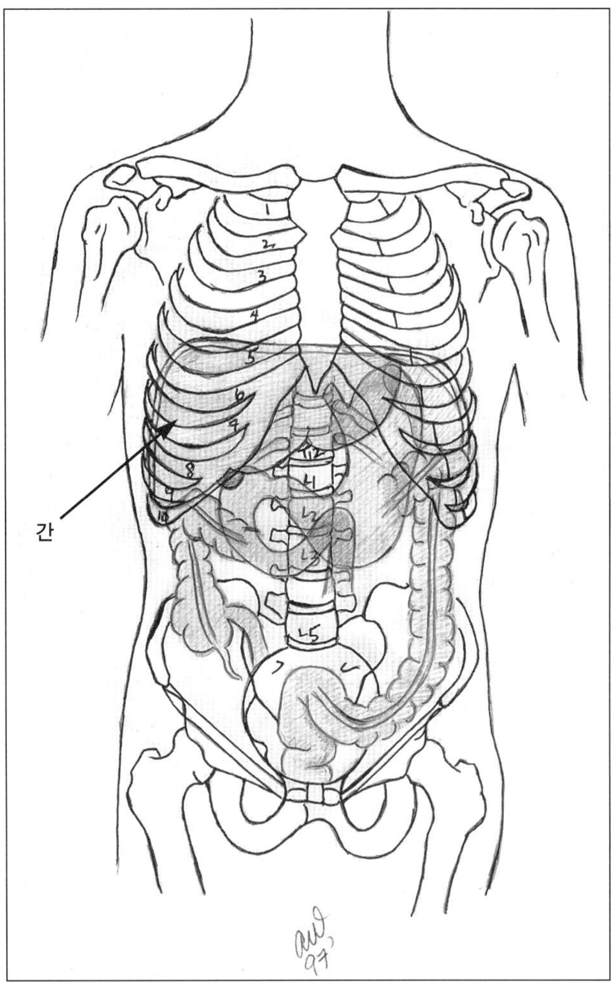

Org/LV1: 간 1 (Liver 1)

(Netter's 그림판 #184, 251, 269, 270, 302)
(편측)

압통점 (TENDER POINT)

간의 낫인대 위쪽 가장자리(오른쪽 8번째 갈비연골, 즉, 정중선으로부터 가쪽으로 1 -1 인치 떨어진 곳에 위치함).

치료 (TREATMENT)

- 앉은 자세
- 등뼈를 60° 로 굽힌한다(간의 윗가장자리까지).
- 등뼈를 오른쪽으로 30° 돌림한다(오른쪽 간 쪽으로 왼쪽 간을 돌림한다). (왼쪽 간은 낫인대의 왼쪽 있다. 오른쪽 간은 낫인대의 오른쪽에 있다).
- 등뼈를 왼쪽으로 20° 옆굽힘한다(오른쪽 간에서 왼쪽 간으로 옆굽힘한다).

목표 (GOAL)

간의 이완

통합적 도수치료 (INTEGRATIVE MANUAL THERAPY™)

간조직의 수축은 일반적인 현상이다. 경우에 따라 오른쪽 갈비우리 통증의 지속적인 감소가 일어난다. 때때로 이 기법을 수행하면, 오른쪽 팔이음뼈 움직임의 제한이 감소되거나 제거될 수 있다. 호흡의 향상이 일어나고, 아래 오른쪽 갈비의 움직임이 증가된다. 간기능의 변화는 거의 일어나지 않는다.

Org/LU1: 폐 1 (Lung 1)

(Netter's 그림판 #68, 182, 184–186)
(양측)

압통점 (TENDER POINT)

폐의 앞/위L안쪽 끝

치료 (TREATMENT)

- 앉은 자세나 누운 자세
- 과압박없이, 목을 가동범위 끝까지 굽힘한다.
- 동측 어깨관절을 가동범위 끝까지 가로모음을 한다.

목표 (GOAL)

폐의 이완

통합적 도수치료 (INTEGRATIVE MANUAL THERAPY™)

이 기법은 위가슴문(흉곽입구)의 배액출을 증가하는데 매우 효율적이다. 폐의 돔 부위에 부착된 섬유의 긴장이 감소될 것이다. 복장빗장관절의 가동성이 증가할 것이고, 경우에 따라 팔이음뼈의 움직임과 목과 등의 자세가 크게 향상될 것이다. 목과 윗등의 가동범위가 증가될 것이다. 통증의 감소와 함께 아랫목의 움직임이 증가할 것이다.

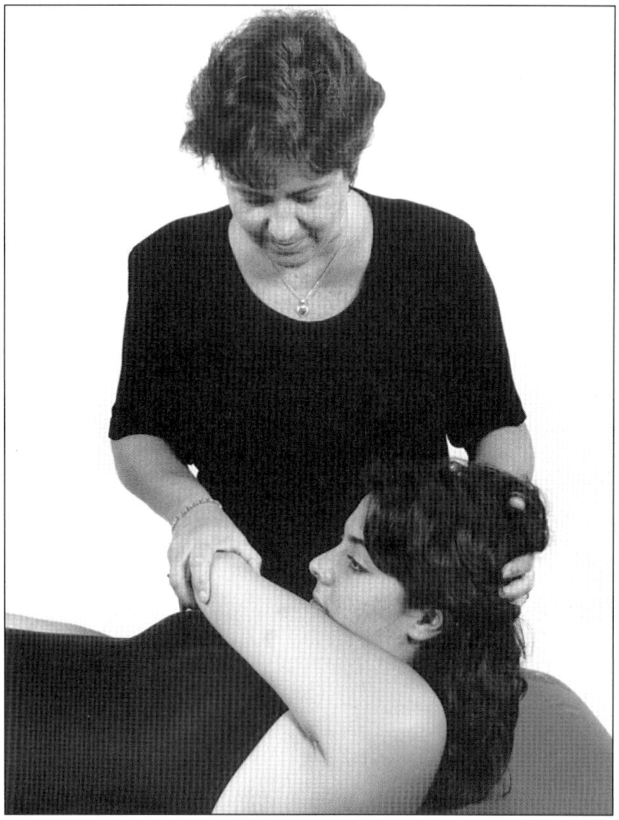

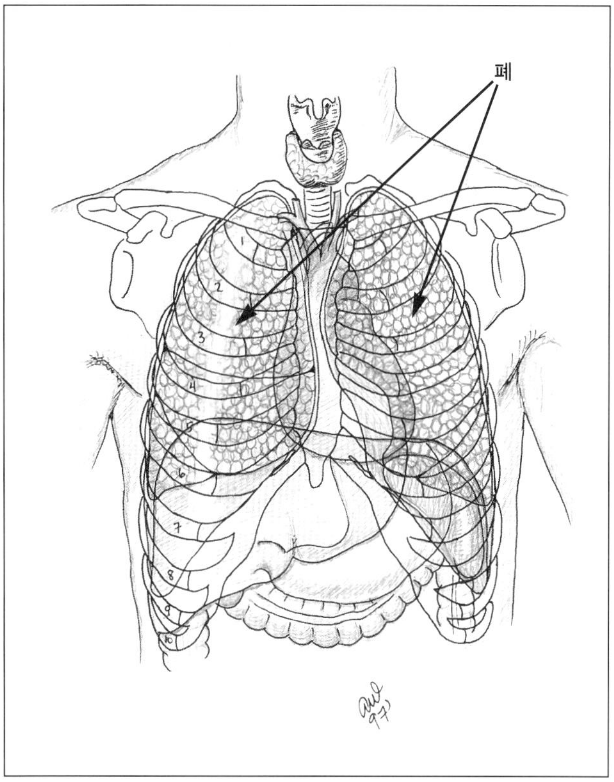

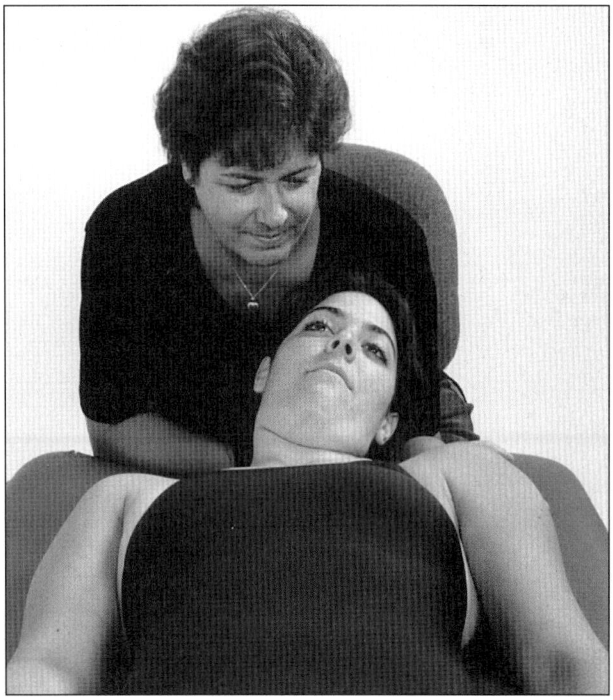

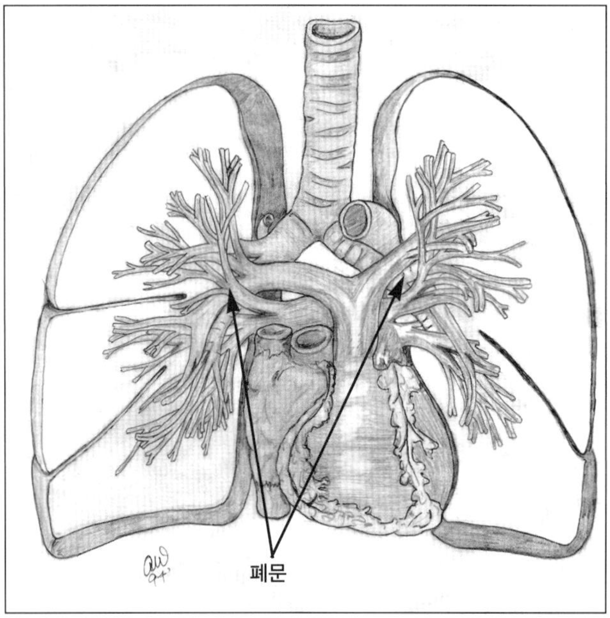

Org/LU2: 폐문 (Hilum of Lung)

(Netter's 그림판 #184-187, 194, 218, 219)
(양측)

압통점 (TENDER POINT)

복장빗장관절으로부터 가쪽으로 2㎝ 떨어진 지점(빗장뼈 뒷면)

치료 (TREATMENT)

- 바로누운자세
- 목뼈를 15° 굽힘한다.
- 목을 동측으로 10° 돌림한다.
- 목을 동측으로 10° 옆굽힘한다.
- 동측 팔이음뼈를 치료대로부터 1인치(3㎝) 정도 들어올린다.

목표 (GOAL)

폐문 평활근의 이완

통합적 도수치료 (INTEGRATIVE MANUAL THERAPY™)

이 기법은 기침을 일으키는 기관지 제한을 감소시키고, 호흡과 숨막힘, 딸꾹질에 영향을 주는 긴장을 감소시키고, 가슴을 팽창시킨다. 세로칸 긴장(mediastinal tension)을 감소시킨다. 대동맥과 식도의 연결부에 뚜렷한 산 생산(acid production) 부위(부적절한 자극이 있을 때 통풍을 일으키는)가 있기 때문에, 종종 가슴앓이, 역류, 그리고 심지어 통풍 증상이 뚜렷하게 감소된다. 이 기법은 모든 폐와 심장의 증상에 사용하기 좋다. 이 기법에는 금기증이 없다.

Org/PN1: 이자 1 (Pancreas 1)

(Netter's 그림판 #256, 257, 279, 280, 283, 294, 303)
(편측)

압통점 (TENDER POINT)

왼쪽 5번째와 6번째 갈비뼈사이, 정중선에서 왼쪽으로 2인치 떨어진 지점(이자 꼬리지점).

치료 (TREATMENT)

- 바로누운자세
- 왼쪽 다리를 20° 정도 벌림한다.
- 몸통을 완전하게 왼쪽으로 옆굽힘한다.

목표 (GOAL)

이자의 이완

통합적 도수치료 (INTEGRATIVE MANUAL THERAPY™)

이 기법은 종종 기대 이상의 뚜렷한 향상을 보인다. 아래 갈비뼈의 가동성이 증가된다. 소화불량, 가슴앓이, 위장통이 감소될 것이다. 허리뼈 움직임이 모든 방향에서 향상될 것이다. 배근육의 경련이 감소될 것이다. 이자의 기능이 최소한 향상될 것이다.

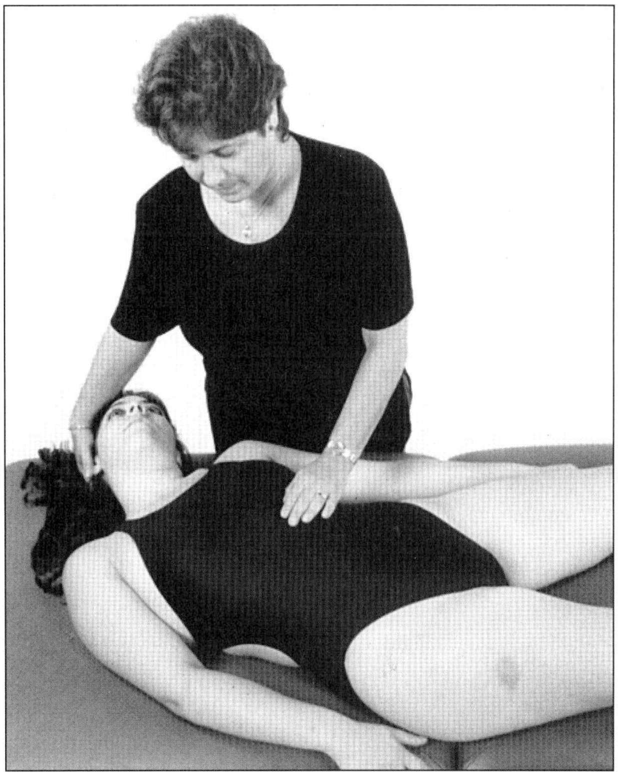

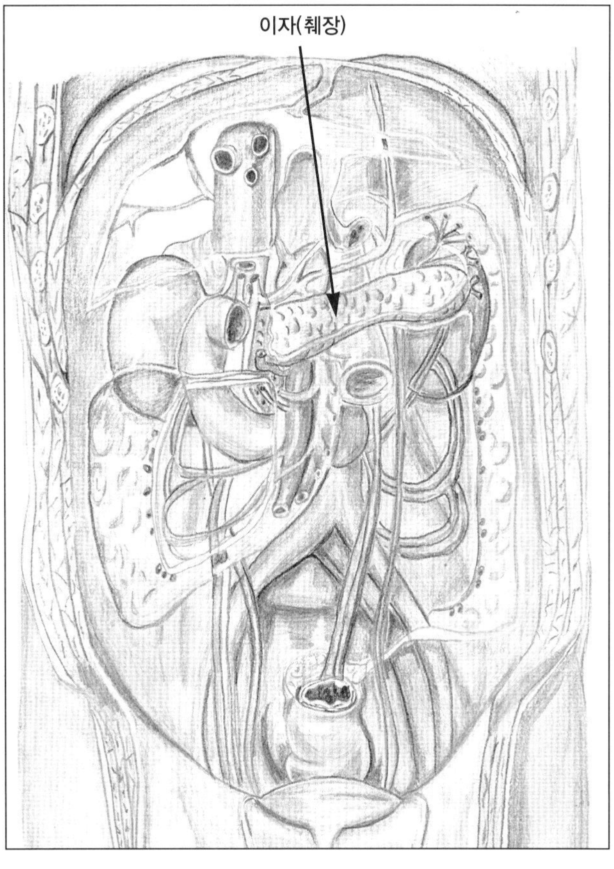

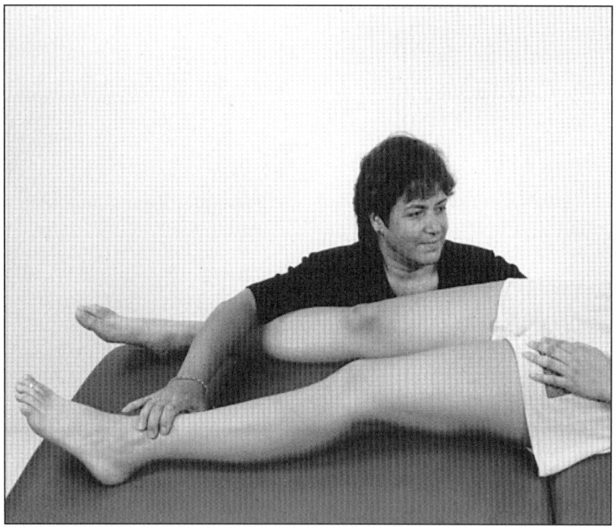

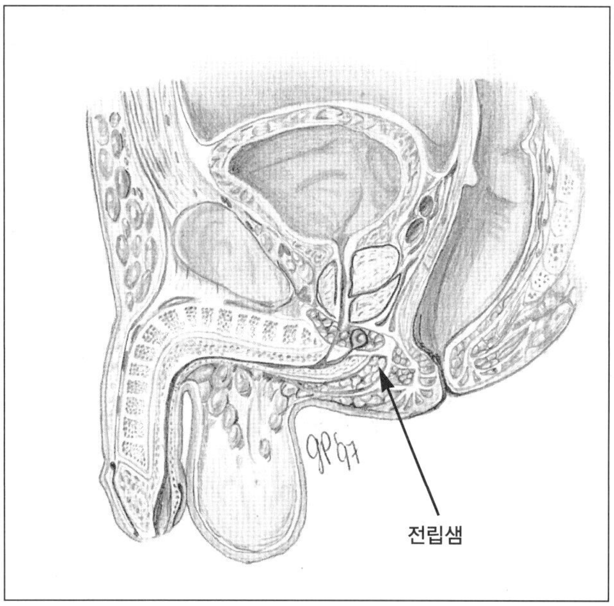

Org/UGM1: 전립샘 1 (Prostate 1)

(Netter's 그림판 #342, 362, 372, 378, 383, 391)
(양측)

압통점 (TENDER POINT)

아래두덩뼈의 뒤아래면. 두덩결합에서 가쪽으로 1인치 되는 지점.

치료 (TREATMENT)

- 바로누운자세
- 양 다리를 15° 벌림한다.
- 양 다리를 안쪽돌림시킨다.
- 약 10 파우드의 힘으로 아랫등(허리 높이)을 앞쪽으로 민다.

목표 (GOAL)

정상적인 호르몬 생산을 위해 전립샘을 이완한다.

통합적 도수치료 (INTEGRATIVE MANUAL THERAPY™)

이 기법은 50대 이상의 남성에서 나타나는 전립샘염의 불편을 도와줄 수 있다. 경우에 따라, 배뇨 동안에 발생하는 작열감을 감소시킬 수 있다. 종종 이 기법 이후에 소화불량이 가라앉기도 한다.

Org/SI1: 작은창자 1 (Small Intestine 1)

(Netter's 그림판 #252, 286, 287, 296-301)
(양측)

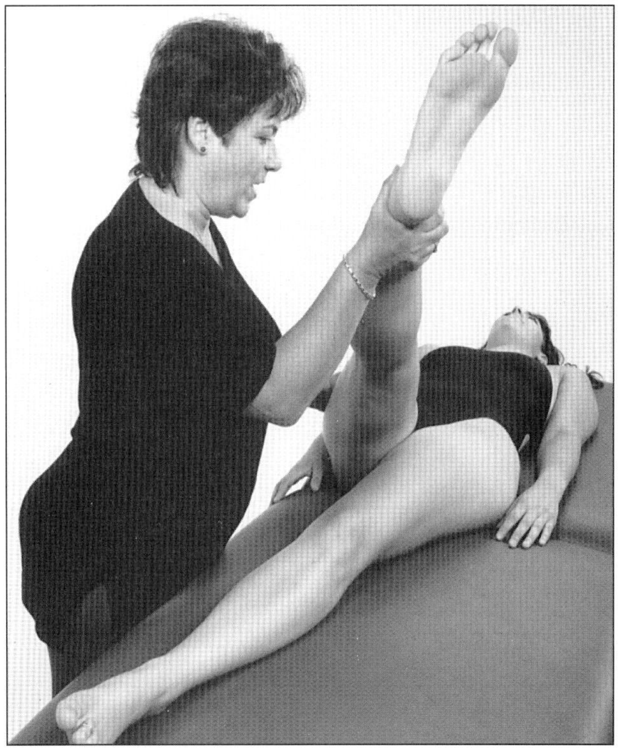

압통점 (TENDER POINT)

배꼽의 1인치 아래쪽에서, 45° 의 대각선 방향으로 2인치 아래쪽.

치료 (TREATMENT)

- 바로누운자세
- 동측 엉덩관절을 60° 로 굽힌한다.
- 양쪽 엉덩관절을 모음하여 다리를 교차시킨다.
- 무릎을 편다.

목표 (GOAL)

작은창자의 이완

통합적 도수치료 (INTEGRATIVE MANUAL THERAPY™)

이 기법은 배경련과 배 불편이 있을 때, 매우 효과적이다. 감염이 작은창자에 영향을 줄 때는 그 효과가 오래 지속되지 않는다(몇 시간 동안만). 배꼽 아래 부위를 촉진했을 때 통증이 있으면, 이 기법이 매우 효과적이다. 또 이 기법은 엉덩관절의 폄과 허리뼈의 폄을 증가시킨다. 경우에 따라 척추사이원반성 기능장애에도 효과적이다. 이 기법을 적용한 이후에, 종종 엉덩관절의 뿌리통증이 감소된다.

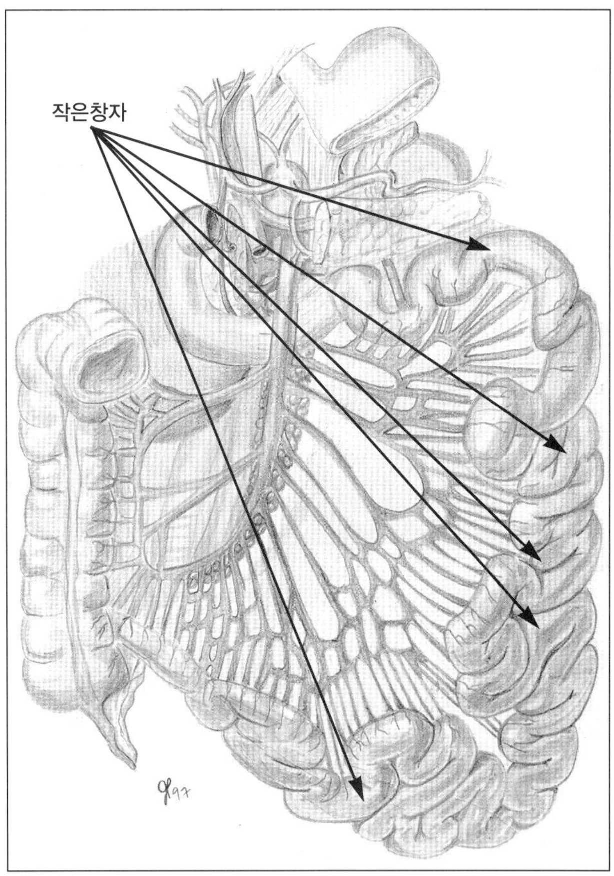

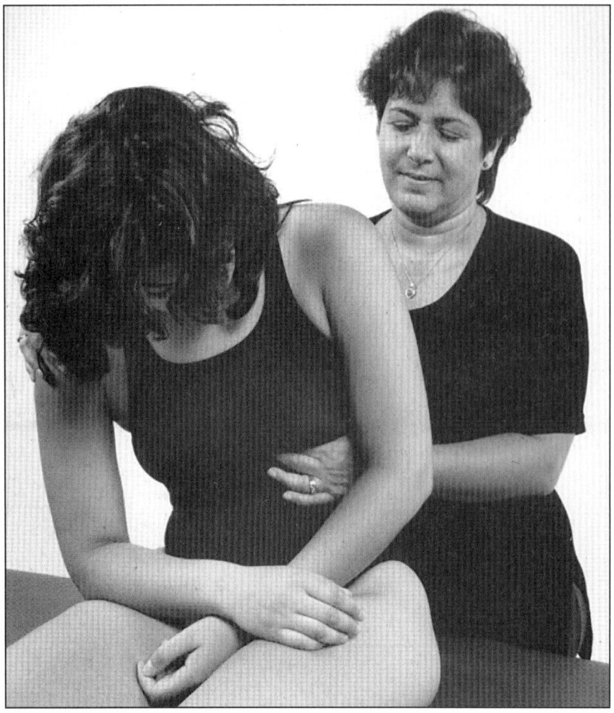

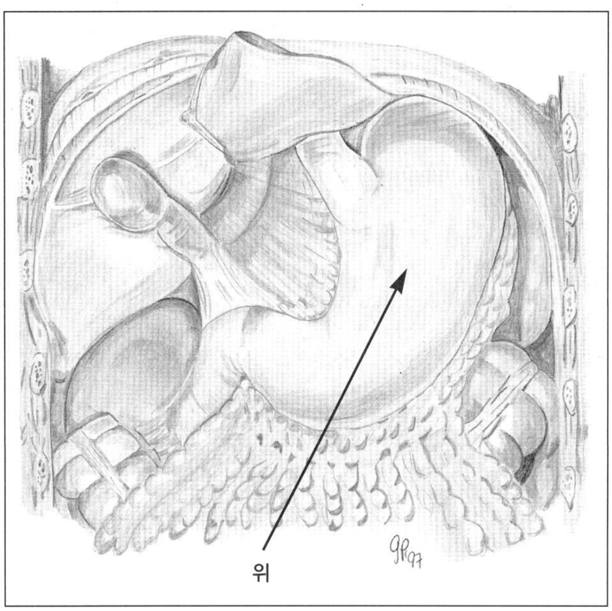

Org/ST1: 위 1 (Stomach 1)

(Netter's 그림판 #220, 255, 256, 258, 307)
(편측)

압통점 (TENDER POINT)

칼돌기의 끝에서 약간 왼쪽과 위쪽으로, 1/3 - 1/4 인치 되는 지점 (위와 위의 심장조임근사이의 연결부).

치료 (TREATMENT)

- 앉은자세
- 등뼈를 60° 굽힘한다(위의 열공까지).
- 등뼈를 왼쪽으로 압통점까지 35° 돌림한다.
- 등뼈를 오른쪽으로 20-30° 옆굽힘한다.

목표 (GOAL)

위의 이완

통합적 도수치료 (INTEGRATIVE MANUAL THERAPY™)

이 기법은 위의 불편과 기능장애를 상당하게 감소시킨다. 종종 근경련으로 인해 위산 생산의 기능장애가 나타난다. 그리고 클라이언트는 통증의 감소로 가슴앓이, 소화불량, 위염, 위궤양 등에 대한 약물 복용을 줄이기도 한다. 오른쪽 팔이음뼈 움직임의 향상과 통증 감소가 함께 일어난다.

Org/UGF1: 자궁 1 (Uterus 1)

(Netter's 그림판 #341-351, 372, 389)
(양측)

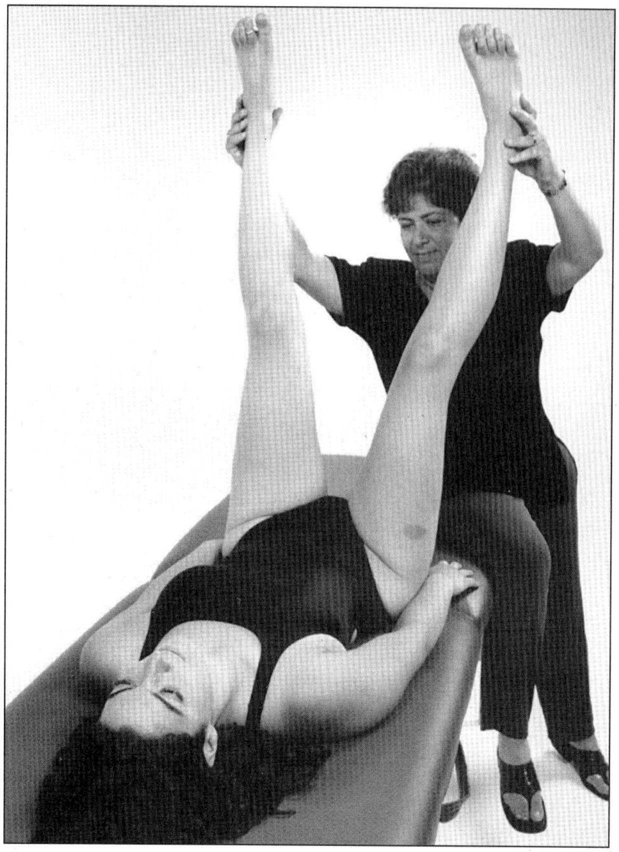

압통점 (TENDER POINT)

자궁과 자궁관의 연결부에 있는 자궁의 앞벽

치료 (TREATMENT)

- 양 다리를 펴고, 15° 로 벌림한다.
- 양 다리의 폄을 유지한다.
- 양 다리를 천장 쪽으로 들어올린다.
- 양 다리를 안쪽돌림시킨다.

목표 (GOAL)

호르몬 생산의 향상을 위한 자궁 긴장의 이완.

통합적 도수치료 (INTEGRATIVE MANUAL THERAPY™)

이 기법은 PMS을 경험한 여성에게 좋다. 종종 배의 경련이 자궁경련의 결과로 일어난다. 이 기법은 심화 스트레인-카운터스트레인 비뇨생식기 기법으로 수행될 수 있다.

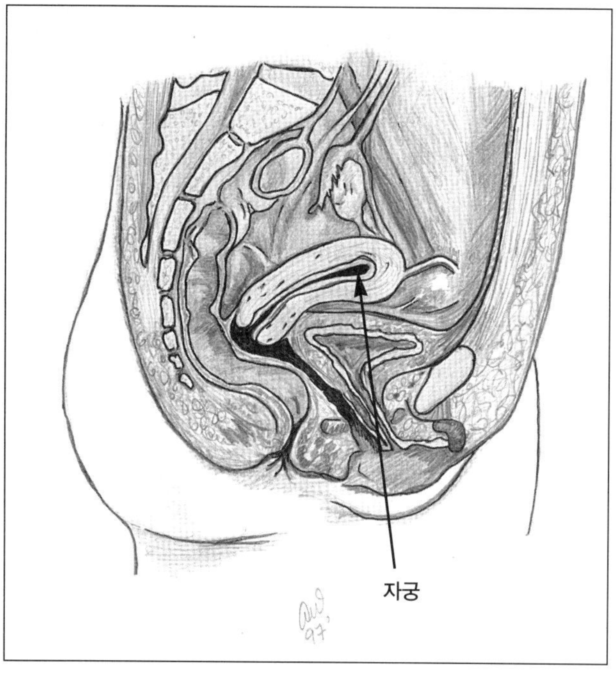

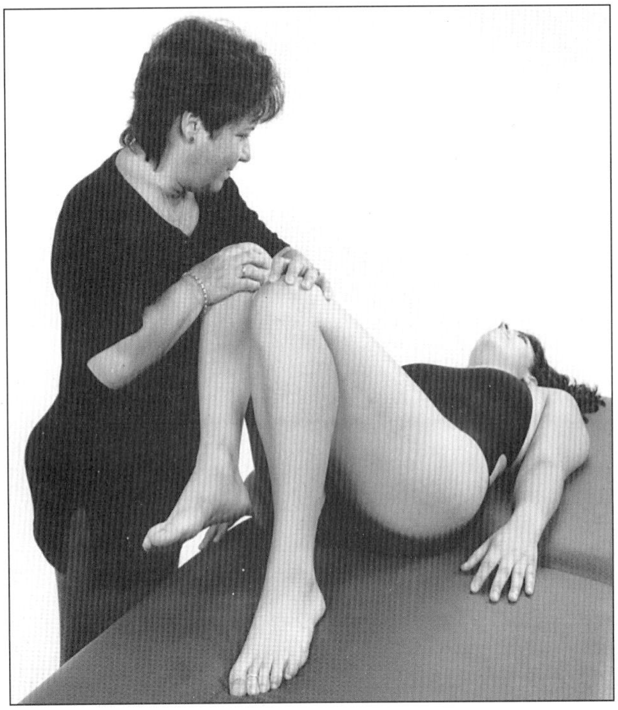

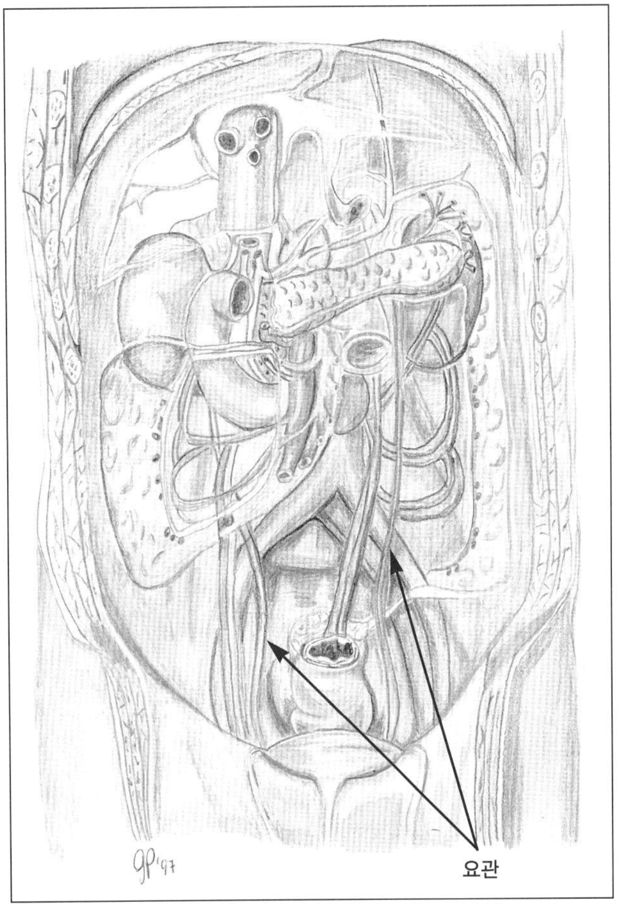

Org/UG1: 요관 (Ureter)

(Netter's 그림판 #247, 248, 269, 325, 324)
(양측)

압통점 (TENDER POINT)

두덩결합의 위안쪽가장자리에서 위쪽으로 1인치와 가쪽으로 2인치 떨어진 지점.

치료 (TREATMENT)

- 바로누운자세
- 양쪽 엉덩관절과 무릎관절을 굽힘하고, 양 발의 발바닥을 치료대에 붙인다.
- 양 발꿈치를 함께 모아서, 볼기 부위로부터 약 6인치 아래쪽에 놓는다.
- 양쪽 무릎을 붙인다.
- 양쪽 무릎을 동측으로 7인치 정도 움직인다.
- 양쪽 무릎을 약 3인치 서로 벌린다.
- 그런 다음, 동측 무릎을 가슴 쪽으로 가져가는데, 이때 발이 치료대로부터 2인치 정도 떨어지도록 한다.

목표 (GOAL)

요관 근육의 긴장항진을 제거하기 위해

통합적 도수치료 (INTEGRATIVE MANUAL THERAPY™)

이 기법은 콩팥과 혈압 문제를 치료할 수 있다. 특히 섬유근통증 증후군과 같은 독성 문제가 있을 때, 이 기법은 독소 배출을 촉진한다. 종종 요관 울혈로 인해 요통이 발생한다. 이 기법은 심화 스트레인-카운터스트레인 비뇨생식기 기법으로 수행될 수 있다.

Org/UG2: 방광 (Urethra)

(Netter's 그림판 #341, 342, 363, 363)
(양측)

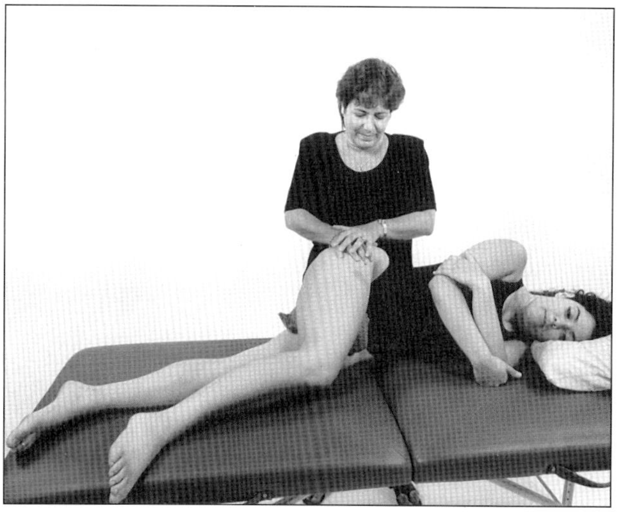

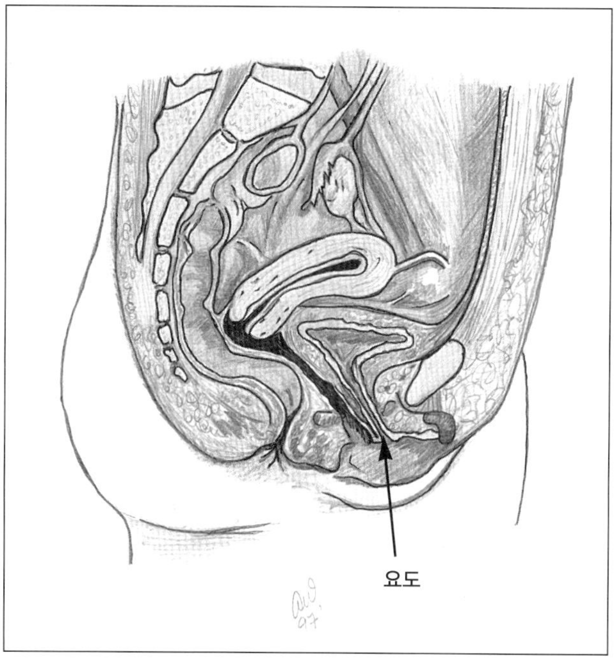

압통점 (TENDER POINT)

아래두덩뼈가지의 앞쪽과 면쪽부위, 즉, 두덩결합에서 가쪽으로 1/2 인치 떨어진 지점.

치료 (TREATMENT)

- 압통점의 반대쪽으로 옆으로 누운자세
- 아래쪽 엉덩관절을 45° 굽힘한다.
- 아래쪽 무릎관절을 45° 굽힘한다.
- 엉덩관절 사이에 작은 타월로 돌돌말아서 배치한다.
- 위쪽 엉덩관절을 60°로 굽힘한다.
- 위쪽 무릎관절을 30°로 굽힘한다.
- 큰뼈돌기 부위에서 1 파운드의 힘으로 가쪽에서 안쪽으로 압박을 가한다(바닥쪽으로).

목표 (GOAL)

요도 근육의 경련을 제거하기 위해

통합적 도수치료 (INTEGRATIVE MANUAL THERAPY™)

이 기법은 배뇨를 촉진시킨다. 종종 배뇨시 나타나는 통증을 감소시킨다. 경우에 따라 이 기법은 앉을 때 나타나는 통증과 불편을 크게 감소시킬 수 있다. 이 기법은 심화 스트레인-카운터스트레인 콩팥 기법으로 수행될 수 있다.

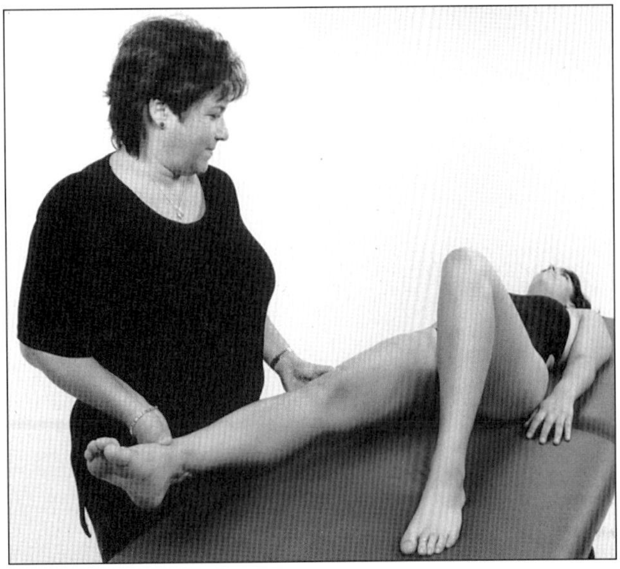

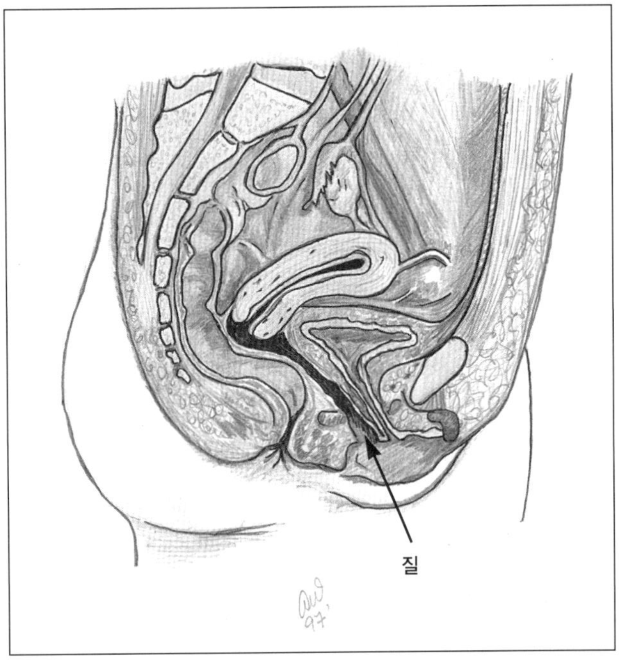

Org/UGF2: 질 (Vagina)

(Netter's 그림판 #341-352, 355)
(양측)

압통점 (TENDER POINT)

ASIS로부터, 안쪽으로 1 인치, 그리고 아래쪽으로 3 인치 떨어진 지점.

치료 (TREATMENT)

- 바로누운자세
- 반대쪽 엉덩관절과 무릎을 굽힘하고, 그 다리를 치료대 위에 세운다.
- 동측 엉덩관절을 30° 정도 벌림한다.
- 동측 엉덩관절을 10° 안쪽돌림한다.
- 무릎을 편 채, 동측 엉덩관절을 5° 굽힘한다.
- (무릎의 폄을 유지한다)

목표 (GOAL)

질 근육의 긴장항진을 감소시키기 위해

통합적 도수치료 (INTEGRATIVE MANUAL THERAPY™)

이 기법은 통증, 배 경련, 월경성 경련, 기타 PMS 증상에 효과적이다. 경우에 따라, 질의 지속적인 염증상태가 가라앉게 되거나, 심지어 사라지게 된다. 이 기법은 심화 스트레인-카운터스트레인 비뇨생식기 기법으로 수행될 수 있다.

Org/UGM2: 정관 (Vas Deferens)

(Netter's 그림판 #342, 365, 366)
(양측)

압통점 (TENDER POINT)

압통점이 존재하지 않는다. 기법은 역학적 모델로서 수행되어야 한다.

치료 (TREATMENT)

- 바로누운자세
- 양 다리를 벌린다.
- 엉덩관절을 30° 정도 벌림한다.
- 동측 엉덩관절을 10° 안쪽돌림한다.
- 엉덩관절을 3 파운드의 힘으로 세로로 길게 당긴다 (엉덩관절을 당길 때, 무릎 위쪽을 잡고 당긴다).

목표 (GOAL)

정관 근육의 긴장항진을 감소하기 위해

통합적 도수치료 (INTEGRATIVE MANUAL THERAPY™)

이 기법은 앉거나, 서거나 보행할 때 나타나는 통증을 감소시킬 수 있다. 종종 성생활할 때 통증이 감소한다. 경우에 따라 이 기법은 앉을 때 나타나는 통증이나 불편을 크게 감소시킨다. 이 기법은 심화 스트레인-카운터스트레인 비뇨생식기 기법으로 수행될 수 있다.

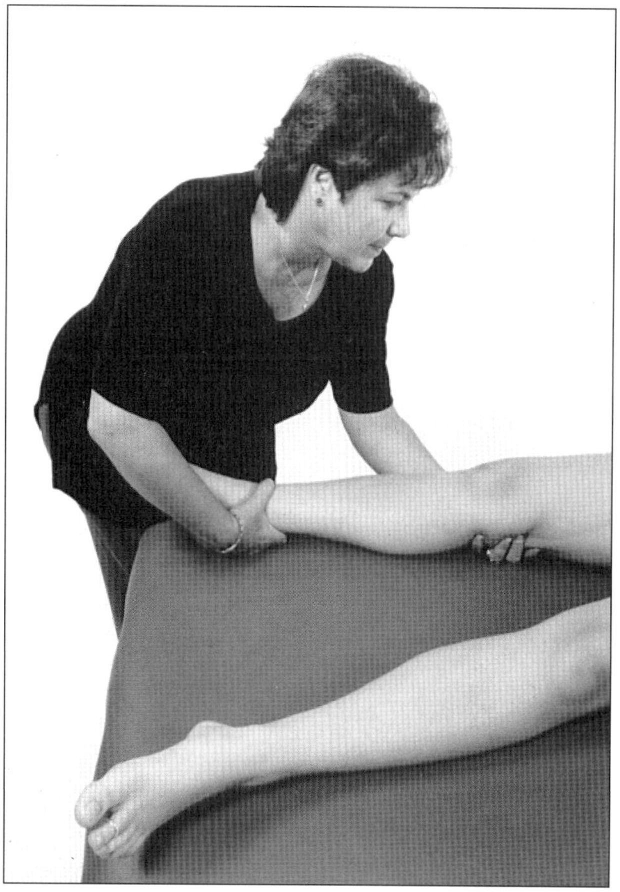

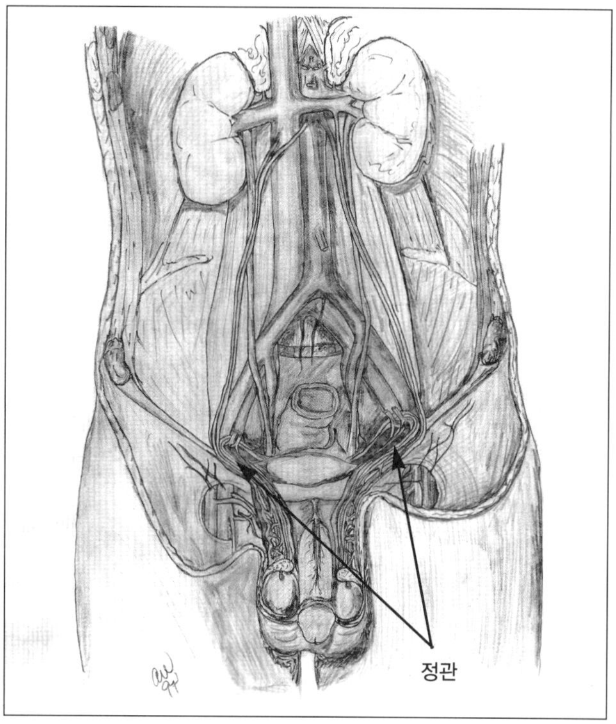

제 6 장

시력을 위한 심화된 스트레인-카운터스트레인 기법

ADVANCED STRAIN AND COUNTERSTRAIN FOR THE VISION

(주의사항: 클라이언트가 콘택트렌즈를 착용했을 때)

눈 근육들 (The Ocular Muscles)

Vis/1: 눈 1 – 위쪽 (Eye 1-Superior)

(Netter's 그림판 #76-81)

압통점 (TENDER POINT)

눈확의 안쪽 눈꼬리

치료 (TREATMENT)

- 안구를 코쪽으로 밀어, 안쪽 활주를 일으킨다.
- 안구를 안쪽돌림한다.

목표 (GOAL)

안쪽 방향으로 바라보기 위해

Vis/2: 눈 2 – 아래쪽 (Eye 2-Inferior)

(Netter's 그림판 #76-81)

압통점 (TENDER POINT)

눈동자의 아래쪽인 눈확의 바깥

치료 (TREATMENT)

- 안구를 아래쪽으로 민다(아래 활주).
- 뒤쪽으로 돌림한다

목표 (GOAL)

눈을 아래로 내리기 위해

Vis/3: 눈 3 – 가쪽 (Eye 3-Lateral)

(Netter's 그림판 #76-81)

압통점 (TENDER POINT)

눈동자 바로 위쪽인 눈확의 바깥

치료 (TREATMENT)

- 안구를 밀어 가쪽돌림한다.
- 안구를 가쪽으로 돌림한다.

목표 (GOAL)

바깥 주변으로 눈을 움직이기 위해

Vis/4: 눈 4 – 아래안쪽 (Eye 4-Inferomedial)

(Netter's 그림판 #76-81)

압통점 (TENDER POINT)

안구에 위치함. 안구의 안쪽과 아래쪽 모서리

치료 (TREATMENT)

- 눈을 콧구멍 쪽으로 민다(아래쪽/안쪽)

목표 (GOAL)

아래쪽과 안쪽을 바라보기 위해

통합적 도수치료 (INTEGRATIVE MANUAL THERAPY™)

항상 양쪽 눈을 치료해야 한다. 한쪽 눈만 치료해서는 안 된다. 가능하면 양쪽 눈을 동시에 치료하는 것이 좋고, 그렇지 않다면 한 쪽 눈을 치료하고, 그 다음 다른 눈을 치료한다. 이들 기법의 효과는 매우 놀랍다. 종종 뇌줄기와 뒤통수밑 조직의 비촉진이 일어날 수 있다. 위쪽 목뼈 움직임이 향상되고, 두통과 뒤통수 긴장이 감소된다. 시력이 변화될 수 있고, 또 안경 처방에 대한 변화가 필요할 수 있다. 눈돌림신경(뇌신경 3), 도르래신경(뇌신경 4), 갓돌림신경(뇌신경 6)의 비촉진으로 인해 천막 소뇌의 긴장이 감소될 수 있다.

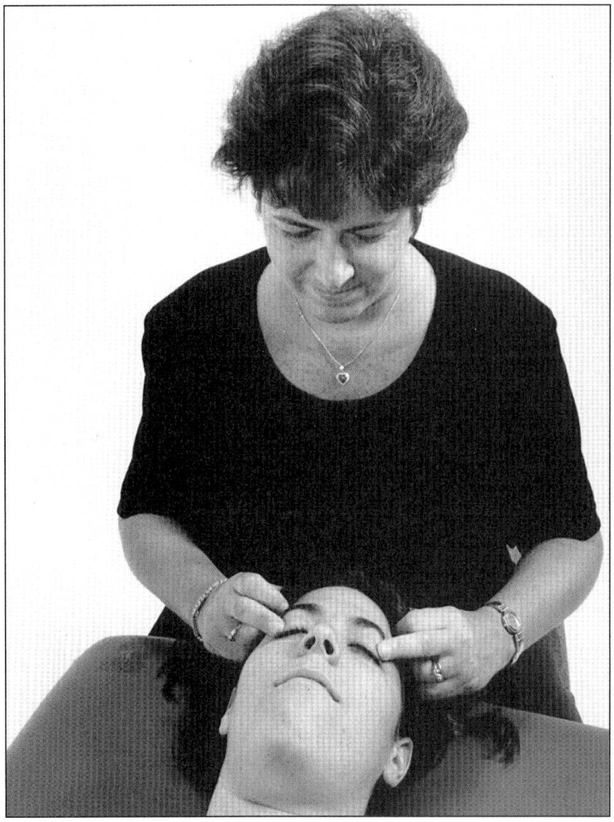

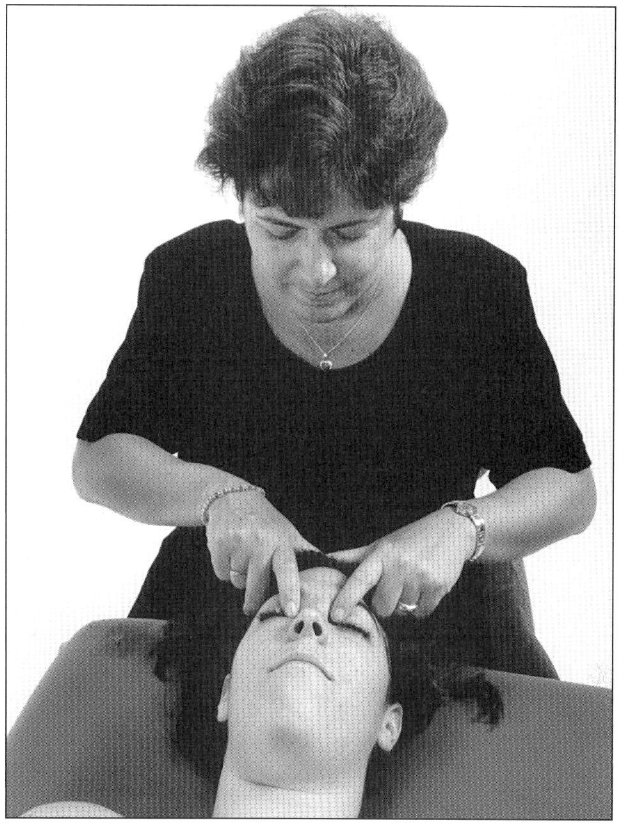

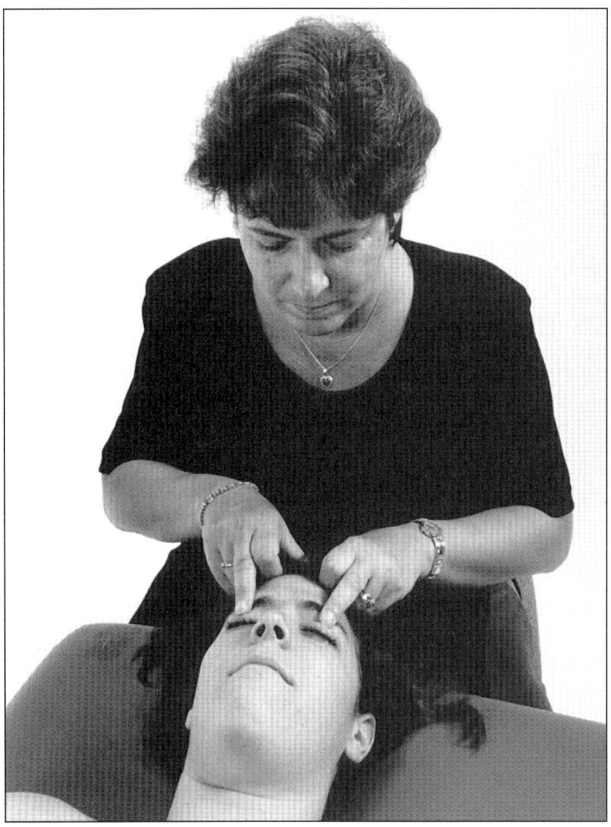

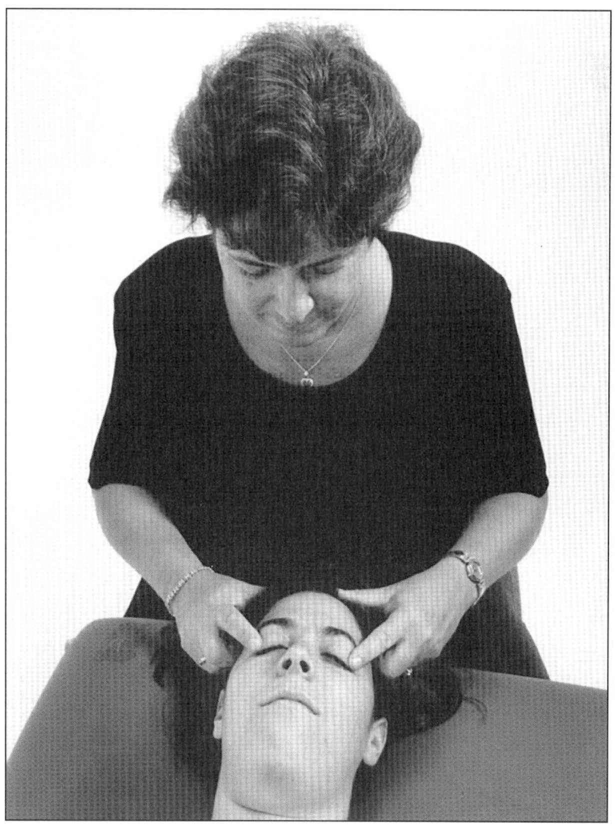

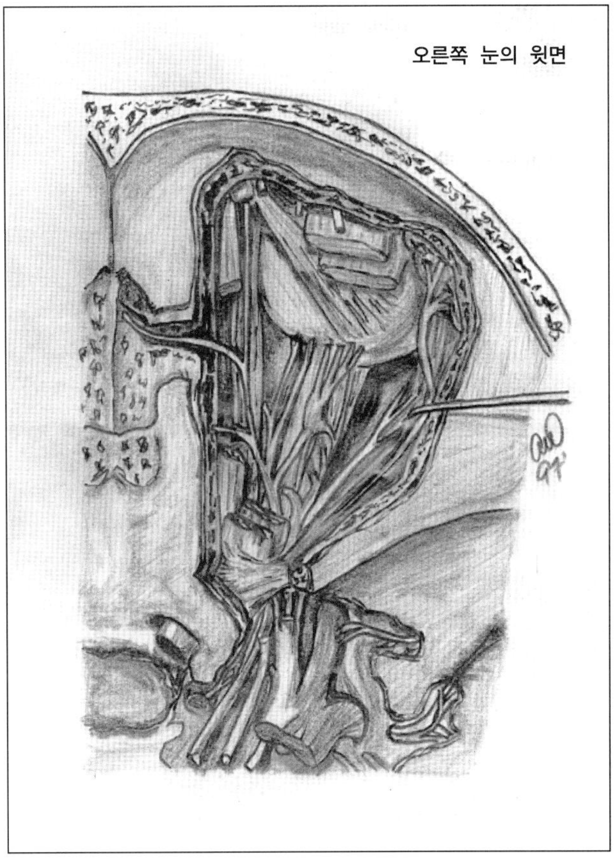

주의: 압통점을 압박해서는 안된다. 치료를 위해 1g 미만의 힘으로만 접촉해야 한다. 근육긴장항진을 감소시키기에 충분하다. 비촉진성 근막이완술을 유지한다. 1-4번 치료를 순서적으로 하여, 오른쪽 눈과 왼쪽 눈을 함께 치료할 수 있다. 뇌줄기 비촉진이 마무리될 때까지 4번 치료를 유지한다.

제 7 장

듣기 기능을 위한 심화 스트레인-카운터스트레인 기법
ADVANCED STRAIN AND COUNTERSTRAIN FOR AUDITORY FUNCTION

Aud/1: 고막 (Tympanic Membrane)

(Netter's 그림판 #87-93)
(양측)

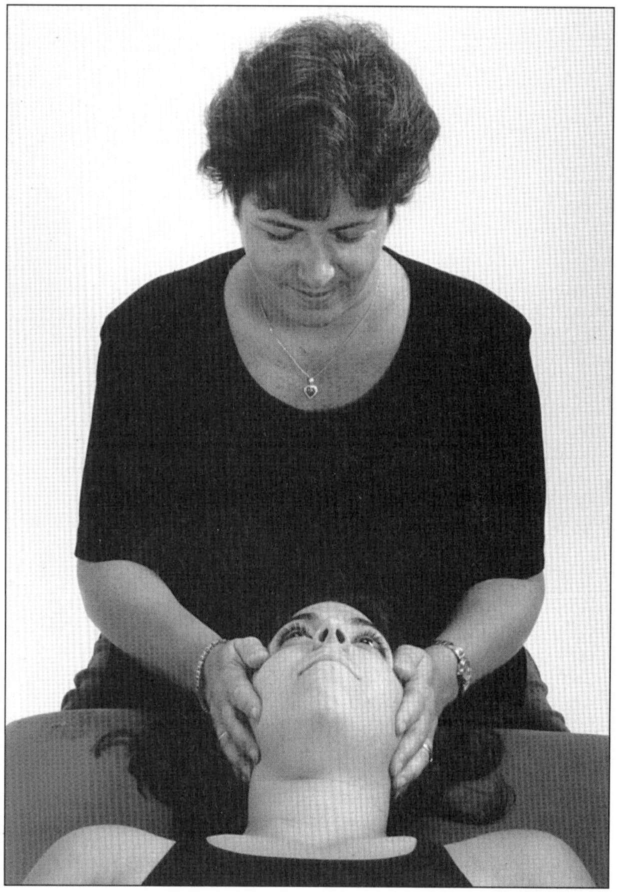

압통점 (TENDER POINT)

외이도의 뒤쪽인 섬유연골 부위에 위치한다.

치료 (TREATMENT)

- 바로누운자세
- 치료사의 양 손은 양쪽 귀를 덮는다.
- 5g의 힘으로 귀를 안쪽으로 압박한다.
- 머리와 목을 동측으로 30° 돌림한다.
- 5g의 힘을 그대로 유지한다.
- 압통점이 있는 동측에 5g의 힘으로 섬유연골 부위를 윗방향으로 민다.
- 5g의 힘을 부가적으로 더 첨가시켜 압통점이 있는 쪽에 안쪽으로 민다.

목표 (GOAL)

고막의 이완

통합적 도수치료 (INTEGRATIVE MANUAL THERAPY™)

귀 감염을 가진 유아에게 이 기법을 적용하는 치료사는 부모에게 있어서는 은총과 같은 것이다. 고막의 근경련은 모든 사람에게 자주 일어나는 편이다. 고막은 가로막과 비슷하여, 텐트처럼 수축한다. 텐트의 꼭대기는 고막의 안쪽면에 붙어 있다. 이 기법으로, 청각, 평형감각, 귀의 증상 등이 향상될 수 있다. 고막과 턱관절 원반의 해부학적 관계 때문에, 이 기법을 통해 턱의 통증과 기능장애도 놀라운 결과를 얻을 수 있다.

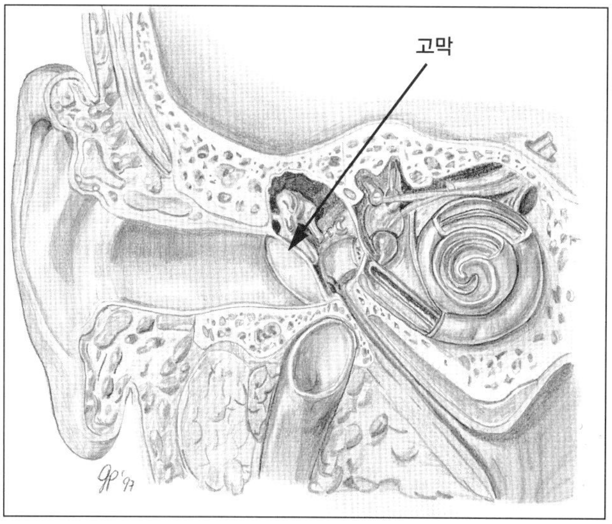

제 8 장

말하기와 삼키기를 위한 심화 스트레인-카운터스트레인 기법
ADVANCED STRAIN AND COUNTERSTRAIN FOR SPEECH AND SWALLOWING

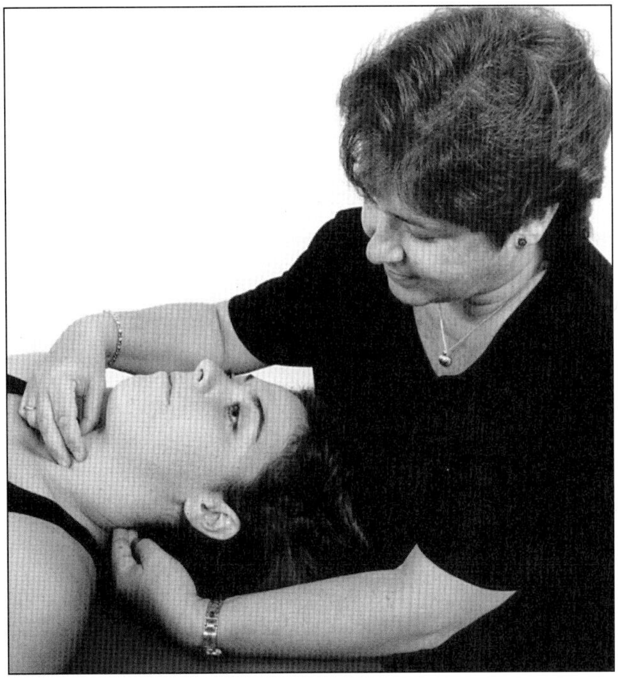

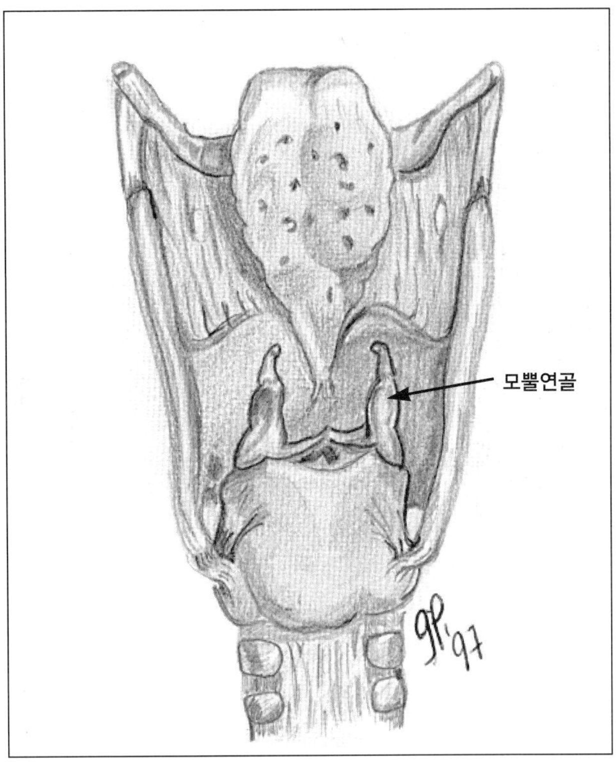

Speech/1: 모음하는 경향의 모뿔연골
(Arytenoid Tendency to Adduct)

(Netter's 그림판 #71-73)
(양측)

압통점 (TENDER POINT)

C4의 가로돌기의 앞안쪽 부분

치료 (TREATMENT)

- 바로누운자세
- C4의 동측 가로돌기 쪽으로 방패연골을 민다(양측 가로돌기가 양성일 경우에는, 일반적으로 오른쪽 가로돌기부터 먼저 치료한다).
- 뒤쪽가쪽덩어리(목 부위)에 접촉하라(가쪽덩어리는 가시돌기와 가로돌기 사이의 부분이다).
- 압통점의 동측에 앞쪽 전단으로 C4를 민다.

목표 (GOAL)

모뿔연골의 벌림을 허용하기 위해. 모음된 모뿔연골을 교정하기 위해.

통합적 도수치료 (INTEGRATIVE MANUAL THERAPY™)

성대는 방패연골의 뒤쪽면과 C4와 C5의 앞쪽인 모뿔 복합체에 붙어 있다. 성대 근육이 보호성 근경련 상태에 있으면, 성대는 모음하게 된다. 말하기와 삼키기의 장애는 이 기법으로 좋아질 수 있다. 종종 근막 제한이 남아 있어, 이 기법의 적용 이후에, 근막이완술로 근막을 이완해야 한다. 심화 스트레인-카운터스트레인 기법으로 턱목뿔근을 치료한 이후에, 이 기법을 수행할 수 있다.

Speech/2: 턱목뿔근 (Myelohyoid)

(Netter's 그림판 #57-67, 122)
(양측)

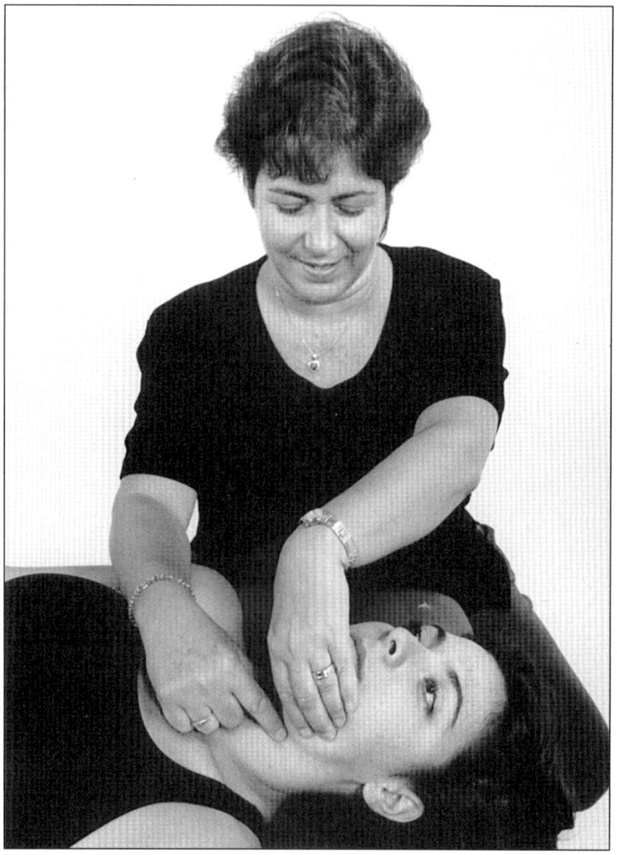

압통점 (TENDER POINT)

턱목뿔근의 닿는곳 길이를 따라, 닿은곳의 안쪽 아래턱에 대항해, 아래턱 전체 길이를 따라 위치한다.

치료 (TREATMENT)

- 바로누운자세
- 턱을 닫는다.
- 5g의 힘으로 아래턱을 압통점의 동측으로 가쪽활주 하듯이 민다.
- 5g의 힘으로 아래턱을 압통점의 동측으로 돌림한다.
- 5g의 힘으로 목뿔뼈를 압통점의 동측으로 가쪽활주 하듯이 민다.
- 5g의 힘으로 목뿔뼈를 압통점의 동측으로 위쪽활주 하듯이 민다.

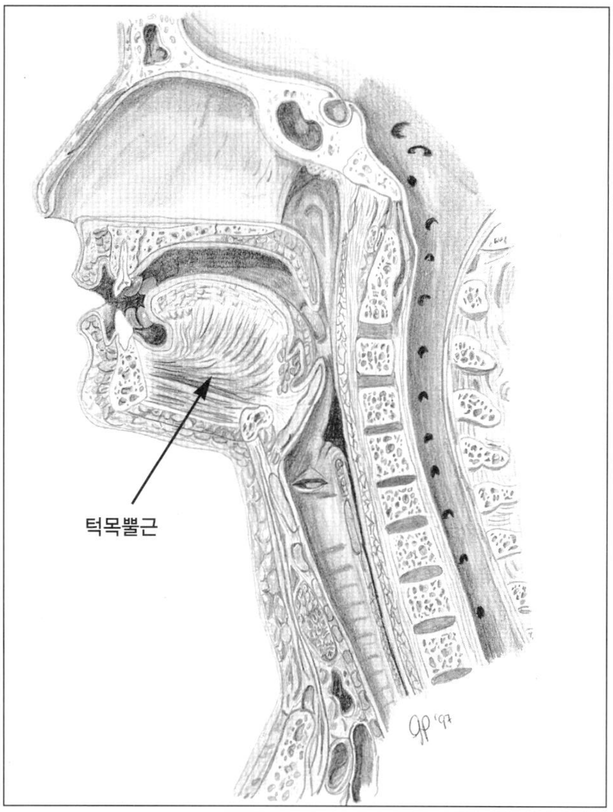

목표 (GOAL)

혀의 이완

통합적 도수치료 (INTEGRATIVE MANUAL THERAPY™)

이 기법은 모든 목뿔뼈와 방패연골의 제한에 효과적이다. 혀의 기능이 향상될 것이다: 고유수용성 감각, 외수용성 감각, 협응 등. 말하기와 턱관절 장애에 대한 이 기법의 가치를 아무리 강조해도 지나치지 않다.

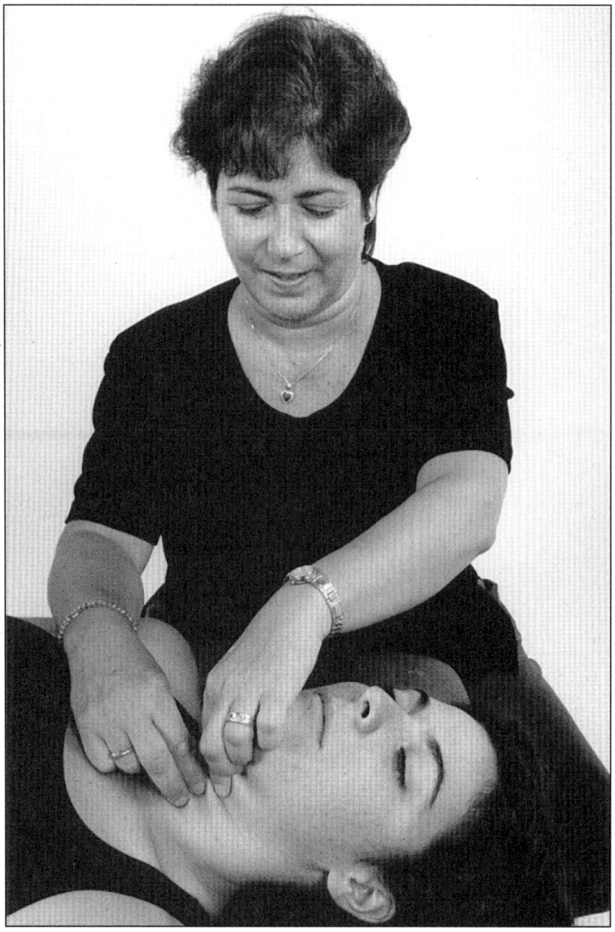

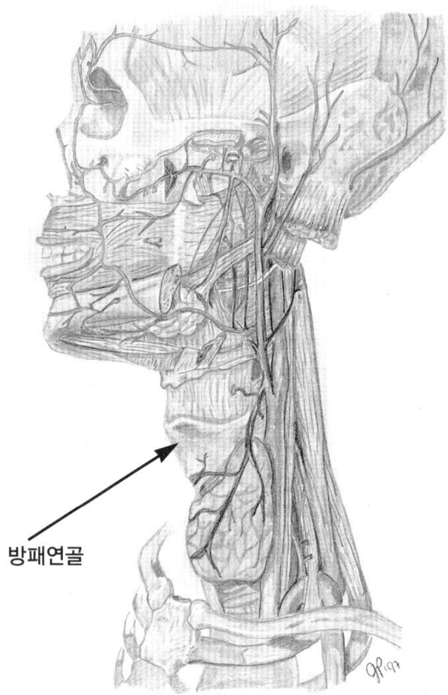

Speech/3: 방패연골 올림
(Thyroid cartilage elevation)

(Netter's 그림판 #57-67, 71-73)
(양측)

압통점 (TENDER POINT)

방패연골의 앞/위/가쪽 모서리

치료 (TREATMENT)

- 바로누운자세
- 5g의 힘으로 방패연골을 압통점 쪽으로 위쪽/가쪽 활주하듯이 민다.
- 압통점 쪽으로 목뿔뼈를 옆굽힘한다.

목표 (GOAL)

염발음을 일으키지 않고 방패연골의 올림과 하강

통합적 도수치료 (INTEGRATIVE MANUAL THERAPY™)

아랫목뿔근이 보호성 근경련 상태에 있으면, 방패연골이 올림되어, 목 안에 주먹이 들어있는 듯한 감각이 나타난다. 이 기법은 턱목뿔근 기법 이후에 적용될 수 있다.
방패연골이 올림되면, 갑상샘에 긴장이 발생한다. 그리고 스트레스가 만성적이고 심하면, 갑상샘의 기능에 문제가 발생한다. 이 기법을 수행한 이후에는 경우에 따라, 갑상샘에서 기능적 변화가 일어날 수 있다.

Speech/4: 성대 (Vocal Cords)

(Netter's 그림판 #57-67, 71-73)
(양측)

압통점 (TENDER POINT)

압통점은 성대에 위치한다. 즉, 방패연골에 있는 뒷몸통의 오른쪽 닿는곳과 왼쪽 닿는곳에 위치한다.

치료 (TREATMENT)

- 바로누운자세
- 방패연골의 양쪽 벽을 모음한다.
- 3면의 관절 근막이완술을 수행한다(Weiselfish-Giammatteo의 근막이완술). 관절은 방패연골의 오른쪽 벽과 왼쪽 벽의 근막 경계면이다.

목표 (GOAL)

성대 내성의 향상

통합적 도수치료 (INTEGRATIVE MANUAL THERAPY™)

성대의 보호성 근경련은 자주 발생하는 현상이고, 특히 머리근막통증, 머리목 장애와 머리턱 장애를 가진 클라이언트에게 자주 발생한다. 이런 기능장애는 가수나 말을 많이 하는 사람에게는 매우 불행한 일이다.

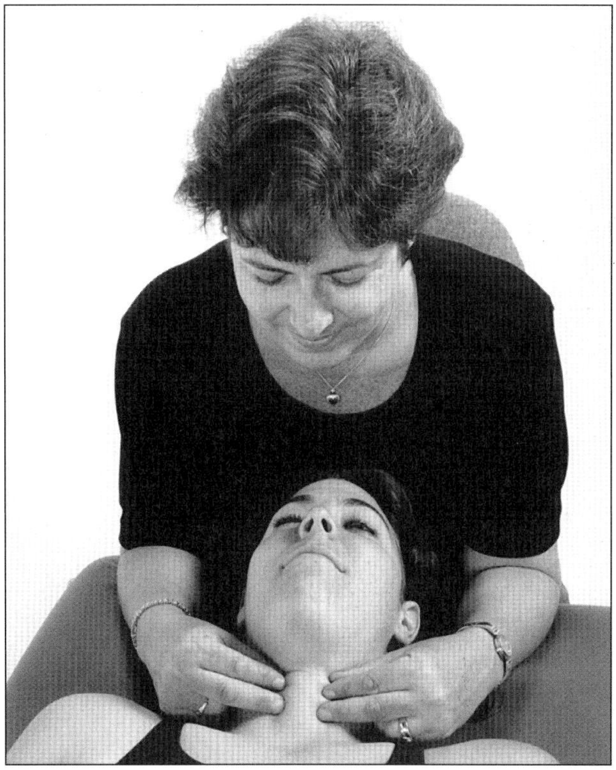

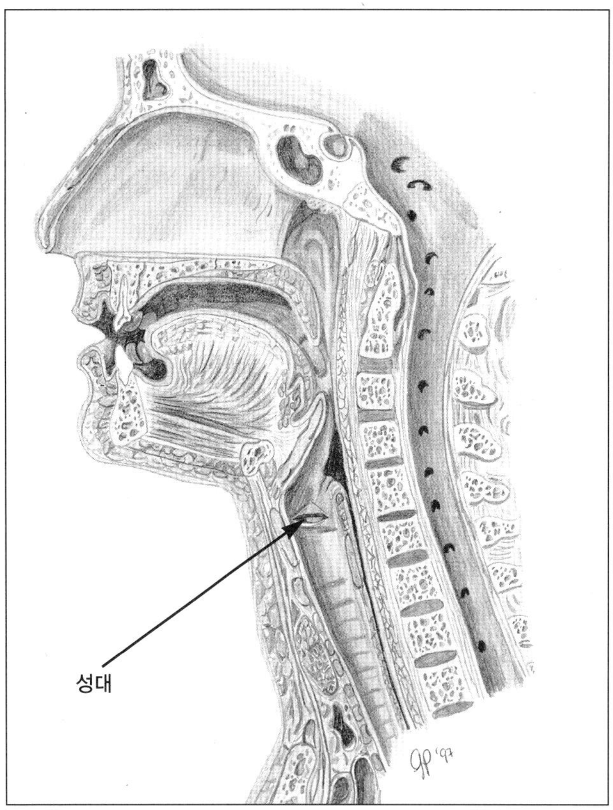

제 9 장

가로막 시스템을 위한 심화 스트레인-카운터스트레인 기법
ADVANCED STRAIN AND COUNTERSTRAIN FOR DIAPHRAGM SYSTEM

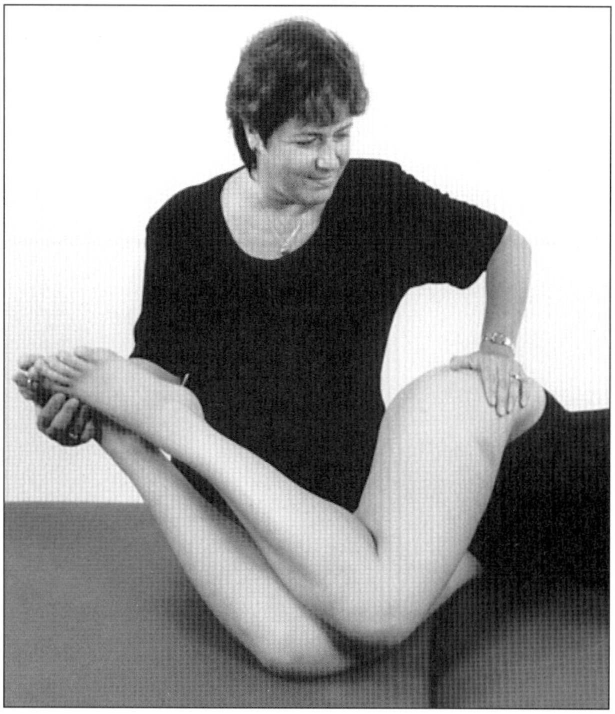

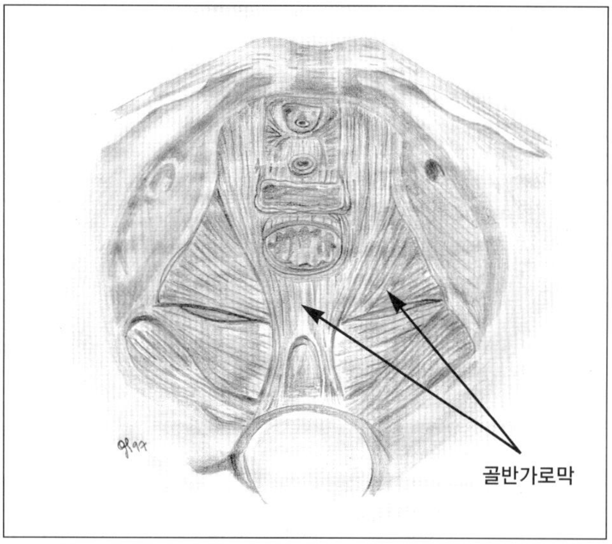

Diaph/1: 골반가로막 (Pelvic Diaphragm)

(Netter's 그림판 #337-342, 367, 368)
(양측)

압통점 (TENDER POINT)

궁둥뼈거친면 옆에 있는 엉치꼬리인대.

치료 (TREATMENT)

- 옆으로누운자세
- 압통점의 반대측으로 눕는다.
- 양쪽 엉덩관절을 70° 굽힘한다.
- 양쪽 무릎관절을 70° 굽힘한다.
- 양 발이 치료대로부터 6인치 정도 떨어질 때까지 양 발을 천장 쪽으로 들어올린다.
- 엉덩뼈능선으로부터 아래쪽으로 2인치 떨어진 엉덩뼈를 민다. 3 파운드 힘으로 민다.

목표 (GOAL)

골반바닥근육의 긴장항진을 이완하기 위해

통합적 도수치료 (INTEGRATIVE MANUAL THERAPY™)

이 기법은 골반가로막의 근막이완술에 앞서 수행될 수 있다. 그리고 양측으로 수행되어야 한다. 이 기법은 다른 3가지 가로막(호흡 배가로막, 위가슴문, 머리가로막) 기법과 함께 이용될 수 있다. 골반의 연부조직은 경련 상태로서 거의 항상 수축된다. 특히 생체역학적인 엉치엉덩 기능장애 때문에 그러하다. 이 기법은 임신 동안, 유도 분만 동안, 골반바닥의 치유를 촉진하는 분만 직후에도 이용될 수 있다. 외음부절개술 때문에 봉합자국이 있거나 분만 도중 골반바닥의 열상이 있다면, 기능 향상을 위해 분만 후 첫 주나 둘째 주 동안, 이 기법을 여러 번 반복할 수 있다. 염좌 후 다리와 발목, 혹은 다리 전체에 부종이 있다면, 이 기법은 매우 귀중한 가치를 가질 것이다. 이 기법에 대한 주의 사항은 없다.

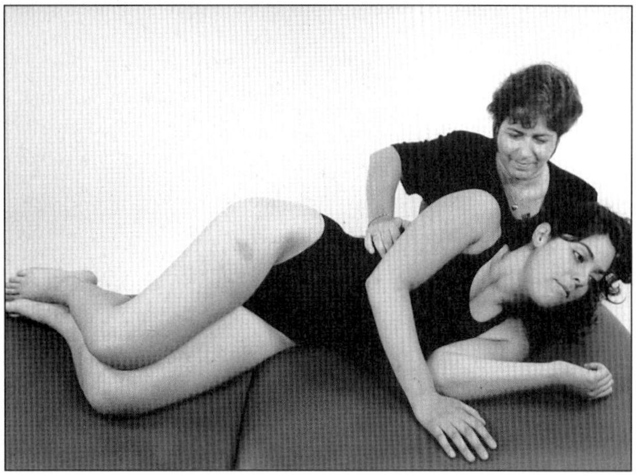

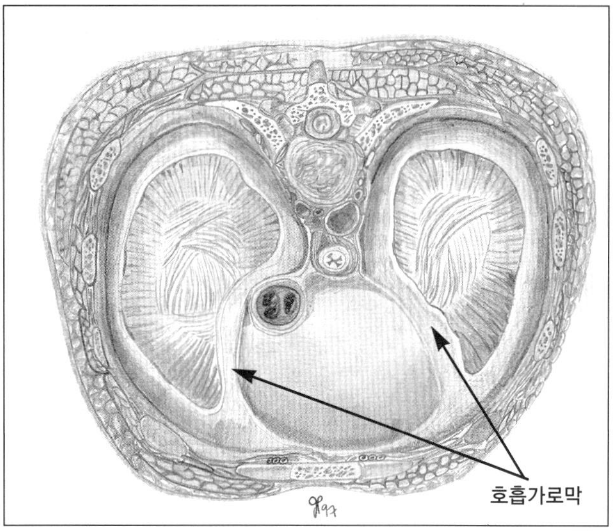

Diaph/2: 호흡 배가로막
(Respiratory Abdominal Diaphragm)

(Netter's 그림판 #180, 181, 183, 218, 219)
(양측)

압통점 (TENDER POINT)

복장뼈 가쪽으로 약 5인치 떨어진 지점 즉, 양쪽 10번째 갈비뼈 밑.

치료 (TREATMENT)

- 압통점의 반대쪽으로 눕는다.
- 양쪽 엉덩관절을 50° 굽힌다.
- 양쪽 무릎을 완전하게 편다.
- 과압박없이, 목을 가동범위 끝지점까지 옆굽힘(이마면)한다.
- 바닥쪽(압통점의 반대쪽)으로 아래 가쪽갈비우리를 민다.

목표 (GOAL)

호흡의 향상을 위해

통합적 도수치료 (INTEGRATIVE MANUAL THERAPY™)

이 기법은 호흡성 배가로막의 보호성 근경련을 제거시키고, 또 모든 폐질환자, 심장질환자 및 척수 환자에게 매우 좋은 기법이다. 4가지 가로막이 복합체로 작용하기 때문에, 4가지 가로막(골반가로막, 위가슴문, 머리가로막)을 치료하는 것이 가장 좋다. 가로막을 심화 스트레인-카운터스트레인 기법으로 치료한 이후, 가로근막제한에 대한 근막이완술이 수행될 수 있다. 이 기법에 대한 주의 사항은 없다.

Diaph/3: 위가슴문 (Thoracic Inlet)

(Netter's 그림판 #168, 169, 175, 219)
(양측)

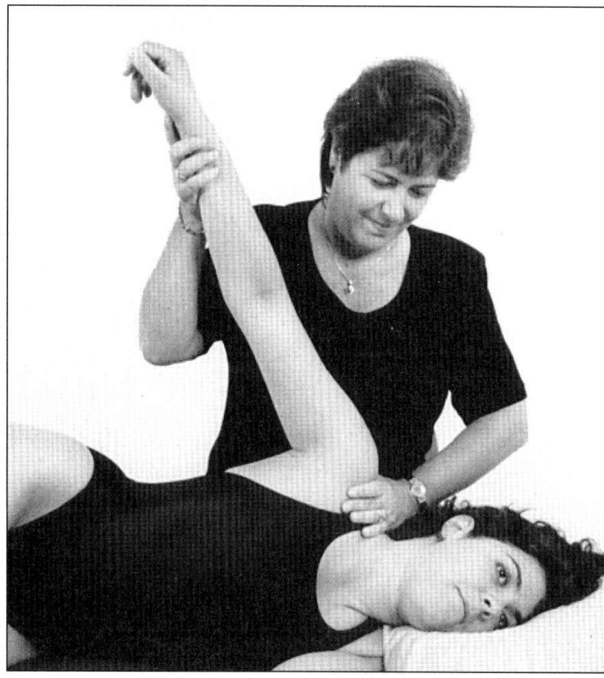

압통점 (TENDER POINT)

가시위오목의 중간지점. 봉우리빗장관절의 안쪽면으로부터 안쪽으로 1인치 떨어진 지점. 빗장뼈와 어깨뼈가시 사이의 중간지점.

치료 (TREATMENT)

- 압통점의 반대측으로 옆으로 눕는다.
- 머리와 목이 중간선이 되도록 베개를 사용한다 (옆굽힘이 일어나서는 안된다).
- 동측의 어깨관절을 70° 벌림한다.
- 3 파운드의 힘으로 아랫방향으로 동측 팔이음뼈를 내림한다.

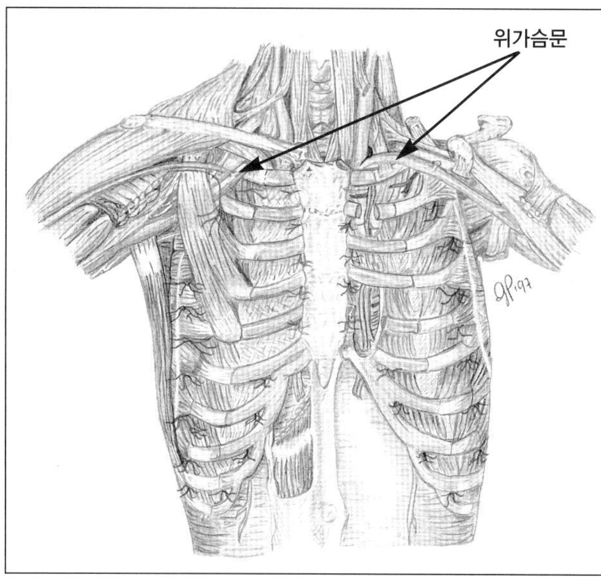

목표 (GOAL)

위가슴문의 근육긴장항진을 이완하기 위해

통합적 도수치료 (INTEGRATIVE MANUAL THERAPY™)

이 기법은 모든 크래니얼 테라피(cranial therapy)에 앞서 적용될 수 있다. 머리뼈 가동술이 수행될 때 뇌척수액(CSF) 생산이 강화될 수 있다. 뇌척수액 배출을 위해 머리목 부위와 위가슴문이 열려야 한다. 이 기법은 가로막의 근막이완술에 앞서 적용될 수 있다. 모든 가로막은 하나의 단위로 함께 작용한다. 4가지 가로막 (골반가로막, 호흡 배가로막, 위가슴문, 머리가로막) 중 하나가 기능장애 상태에 있으면, 다른 3개에도 영향을 줄 수 있다. 림프 끝머리는 위가슴문 안으로 배출된다. 끝머리는 목정맥이 위가슴문 안으로 통과하는 지점 근처에 위치할 수 있다. 림프 배액이 위가슴문 가로막 경련에 의해 영향을 받을 수 있다. 양쪽 다리와 배의 림프 배액이 가슴림프관팽대로 가고, 거기에서 다시 가슴림프관으로 간다. 그리고 양 다리 및 배와 함께, 왼쪽 팔, 왼쪽 목과 머리 및 얼굴의 림프액이 왼쪽 위가슴문, 대정맥과 심장 안으로 들어간다. 오른쪽 위가슴관을 통해, 폐와 가슴, 오른쪽 팔과 머리, 얼굴의 림프배액만이 존재한다. 림프배액의 75%가 왼쪽 위가슴문을 통해 흐른다. 왼쪽 위가슴문이 긴장항진 상태에 있으면, 과도한 체액과 함께 울혈, 독소가 세포사이질에 존재하고, 부종과 근막기능장애를 일으킨다. 다리, 배, 왼쪽사분원을 관찰한다. 촉진시 부종과 통증이 있을 때, 이 기법은 통증, 부종 및 경련의 감소를 포함한 뚜렷한 변화를 보인다. 모든 머리와 목 및 위쪽 사분원 환자는 이 기법에 잘 반응할 것이다. 이 기법은 다른 3가지 가로막에 대한 심화 스트레인-카운터스트레인 기법과 함께 적용될 수 있다. 이 기법과 다른 가로막 기법은 양측 치료에 잘 반응한다. 이 기법에 대한 주의 사항은 없다.

Diaph/4: 빗장밑근 (Subclavius)

(Netter's 그림판 #395, 404)
(양측)

압통점 (TENDER POINT)

빗장뼈 아래부위인 빗장뼈의 닿는곳인 빗장밑근의 중간 지점.

치료 (TREATMENT)

- 바로누운자세
- 과압박 없이, 머리와 목을 들어올려 완전하게 목 굽힘한다.
- 동측 팔이음뼈의 윗면에 손을 놓고 팔이음뼈를 아랫방향으로 압박한다(팔이음뼈의 내림).

목표 (GOAL)

갈비빗장공간을 넓히기 위해

통합적 도수치료 (INTEGRATIVE MANUAL THERAPY™)

이 기법은 아래가슴문 증후군을 위한 프로토콜에 매우 좋다. 갈비빗장관절 공간에서 팔얼기신경이 압박되면, 이 기법은 첫 번째 갈비뼈로부터 빗장뼈가 감압하는 다음과 같은 프로토콜과 함께 적용될 수 있다: (a) Jones의 앞 첫 번째 가슴기법, Jones의 앞 C7과 C8 기법, 복장빗장관절이 열린다; (b) Jones의 앞뒤 봉우리빗장기법, 봉우리빗장관절이 열린다; (c) Jones의 올림된 첫 갈비뼈 기법, 목갈비근을 위한 Jones의 가쪽 목 기법, 첫 번째 갈비뼈가 올림된 자세로부터 떨어질 것이다; (d) 빗장밑근의 심화 스트레인-카운터스트레인 기법이 빗장밑 동맥의 압박을 제거할 것이고, 향상된 순환의 회복이 되어야 한다.

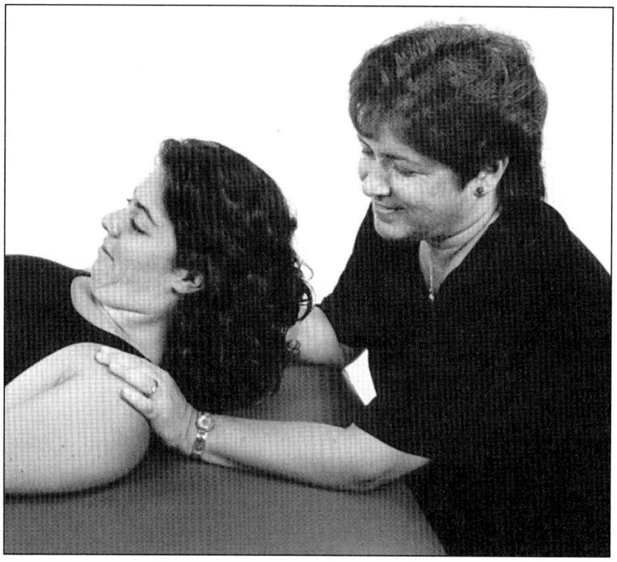

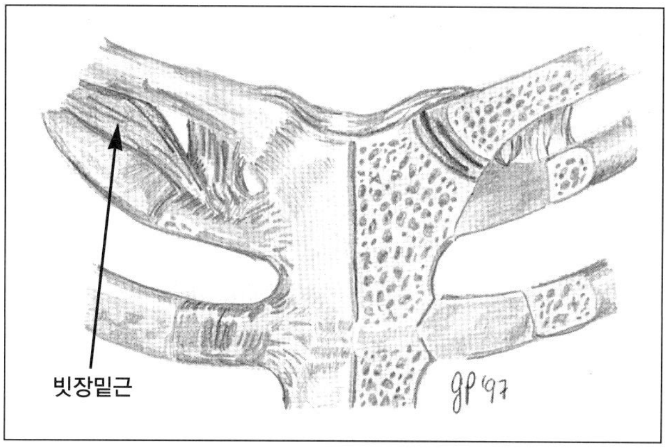

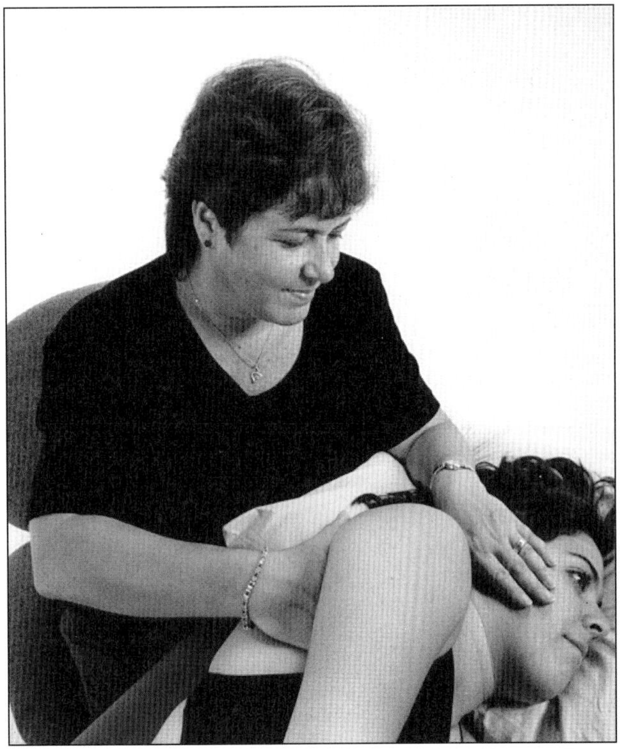

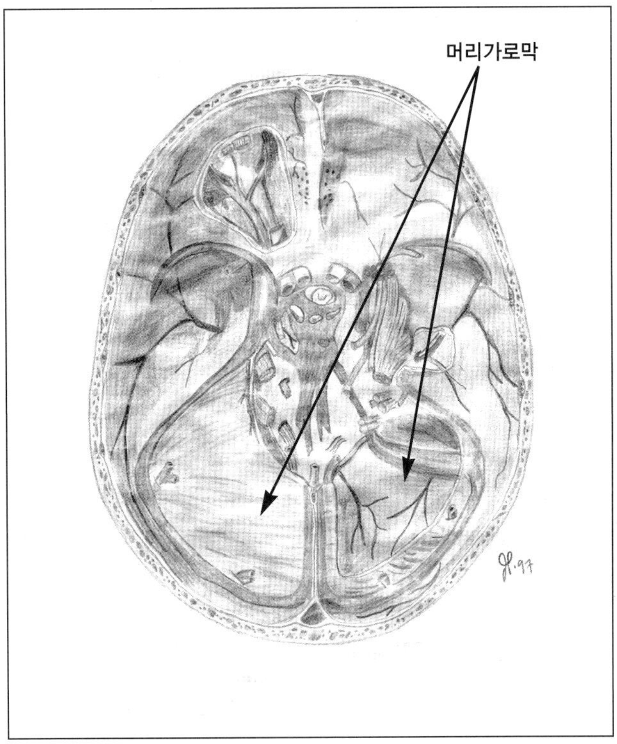

Diaph/5: 머리가로막 (Cranial Diaphragm)

(Netter's 그림판 #97, 98, 100)
(양측)
(머리가로막은 천막소뇌와 큰구멍의 수축성 조직이 연결된 것이다).

압통점 (TENDER POINT)

꼭지돌기의 앞쪽면에 있는 귀의 섬유연골의 바로 아래쪽

치료 (TREATMENT)

- 압통점의 반대측으로 옆으로 눕는다.
- 손가락이 귓구멍 위쪽의 관자뼈를 덮도록 손바닥을 귀에다 댄다.
- 5의 힘으로 가쪽에서 안쪽으로 동측 관자뼈와 귓구멍을 압박한다.
- 동측의 겨드랑이에 손을 배치한다.
- 겨드랑이의 아랫면을 귓구멍 쪽으로 민다.

목표 (GOAL)

머리가로막의 근육긴장항진을 이완하기 위해

통합적 도수치료 (INTEGRATIVE MANUAL THERAPY™)

이 기법은 가로막 기능을 향상시키는 것과 같은, 특별한 문제에 이용된다. 4가지 가로막(골반가로막, 호흡 배가로막, 위가슴문, 머리가로막)은 하나의 단위로 작용한다. 한 개 가로막이 기능장애 상태에 있으면,나머지 모든 가로막이 근육긴장항진 상태가 된다. 이 기법은 크래니얼 테라피를 적용하기 전에 수행될 수 있다. 천막소뇌가 눈근육(눈돌림신경, 도르래신경, 갓돌림신경)을 지배하는 뇌신경에 더 이상 압박되지 않기 때문에, 종종 시력이 좋아진다. 귀 통증, 이명, 귀 폐색, 청각 및 평형 감각이 이 기법으로 향상된다. 간질질환이 있으면, 경우에 따라 뚜렷한 향상이 일어날 수 있다. 모든 머리, 얼굴 및 목의 통증 환자도 이 기법을 도움을 받을 수 있다. 머리가로막이 경련되지 않으면 뇌척수액의 배액 향상 때문에, 이 기법을 신경계

질환의 급성 단계에 적용하면, 뚜렷한 향상을 얻을 수 있다.
이 기법에 대한 주의 사항은 없다.

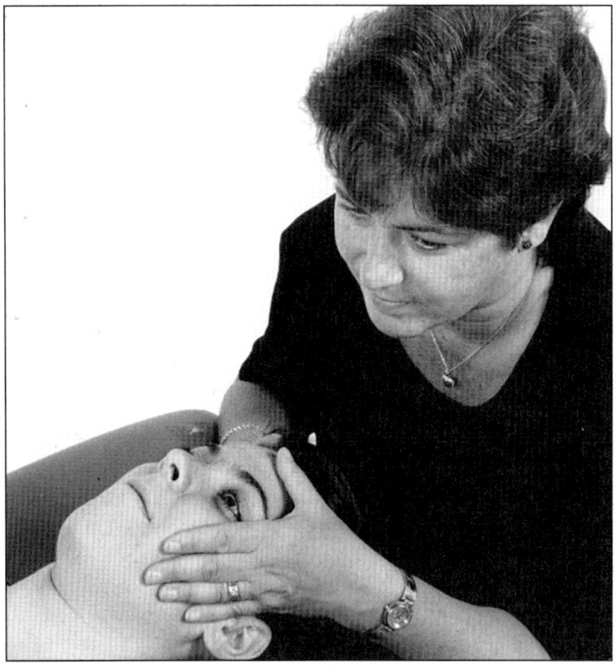

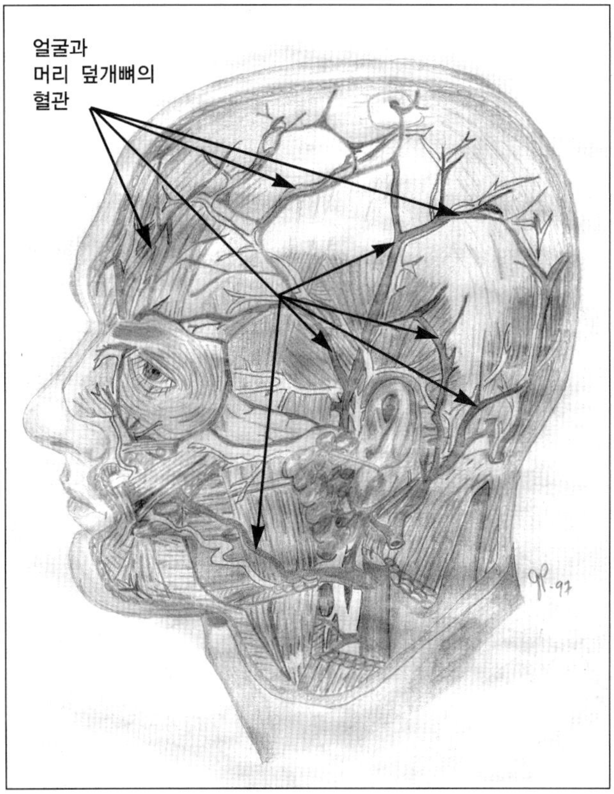

Circ/7: 얼굴 덮개뼈의 혈관
(Circulatory Vessels of the Facial Vault)

(Netter's 그림판 #17)
(양측)

압통점 (TENDER POINT)

깨물근 즉, 아래턱에 있는 깨물근의 앞 닿는곳

치료 (TREATMENT)

- 바로누운자세
- 깨물근을 잡고 안쪽으로 압박한다.
- 압통점 쪽인, 동측 광대뼈 쪽으로 깨물근을 안쪽으로 민다.

목표 (GOAL)

얼굴 덮개뼈 혈관의 민무늬근을 이완하기 위해

통합적 도수치료 (INTEGRATIVE MANUAL THERAPY™)

이 기법은 머리-얼굴-아래턱의 통증과 기능장애에 효과적이다. 예를 들어, 턱관절 장애환자에게 일반적으로 나타나는 약한 아래턱동맥염이 이 기법으로 좋아질 수 있다. 종종 노화는 얼굴의 연부조직에 악영향을 주어, 나쁜 정맥순환, 울혈 및 림프의 역류를 일으킬 수 있다. 이 기법은 금기증이 없는 훌륭한 기법이다. 이 기법은 수술이나 외상 이후의 얼굴 흉터에 효과적이다.

제 11 장

림프관의 근육을 위한 심화 스트레인-카운터스트레인 기법
ADVANCED STRAIN AND COUNTERSTRAIN FOR THE MUSCLES OF LYMPHATIC VESSELS

Lymph/1: 다리의 림프관
(Lower Extremities Lymphatic Vessels)

(Netter's 그림판 #249, 514)
(양측)

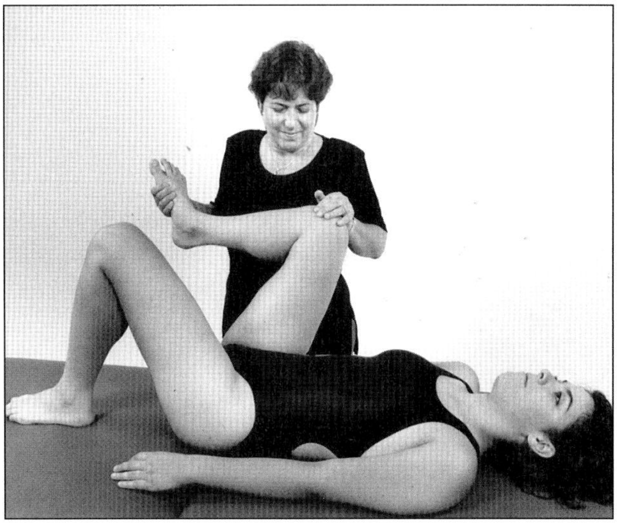

압통점 (TENDER POINT)

샅고랑. 아래두덩뼈가지위. 큰모음근 힘줄 위가 아니라, 힘줄 닿는곳으로부터 안쪽으로 1 인치 되는 지점.

치료 (TREATMENT)

- 바로누운자세
- 반대측 엉덩관절과 무릎을 굽힘하고, 발바닥을 침대에 놓는다.
- 동측 엉덩관절을 100° 굽힘한다.
- 동측 엉덩관절을 20° 벌림한다.
- 동측 엉덩관절을 45° 안쪽돌림한다.
- 동측 무릎관절을 120° 굽힘한다.
- 발목을 10° 발바닥굽힘한다.
- 발(뒤의 뒷부분, 중간부분, 앞부분)을 20° 엎침한다.

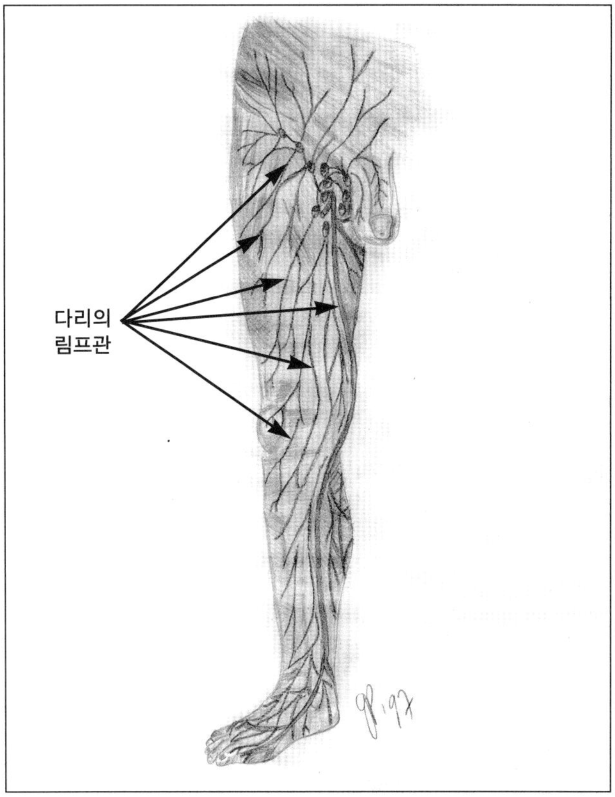

목표 (GOAL)

다리 림프관의 민무늬근을 이완하기 위해

통합적 도수치료 (INTEGRATIVE MANUAL THERAPY™)

이 기법은 가벼운 부종에서 심한 부종을 가진 클라이언트의 림프배액을 회복시킬 것이다. 그리고 그 효과는 매우 놀라운 것이다. 한편, 이 기법의 효과는 기대 이상으로 클 것이다. 통증, 부종, 흉터, 화상, 근막 기능장애, 그리고 섬유근육통증과 같은 모든 질환에 매우 효과적일 것이다. 급성 화상과 만성 화상에도 매우 효과적일 것이다.

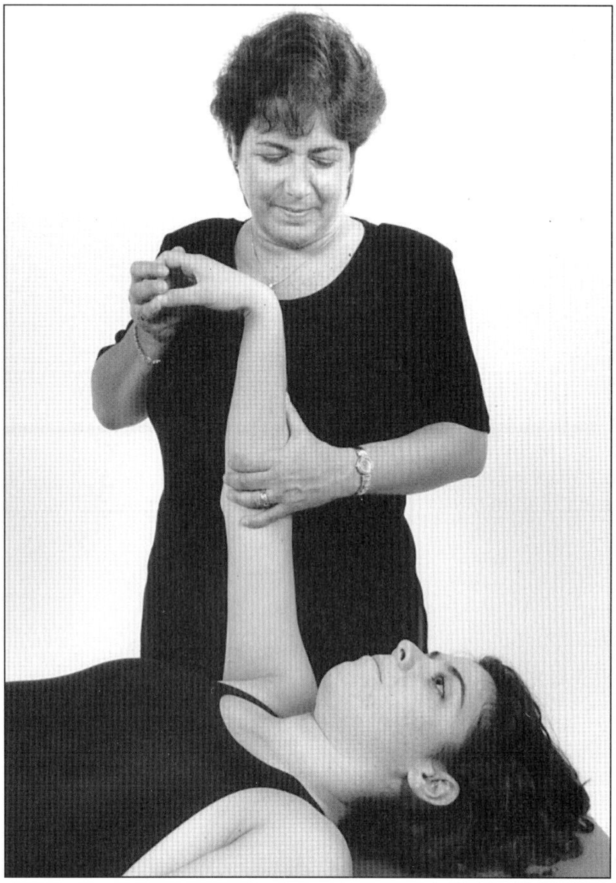

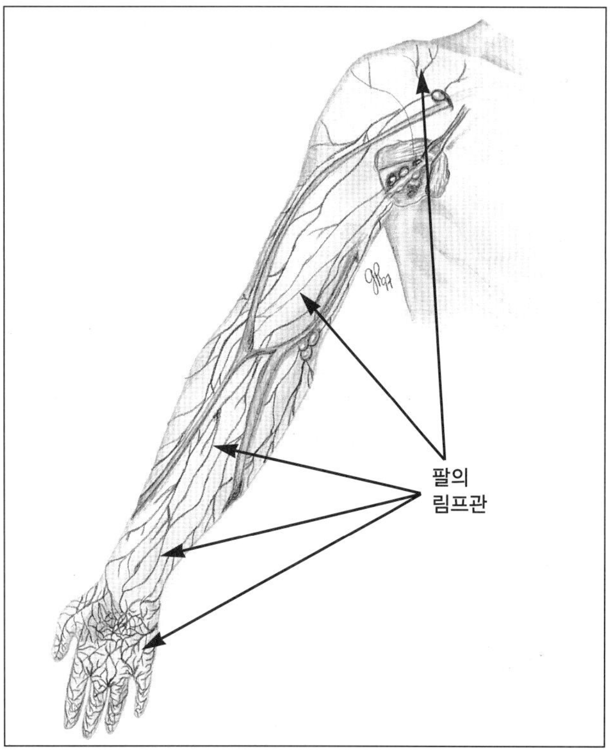

Lymph/2: 팔의 림프관
(Upper Extremities Lymphatic Vessels)

(Netter's 그림판 #169, 456)
(양측)

압통점 (TENDER POINT)

겨드랑이 부위. 위팔뼈목의 가쪽 가장자리로서, 겨드랑이 주름 높이 정도에 위치한다.

치료 (TREATMENT)

- 바로누운자세
- 어깨관절을 90° 굽힘한다.
- 어깨관절을 돌림하지 않는다.
- 어깨관절을 25° 벌림한다.
- 팔꿉관절을 5° 폄한다.
- 아래팔을 70° 엎침한다.
- 손목을 30° 굽힘한다.
- 손목을 25° 자쪽 치우침한다.
- 엄지를 25° 굽힘한다.
- 엄지를 20° 벌림한다.
- 엄지를 35° 맞섬한다(엄지를 새끼손가락을 가져간다).
- 모든 손허리손가락관절을 30° 굽힘한다.
- 모든 몸쪽손가락사이관절을 20° 굽힘한다.
- 모든 먼쪽손가락사이관절을 20° 굽힘한다.

목표 (GOAL)

팔 림프관의 민무늬근을 이완하기 위해

통합적 도수치료 (INTEGRATIVE MANUAL THERAPY™)

이런 일반적인 심화 스트레인-카운터스트레인 기법은 부종, 근막기능장애, 위사분원 통증을 가진 모든 클라이언트에게 효과적이다. 이 기법은 팔에서부터 위가슴문에 있는 림프끝머리 안으로 들어가는 림프배액을 증가시킨다. 수술이후나 외상의 흉터에도 이 기법이 매우 효과적이다. 흥미롭게도, 림프절이 제거되거나 흉터가 남을 때도, 이 기법을 사용하면 림프 배액의 효과가 매우 좋다. 림프관 근육의 긴장항진이 이 기법으로 감소될 때, 침범된 쪽의 림프하중이 비침범된 쪽으로 가는 분수시스템이 자극될 것이다. 급성 화상이나 만성 화상에도 좋은 결과를 얻을 수 있다.

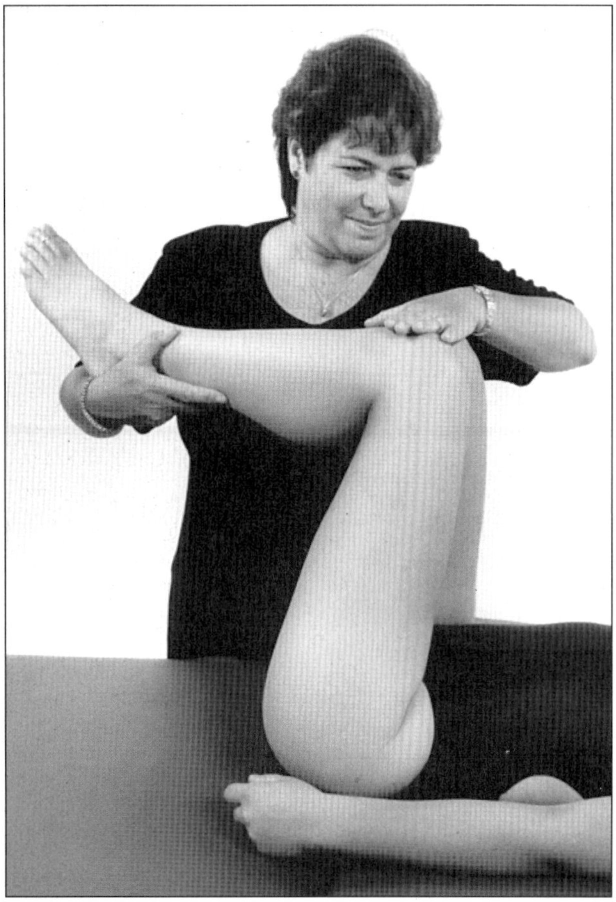

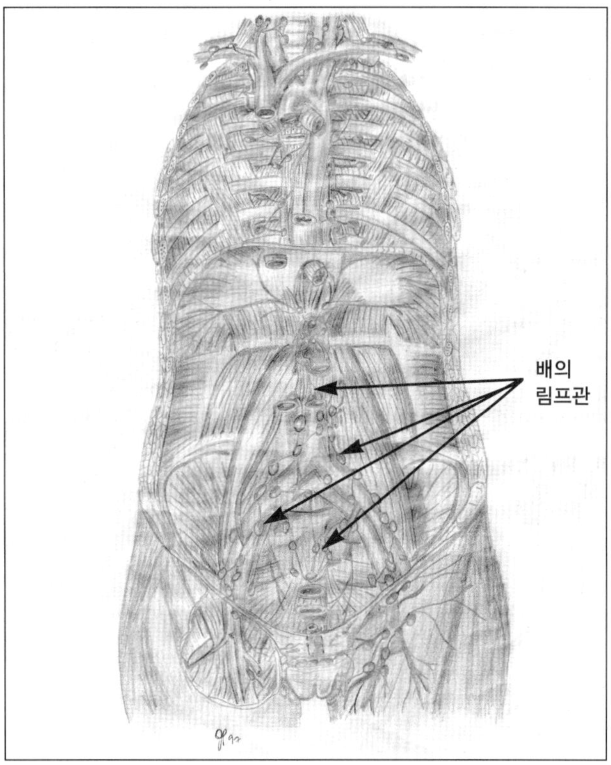

Lymph/3: 배의 림프관
(Abdomen Lymphatic Vessels)

(Netter's 그림판 #249, 299, 300–303, 325)
(양측)

압통점 (TENDER POINT)

아랫배 사분원. 즉 ASIS로부터 안쪽으로 1인치 떨어지고, 그 지점(샅굴)으로부터 다시 아래쪽으로 2인치 떨어진 지점

치료 (TREATMENT)

- 바로누운자세
- 양쪽 엉덩관절을 90° 굽힌다.
- 양쪽 무릎관절을 90° 굽힌다.
- 동측 압통점 쪽으로 양쪽 무릎의 앞면을 뒤쪽으로 압박한다.

목표 (GOAL)

배 림프관의 민무늬근을 이완하기 위해

통합적 도수치료 (INTEGRATIVE MANUAL THERAPY™)

이 기법은 배안의 부종, 경련, 근막 기능장애와 통증에 매우 효과적이다. 이 기법을 이용하는 가장 좋은 방법은 내장기 도수교정(Barral)과 함께 사용하는 것이다. Jones의 앞허리의 스트레인-카운터스트레인 기법과 함께 사용할 때 효과가 증가된다.

Lymph/4: 가슴안의 림프관
(Chest Cavity Lymphatic Vessels)

(Netter's 그림판 #197)
(양측)

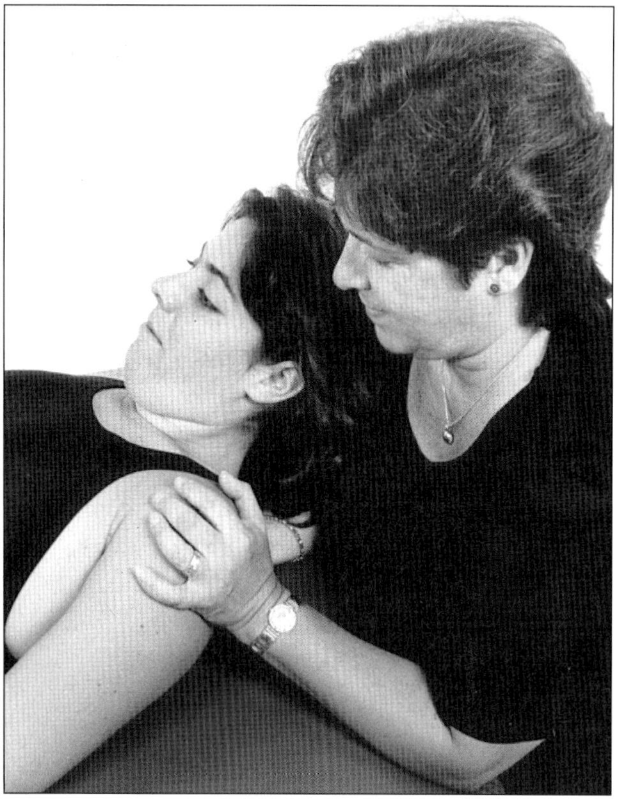

압통점 (TENDER POINT)

4번 갈비뼈의 윗면인 갈비뼈각의 바로 안쪽.

치료 (TREATMENT)

- 바로누운자세
- 과압박 없이 목을 가동범위 끝까지 굽힌다.
- 1 파운드의 힘으로 동측 팔이음뼈의 내밈을 일으킨다.
- 갈비뼈의 뒷면인 압통점 쪽으로 동측 위갈비우리를 압박한다.

목표 (GOAL)

가슴안의 림프관 민무늬근을 이완하기 위해

통합적 도수치료 (INTEGRATIVE MANUAL THERAPY™)

이 기법으로 치료하면, 예상외로, 놀라운 결과를 얻을 수 있다. 이 기법은 모든 폐질환과 함께 가슴안의 부종에 놀라운 효과를 보인다. 예를 들어, 자동차 사고로 안전벨트에 의한 손상과 같은 직접적인 외상 이후에, 이 기법을 즉시 수행하면, 가슴안의 출혈과 부종이 림프 배액의 증가로 빠르게 감소될 것이다. 이 기법에 대한 금기증은 없다. 모든 심혈관계 환자와 심폐계 환자에게 이 기법을 수술 이전 그리고/또는 수술 직후에 적용할 수 있다.

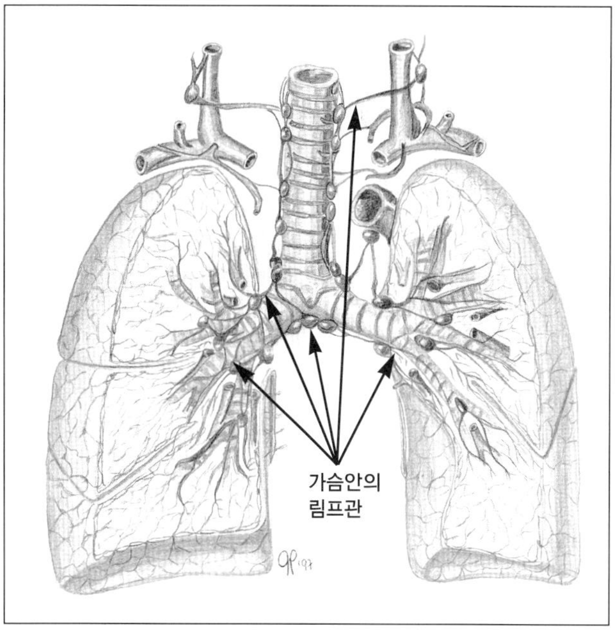

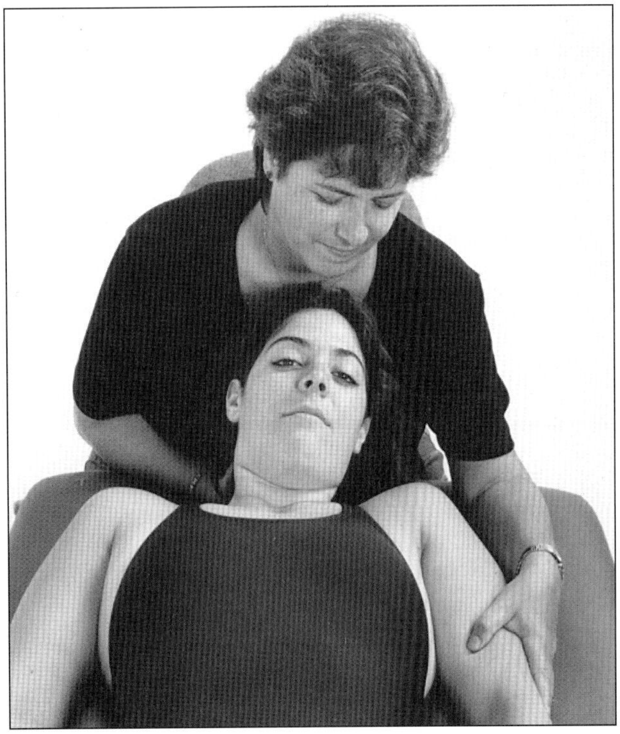

Lymph/5: 목의 림프관
(Neck Lymphatic Vessels)

(Netter's 그림판 #66)
(양측)

압통점 (TENDER POINT)

C5의 가로돌기의 윗면. 가쪽모서리부터 안쪽으로 1cm 되는 지점.

치료 (TREATMENT)

- 바로누운자세
- 목을 20° 굽힘한다.
- 목을 동측으로 25° 돌림한다.
- 목을 동측으로 15° 옆굽힘한다.
- 팔이음뼈를 20° 올림한다(팔이음뼈의 내밈을 일으키지 않고).

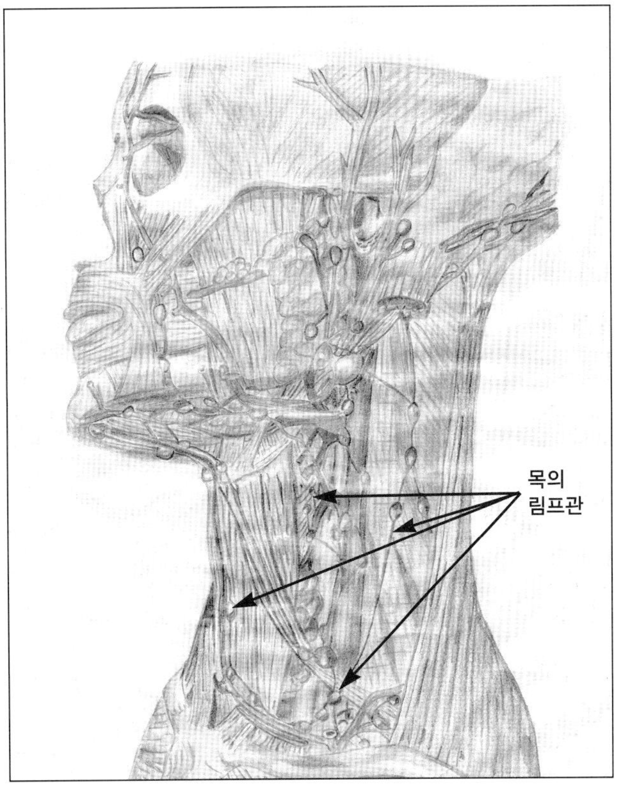

목표 (GOAL)

목의 림프관 민무늬근을 이완하기 위해

통합적 도수치료 (INTEGRATIVE MANUAL THERAPY™)

이 기법의 가치는 아무리 강조해도 지나치지 않다. 모든 림프절의 약 1/3이 목 부위, 특히 목의 가쪽 부위에 있기 때문에, 림프관의 근육긴장항진을 감소시키는 장점은 매우 많다. 이 기법은 부종, 목의 통증과 기능장애, 근막장애환자, 말하기와 삼키기의 문제를 가진 환자 모두에게 적용가능하다. 이 기법은 감기나 독감 환자에게도 유익하다. 왜냐하면, 이 기법이 면역효과를 높이기 때문이다. 모든 계통 질환(systemic disease)도 하루에 한 번이나 1주일에 한 번씩 이 기법을 사용하면, 면역이 향상되어 좋은 효과를 볼 수 있다.

Lymph/6: 얼굴 림프관
(Facial Lympahic Vessels)

(Netter's 그림판 #66, 67)
(양측)

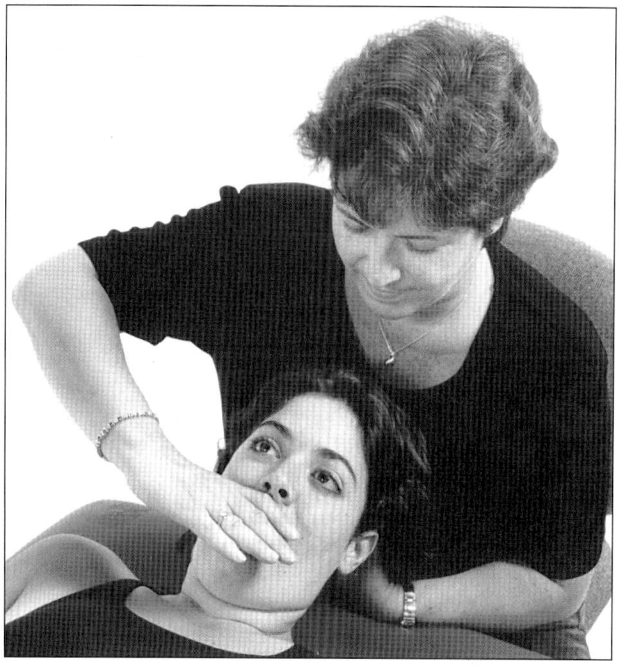

압통점 (TENDER POINT)

광대뼈의 윗면. 관자광대봉합으로부터 안쪽으로 1인치 되는 지점.

치료 (TREATMENT)

- 바로누운자세
- 목을 20° 굽힌한다.
- 윗턱을 과압박함으로써, 턱을 밀어넣는다.
- 뒤통수를 잡아서 머리등근천장을 고정시킨다.
- 5g의 힘으로 윗턱을 손으로 잡고 압박하여 얼굴뼈를 동측으로 가쪽활주시킨다.

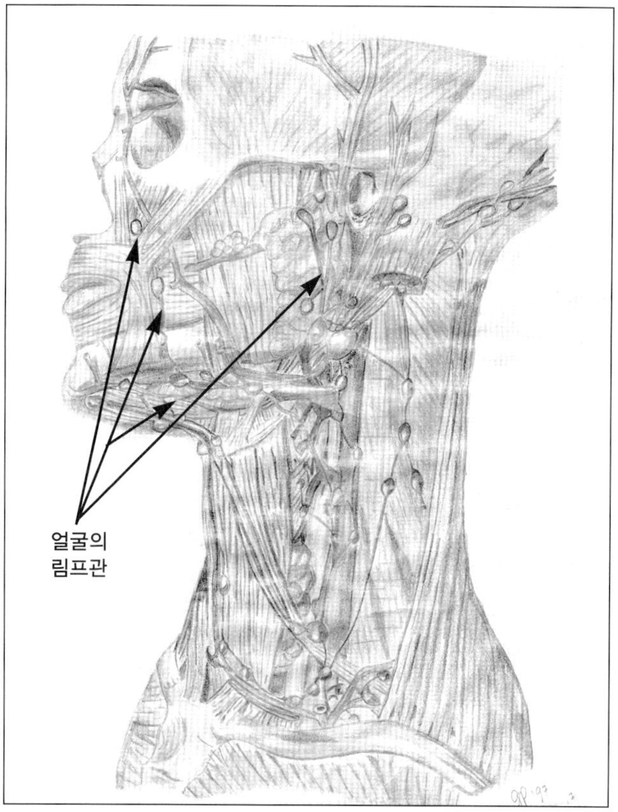

목표 (GOAL)

얼굴의 림프관 민무늬근을 이완하기 위해

통합적 도수치료
(INTEGRATIVE MANUAL THERAPY™)

이 기법은 외상이나 화상, 그리고 수술이후의 가벼운 얼굴 부종에 매우 효과적이다. 이 기법에 대한 금기증과 주의 사항이 없다.

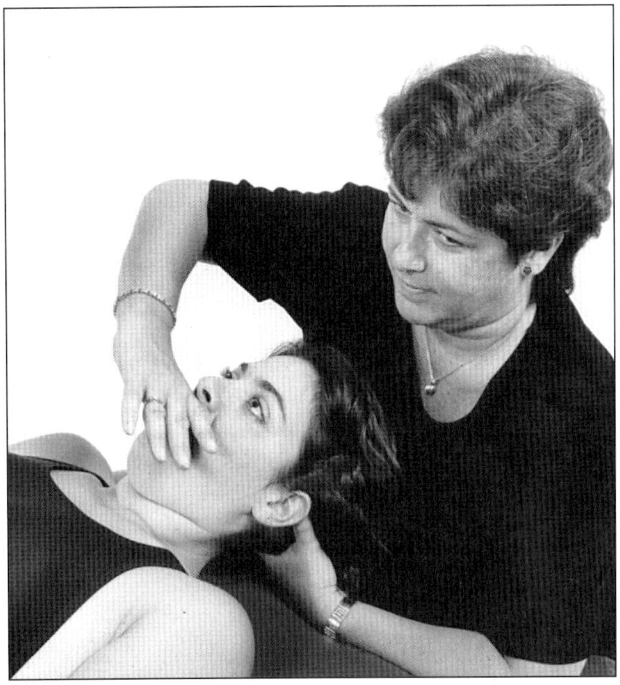

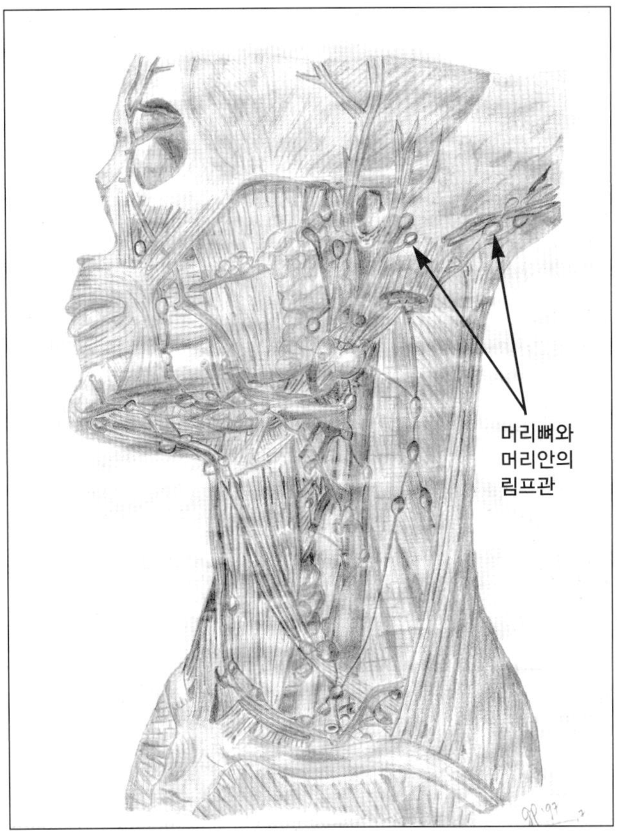

Lymph/7: 머리뼈와 머리안 림프관

(Cranium and IntraCranial Lymphatic Vessels)

압통점 (TENDER POINT)

뒤통수밑공간에서, 정중선으로부터 가쪽으로 1인치. 동측 뒤통수뼈의 아래면.

치료 (TREATMENT)

- 바로누운자세
- 목을 20° 굽힌한다.
- 과압박으로 턱을 밀어 넣는다 (과압박을 얻기 위해 아래턱이 아닌, 윗턱을 밀어 넣는다).
- 1 파운드의 힘으로 과압박하여 압통점의 동측으로 뒤통수뼈를 가로활주시킨다.

목표 (GOAL)

머리뼈와 머리안의 림프관 민무늬근을 이완하기 위해

통합적 도수치료 (INTEGRATIVE MANUAL THERAPY™)

이 기법은 크래니얼 테라피와 잘 통합된다. 심하거나, 약하거나, 만성이거나, 급성이거나, 모든 머리 손상은 이 기법에 잘 반응한다. 심화 스트레인-카운터스트레인 기법이 먼저 가로막(특히, 위가슴문 기법과 머리가로막 기법)에 수행될 때 가장 좋은 결과가 나타난다. 뇌졸중 환자도 이 기법에 잘 반응하는데, 특히 급성 초기에 더욱 그러하다.

제 12 장

동맥을 위한 심화 스트레인-카운터스트레인 기법
ADVANCED STRAIN AND COUNTERSTRAIN FOR ARTERIES

다리 (Lower Extremities)

Art/LE1: 엉덩동맥 (Iliac Arteries)

(Netter's 그림판 #247)
(양측)

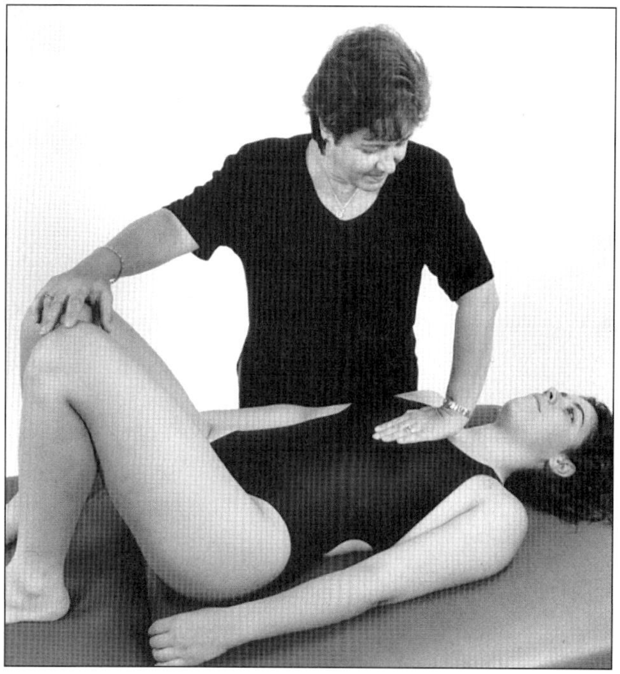

압통점 (TENDER POINT)

아래두덩결합

치료 (TREATMENT)

- 바로누운자세
- 엉덩관절과 무릎을 굽힌한다.
- 양쪽 무릎을 붙인다.
- 양쪽 발과 발꿈치를 엉덩관절 넓이만큼 벌린다.
- 정강뼈를 안쪽돌림한다.
- 복장뼈각을 뒤쪽으로 과압박한다 (복장뼈각은 복장뼈자루와 복장뼈 몸통 사이에 위치한다).
- 복장뼈각을 아래쪽으로 과압박한다 (복장뼈각은 복장뼈자루와 복장뼈 몸통 사이에 위치한다).

목표 (GOAL)

엉덩동맥의 민무늬근을 이완하기 위해

통합적 도수치료 (INTEGRATIVE MANUAL THERAPY™)

이 기법은 당뇨병환자의 발 치유에 매우 효과적이다. 이 기법은 말초신경병리에 효과적이고, 파행 통증을 감소시킬 수 있다. 이 기법을 몇 번 반복하면, 근막 기능장애, 흉터조직, 화상 등에 효과적이다.

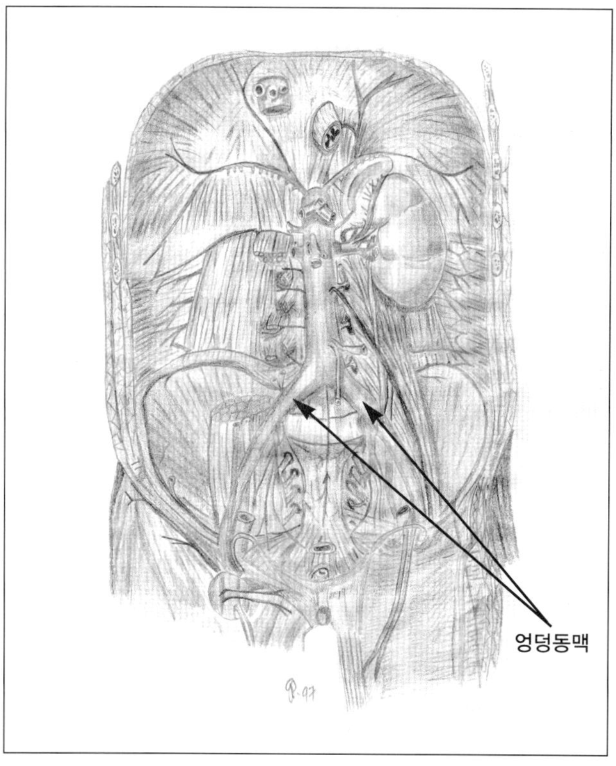

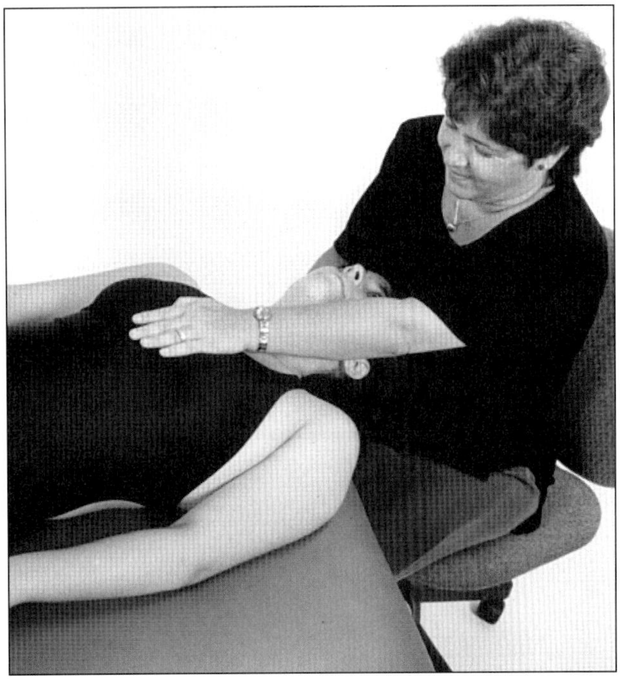

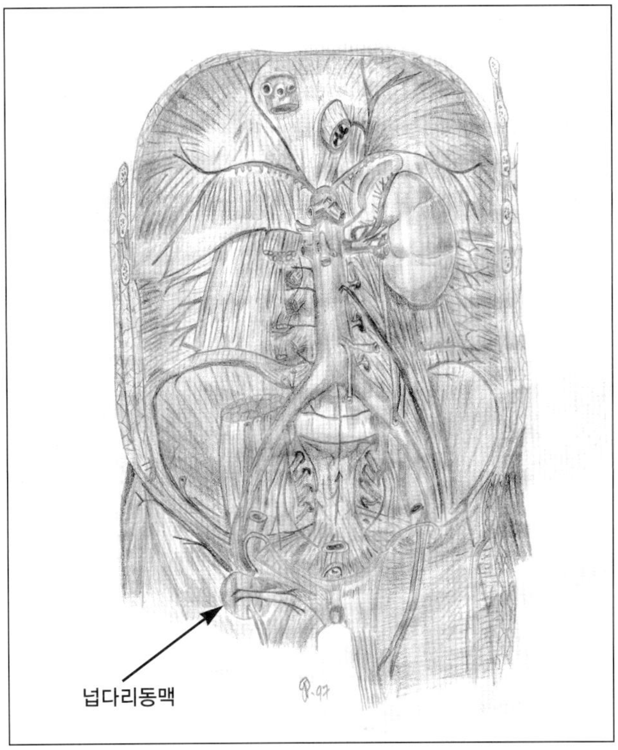

Art/LE2: 몸쪽넙다리동맥

(Proximal Femoral Arteries)

(Netter's 그림판 #247)
(양측)

압통점 (TENDER POINT)

아래두덩결합 (이 압통점은 엉덩동맥 근육의 경련을 반영한다)

치료 (TREATMENT)

- 바로누운자세
- 몸통을 동측으로 20° 굽힌한다.
- 목을 20° 폄한다
- 양쪽 엉덩관절과 무릎을 굽힌한다.
- 양쪽 무릎을 붙인다.
- 양쪽 발과 발꿈치를 엉덩관절 넓이만큼 벌린다.
- 양쪽 발꿈치를 궁둥이에 붙인다.
- 정강뼈를 안쪽돌림한다.
- 복장뼈각을 뒤쪽으로 과압박한다(복장뼈각은 복장뼈자루와 복장뼈 몸통 사이에 위치한다).
- 복장뼈각을 아래쪽으로 과압박한다(복장뼈각은 복장뼈자루와 복장뼈 몸통 사이에 위치한다).

목표 (GOAL)

몸쪽넙다리동맥의 민무늬근을 이완하기 위해

통합적 도수치료 (INTEGRATIVE MANUAL THERAPY™)

이 기법은 당뇨병환자의 발 치유에 매우 효과적이다. 이 기법은 말초신경병리에 효과적이고, 파행 통증을 감소시킬 수 있다. 이 기법을 몇 번 반복하면, 근막 기능장애, 흉터조직, 화상 등에 효과적이다.

제 13 장

동맥을 위한 심화 스트레인-카운터스트레인 기법
ADVANCED STRAIN AND COUNTERSTRAIN FOR ARTERIES

팔 (Upper Extremities)

Art/UE1: 팔의 동맥 (Arteries of the Arm)

(Netter's 그림판 #408, 446)
(양측)

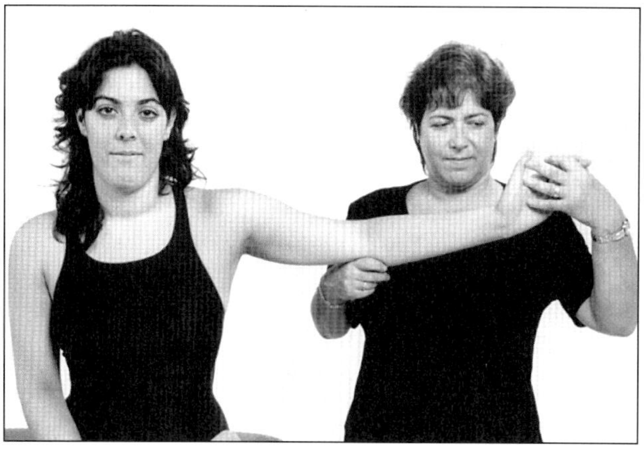

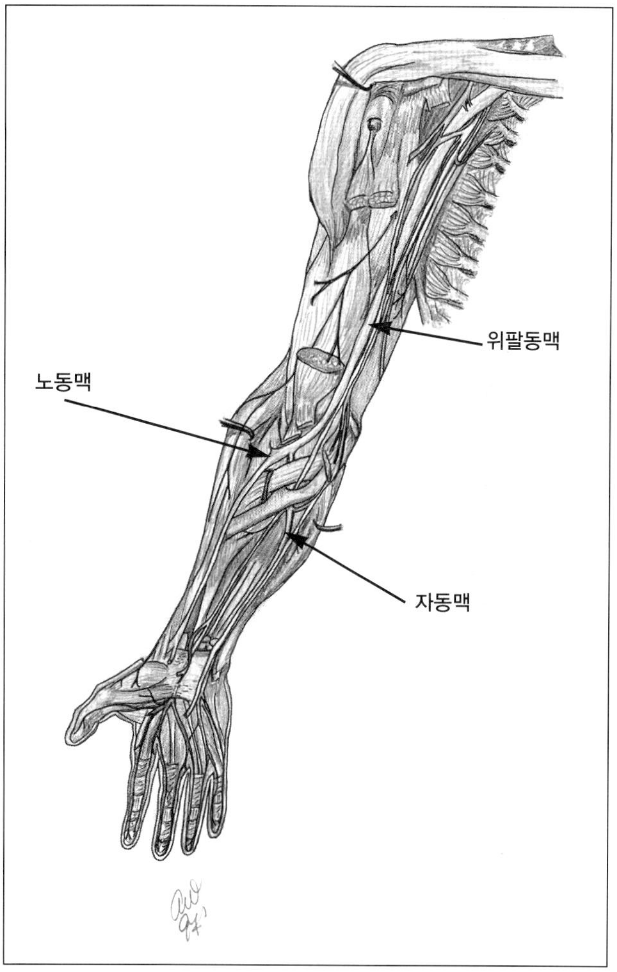

압통점 (TENDER POINT)

위팔에서, 안쪽위관절융기 안쪽에서 위쪽으로 2인치 떨어진 지점.

치료 (TREATMENT)

- 앉은자세
- 어깨관절을 90° 굽힘한다.
- 어깨관절을 90° 벌림한다.
- 팔꿉관절을 50° 굽힘한다.
- 아래팔을 5° 뒤침한다.
- 손목을 15° 폄한다.
- 손가락을 폄한다.

목표 (GOAL)

팔 동맥의 민무늬근을 이완하기 위해

통합적 도수치료 (INTEGRATIVE MANUAL THERAPY™)

이 기법은 동맥흐름의 문제를 가진 환자에게 좋은 방법이다: 동맥흐름이 좋은 사람에게는 나타나지 않는, 약한 노동맥 맥박, 창백한 피부, 흉터가 있는 사람. 과도한 발한이 일어난다.

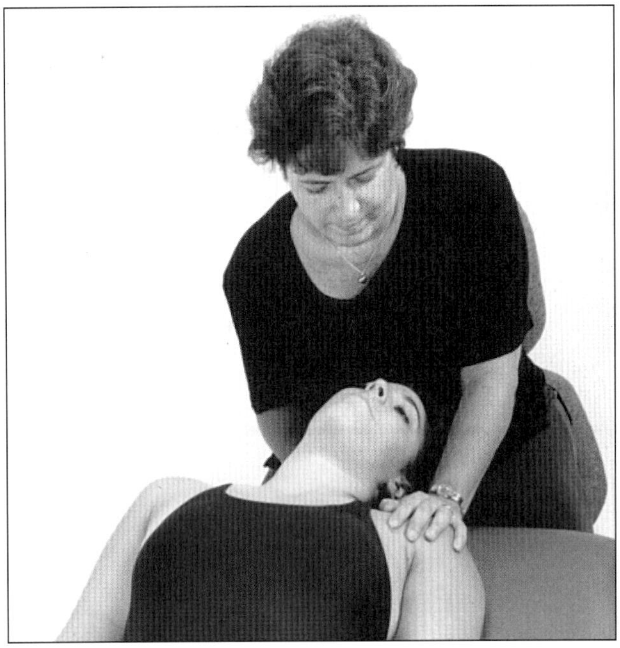

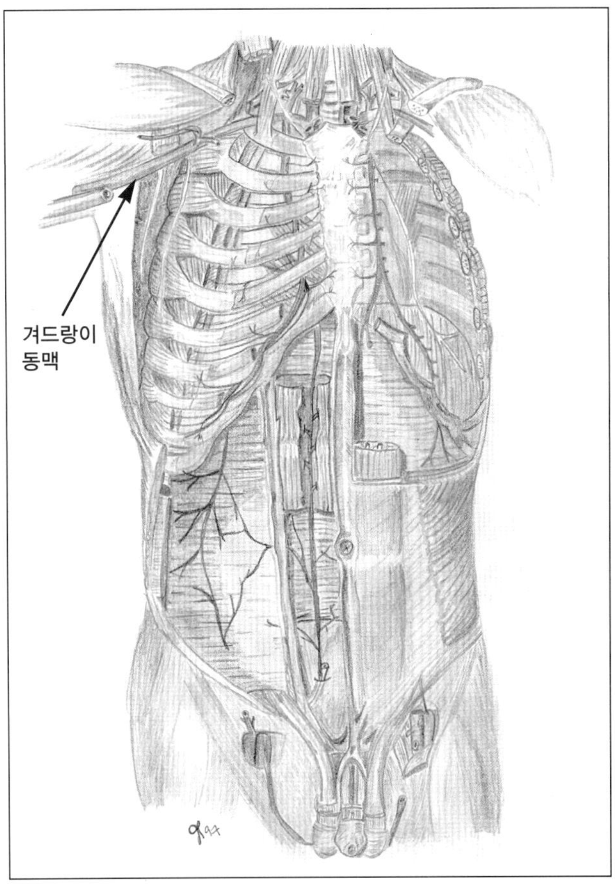

Art/UE2: 겨드랑이동맥 (Axillary Artery)

(Netter's 그림판 #402, 404, 446)
(양측)

압통점 (TENDER POINT)

정수리점에서 가쪽으로 1인치 떨어진 지점(머리뼈에 대한 겨드랑이동맥 압통점)

치료 (TREATMENT)

- 바로누운자세
- 목을 20° 폄한다.
- 동측으로 목을 30° 돌림한다.
- 동측으로 목을 25° 옆굽힘한다.
- 1 파운드의 힘으로 팔이음뼈를 내림한다.
- 어깨관절을 해부학적 자세로 유지한다.
- 팔꿈치를 똑바로 편다.
- 아래팔을 중립위로 유지한다: 뒤침/엎침의 0°.
- 손목을 30° 폄한다.
- 손가락을 중립위로 유지한다: 폄한다.

목표 (GOAL)

겨드랑이동맥의 민무늬근을 이완하기 위해

통합적 도수치료 (INTEGRATIVE MANUAL THERAPY™)

이 기법은 겨드랑이의 부종과 통증에 매우 효과적이다. 겨드랑이 림프절에 영향을 미치는 유방절제술, 방사선조사, 감염과 염증 이후에 매우 효과적이다. 넓은등근의 근육긴장항진으로 인해 위팔뼈머리의 아탈구가 아랫방향으로 일어나면, 위팔뼈머리에 의해 겨드랑이동맥이 압박된다(넓은등근은 위팔뼈머리를 내림하는 기능을 한다). Jones 스트레인-카운터스트레인 기법이 이 기법 앞에 선행될 수 있다.

Art/UE3: 위팔동맥 (Brachial Artery)

(Netter's 그림판 #404, 408, 446)
(양측)

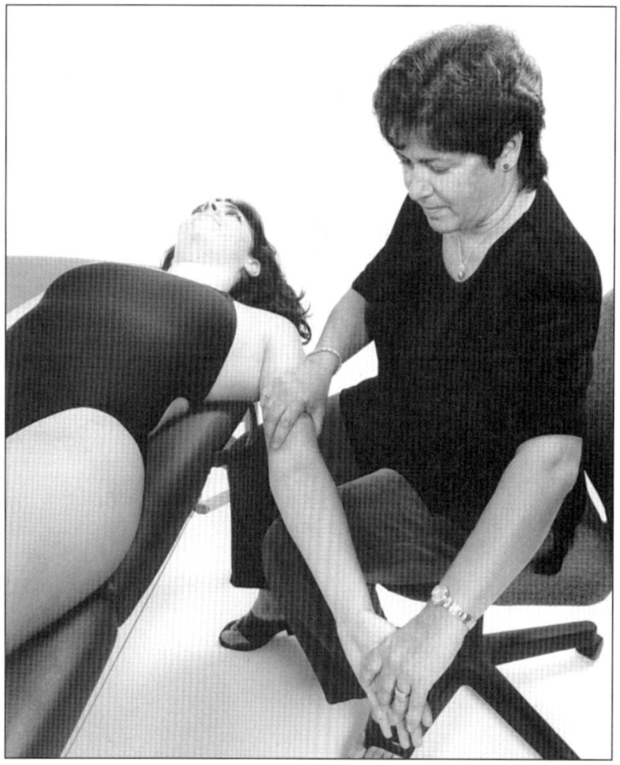

압통점 (TENDER POINT)

가쪽위관절융기로부터 위쪽으로 5인치되고 뒤쪽으로 3/4인치되는 팔의 가쪽 부위.

치료 (TREATMENT)

- 바로누운자세
- 어깨를 치료대 밖으로 내어 놓는다.
- 어깨관절을 10° 폄한다.
- 어깨관절을 30° 벌림한다.
- 팔꿈치를 폄한다.
- 손목과 손가락을 중립위로 유지한다.

목표 (GOAL)

위팔동맥의 민무늬근을 이완하기 위해

통합적 도수치료 (INTEGRATIVE MANUAL THERAPY™)

다음과 같은 것을 관찰하면 좋은 결과를 얻을 수 있다: 위팔의 상처, 흉터 및 화상 치유의 향상. 원인이 무엇이든 간에, 위팔의 섬유근육통증과 같은 증후군에 매우 효과적이다.

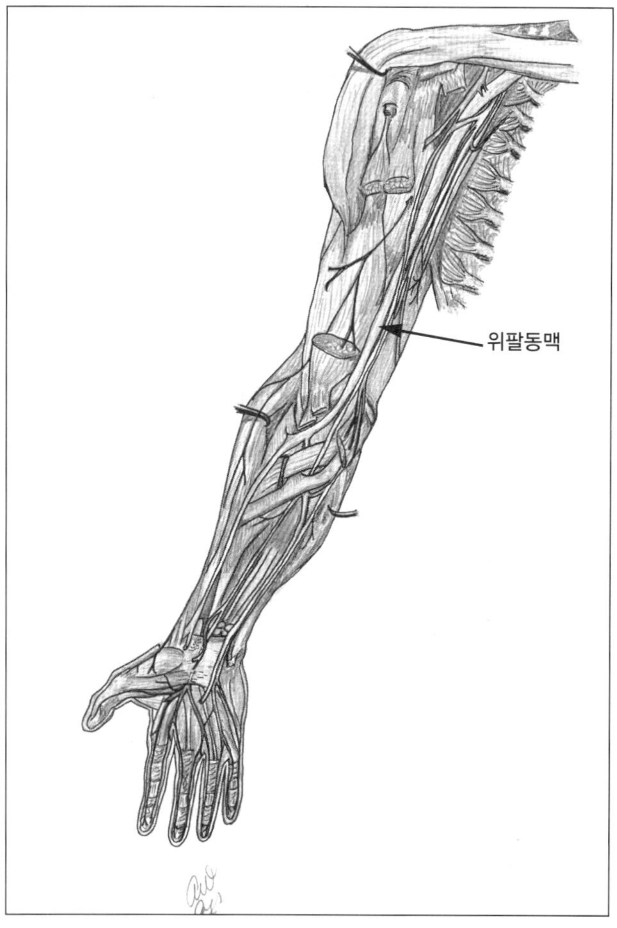

제 14 장

동맥을 위한 심화 스트레인-카운터스트레인 기법

ADVANCED STRAIN AND COUNTERSTRAIN FOR ARTERIES

머리와 목 부위 (Cranial and Cervical Region)

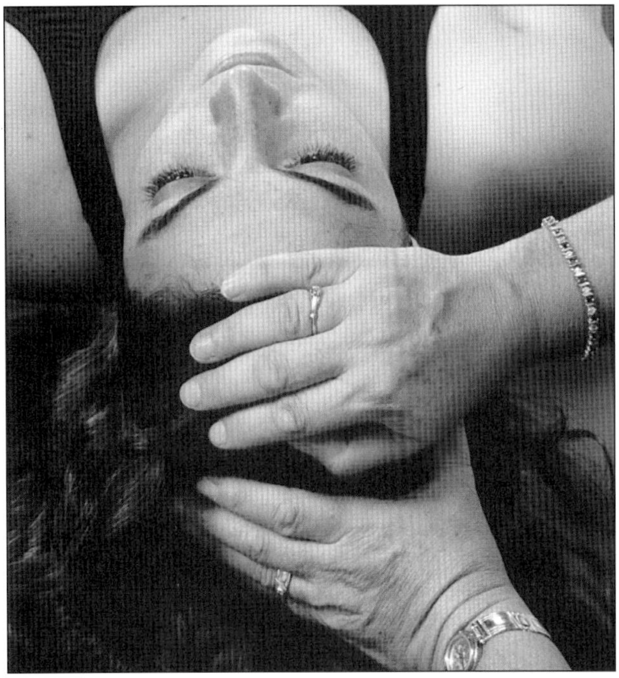

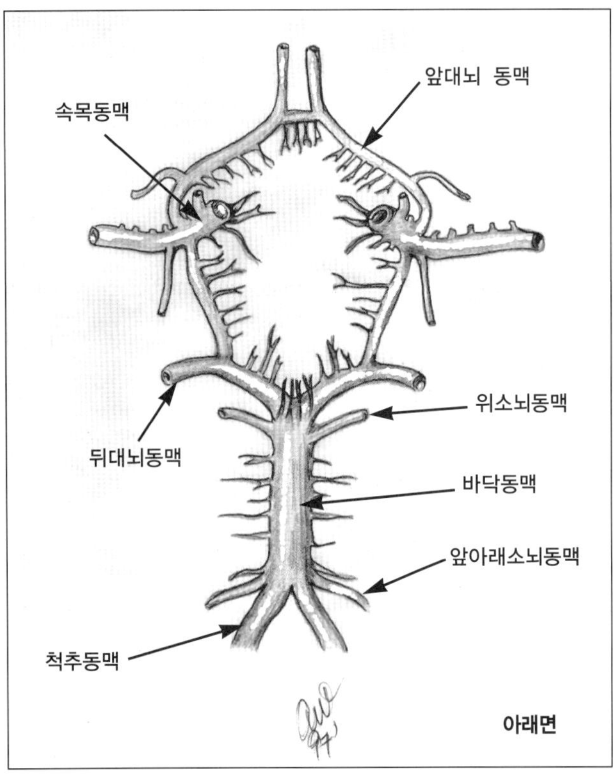

Art/Cranial1: 뇌의 동맥

(Arteries of the Brain)

(Netter's 그림판 #130-136) (양측)

압통점 (TENDER POINT)

관상봉합 뒤쪽. 정수리점으로부터 가쪽으로 1인치 떨어진 지점

치료 (TREATMENT)

- 바로누운자세
- 관상봉합의 양 옆에 손을 배치한다.
- 관상봉합 "분리": 봉합의 이마뼈 가장자리를 앞쪽으로 움직이고, 봉합의 마루뼈 가장자리를 뒤쪽으로 움직인다.
- 압통점의 동측으로 관상봉합의 양쪽 측면을 활주한다 (앞과 뒤)

목표 (GOAL)

뇌동맥의 민무늬근을 이완하기 위해

통합적 도수치료 (INTEGRATIVE MANUAL THERAPY™)

이 기법은 일반적인 스트레인-카운터스트레인 기법이고, 다른 기법 없이 수행될 수 있다(이것은 그룹으로서 함께 가장 잘 수행되는 목동맥 기법과는 다르다). 이 기법은 치료반응을 보장하기 위해 양측으로 수행된다. 뇌로 가는 동맥흐름의 문제 때문에, 조짐(auras)을 포함한 증상을 가진 편두통 환자에게 좋은 결과를 줄 수 있다. 목 통증 환자는 근뼈대계 긴장으로 인해 종종 좋지 못한 목동맥의 흐름을 가진다. 뇌졸중/CVA, 외상성 뇌손상, 뇌의 무산소증, 당뇨병, 기억상실, 뇌성마비 등을 포함한 머리와 뇌의 기능장애에 이 기법을 사용해 본다. 만약 가벼운 징후와 증상만 있다면, 이 기법은 뇌로 가는 동맥 흐름의 부족으로 인한 대부분의 증상을 제거할 수 있을 것이다.

Art/Cranial2: Willis고리 동맥
(Arteries of The Circle of Willis)

(Netter's 그림판 #133)
(양측)

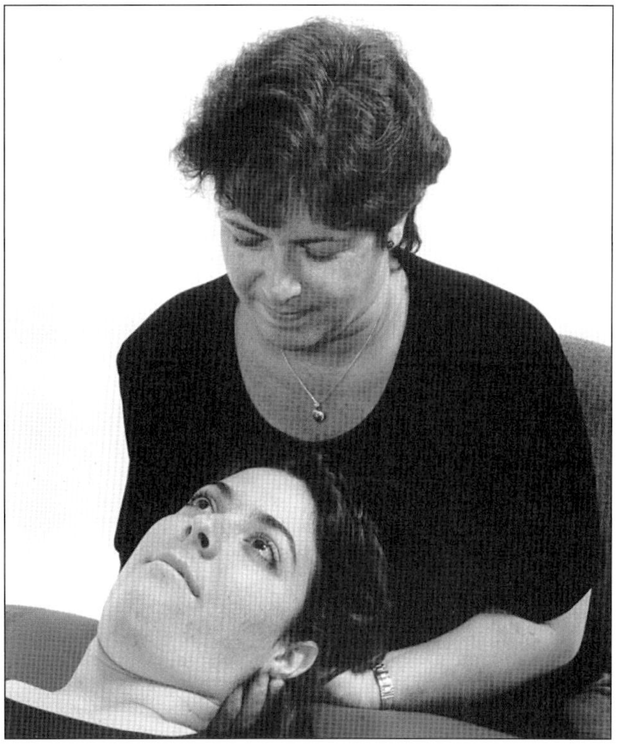

압통점 (TENDER POINT)

뒤통수점의 가쪽 가장자리

치료 (TREATMENT)

- 바로누운자세
- 목을 10° 굽힌다.
- 목을 동측으로 10° 돌림한다.
- 목을 동측으로 5° 옆굽힘한다.
- 5g의 힘으로 부드럽게 뒤통수융기를 압박한다.

목표 (GOAL)

Willis 고리 동맥의 민무늬근을 이완하기 위해

통합적 도수치료 (INTEGRATIVE MANUAL THERAPY™)

이런 심화 스트레인-카운터스트레인 기법은 뇌동맥 기법을 치료하기에 앞서, 바닥동맥을 위한 기법과 함께 양측으로 수행된다. **모든 가로막(골반가로막, 호흡배가로막, 위가슴문, 머리가로막)을 위한 모든 기법을 양측으로 수행한 이후에, Willis 고리 동맥의 기법을 수행해 본다. Willis 고리 동맥 기법은 머리와 뇌, 척수의 기능장애를 위한 특별한 기법이다.** 뇌줄기 질환은 경우에 따라 이 기법으로 드라마틱하게 향상될 수 있다. 모든 머리얼굴 환자, 머리아래턱 환자, 그리고 머리목 환자들은 이 기법으로 어느 정도 향상될 수 있다.

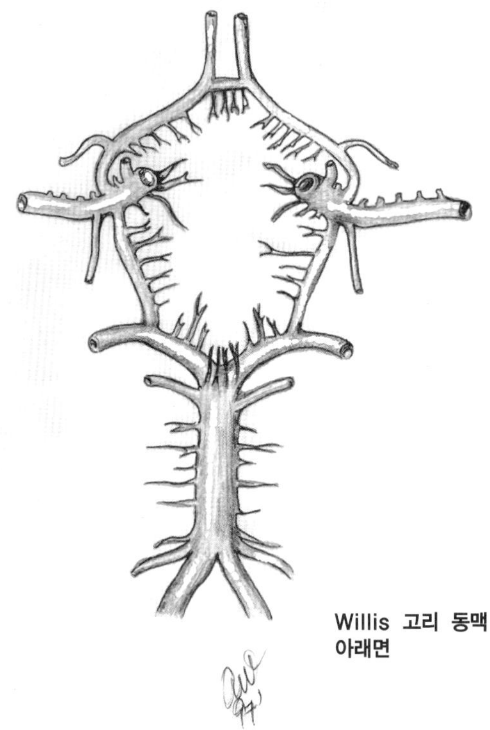

Willis 고리 동맥
아래면

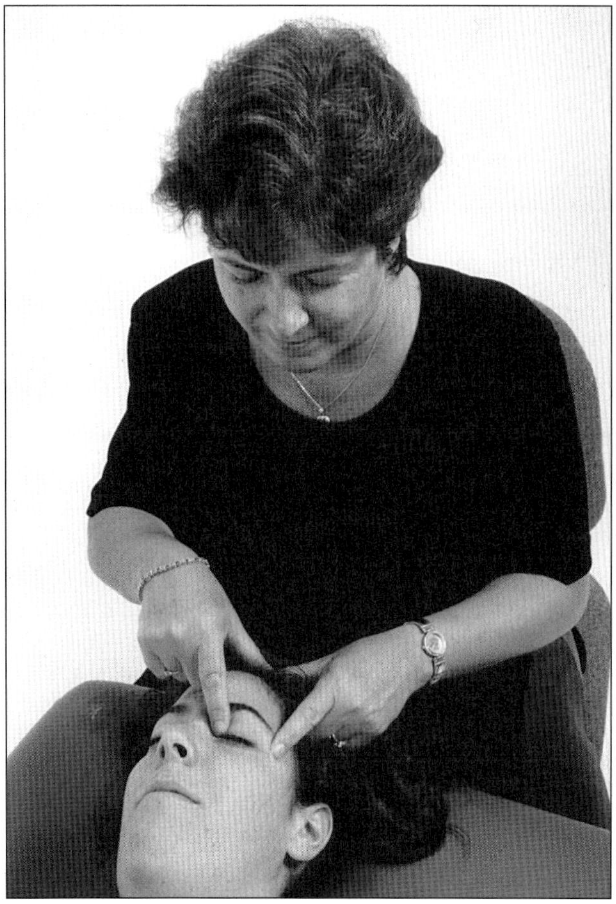

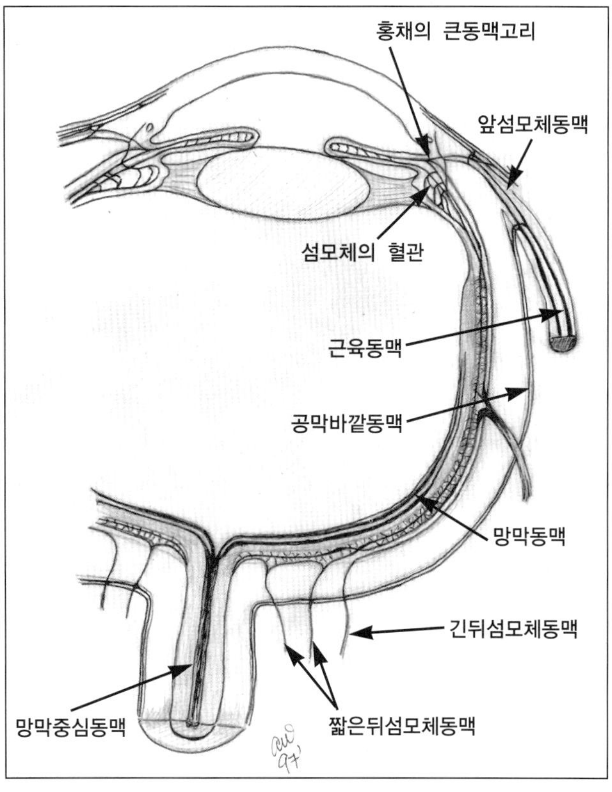

Art/Cranial3: 눈의 동맥
(Arteries of the Eyes)

(Netter's 그림판 #86)
(양측)

압통점 (TENDER POINT)

눈확의 바로 가쪽인 가쪽 테두리. 눈확의 뒤쪽 테두리.

치료 (TREATMENT)

- 바로누운자세
- 5g의 힘으로 눈확의 가쪽 테두리를 뒤쪽에서 앞쪽/안쪽으로 압박한다.
- 압통점 쪽으로 안쪽에서 가쪽 방향으로 안구를 민다 (1g 미만의 힘으로 **부드럽게** 적용한다).

목표 (GOAL)

눈 동맥의 민무늬근을 이완하기 위해

통합적 도수치료 (INTEGRATIVE MANUAL THERAPY™)

모든 가로막(골반가로막, 호흡 배가로막, 위가슴문, 머리가로막)을 위한 모든 기법을 양측으로 수행한 이후에, 눈 동맥의 기법을 수행해 본다. 이 기법은 눈의 질환과 기능장애 치유에 좋다. 종종 눈 동맥의 경련으로 인한 혈관 압박이 눈의 통증, 눈의 화끈거림, 흐릿한 시야, 복시, 그리고 기타 증상을 일으킨다. 이 기법은 다음과 같은 모든 질환에 이용될 수 있다: 녹내장, 당뇨병, 기타 질환.

Art/Cranial4: 시상하부동맥
(Artery of the Hypothalamus)

(Netter's 그림판 #133)
(양측)

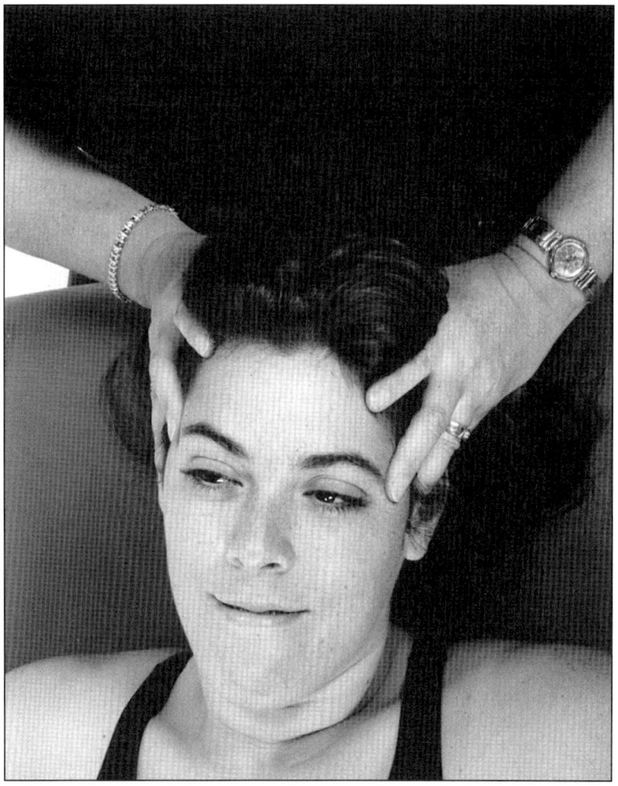

압통점 (TENDER POINT)

나비관자봉합과 나비이마봉합의 위쪽과 앞쪽을 둘러싸고 있는 큰 압통점

치료 (TREATMENT)

- 바로누운자세
- 5g의 힘으로 부드럽게 나비뼈의 양쪽 날개를 안쪽으로 압박한다.
- 이런 압박힘을 유지한다.
- 5g의 힘으로 부드럽게 나비뼈의 양쪽 날개를 아래쪽으로 압박한다.
- 목을 20° 굽힘한다.
- 목을 동측으로 30° 돌림한다.
- 목을 동측으로 30° 옆굽힘한다.

목표 (GOAL)

시상하부동맥의 민무늬근을 이완하기 위해

통합적 도수치료 (INTEGRATIVE MANUAL THERAPY™)

모든 가로막(골반가로막, 호흡 배가로막, 위가슴문, 머리가로막)을 위한 모든 기법을 양측으로 수행한 이후에, 시상하부동맥의 기법을 수행해 본다. 이 기법은 중추신경계(뇌와 척수) 질환에 이용될 수 있다. 그리고 이 기법은 온도와 수분의 균형 문제와 조절 문제; 피부색깔, 피부결, 열/냉, 발한 등을 포함한 교감신경과 부교감신경의 불균형 문제 등; 굴(sinus)과 배액의 장애가 있는 뇌의 기능장애 등에도 매우 효과적이다.

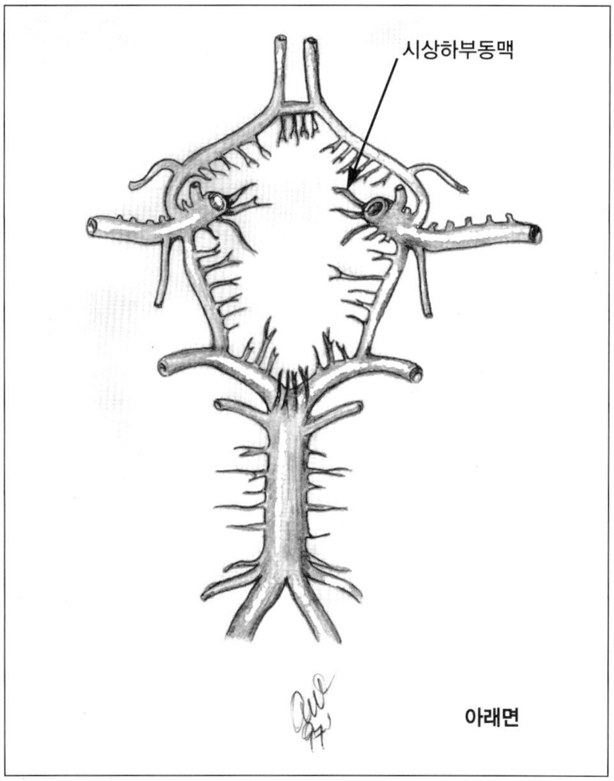

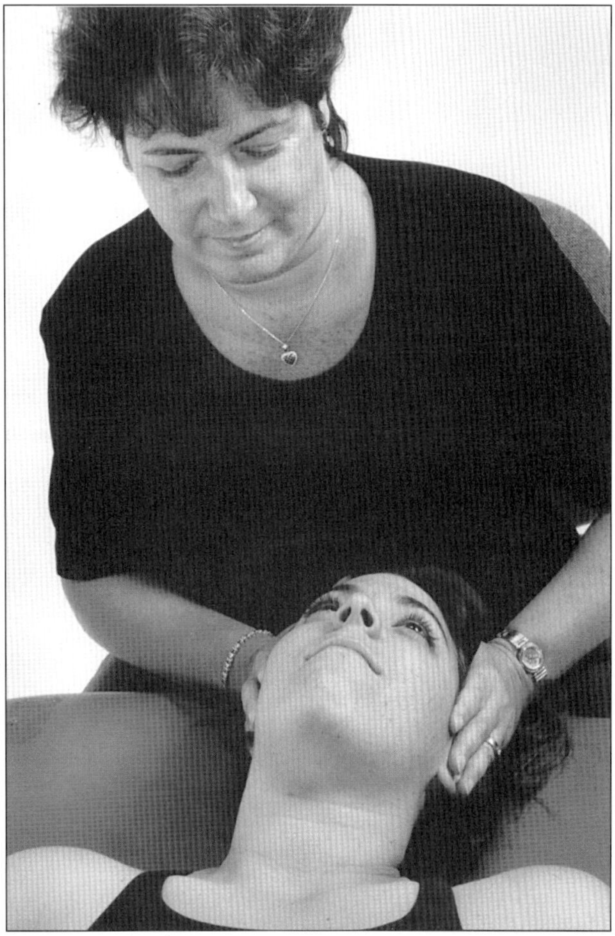

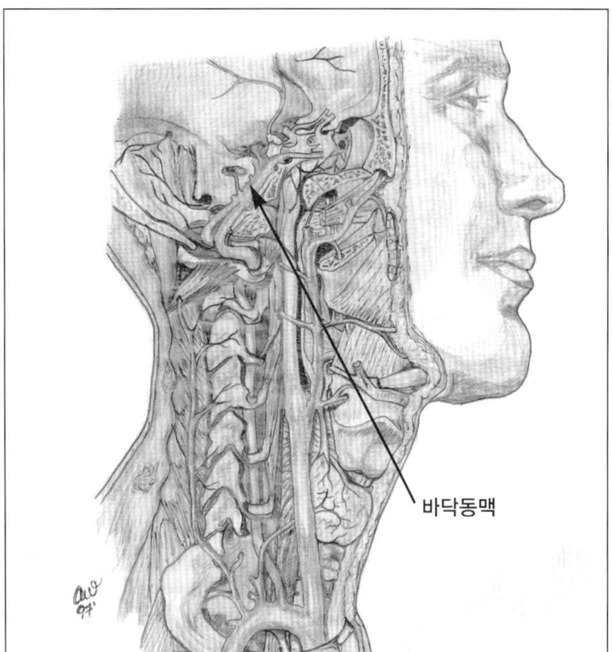

Art/Cranial5: 바닥동맥 (Basilar Artery)

(Netter's 그림판 #130-136)
(양측)

압통점 (TENDER POINT)

뒤통수꼭지봉합의 뒤쪽. 꼭지돌기의 끝으로부터 1인치 위쪽.

치료 (TREATMENT)

- 바로누운자세
- 환자의 귀 위에 양 손을 배치한다(얼굴 보다 관자뼈 부위를 덮는다).
- 양 손을 5g 힘으로 부드럽게 압박한다.
- 뒤통수뼈를 5° 폄한다.
- 뒤통수뼈를 동측으로 가쪽 활주한다.

목표 (GOAL)

바닥동맥의 민무늬근을 이완하기 위해

통합적 도수치료 (INTEGRATIVE MANUAL THERAPY™)

모든 가로막(골반가로막, 호흡 배가로막, 위가슴문, 머리가로막)을 위한 모든 기법을 양측으로 수행한 이후에, 바닥동맥의 기법을 수행해 본다. 이 기법은 가치가 있고, Willis 고리 기법과 함께 양측으로 수행되어야 한다. 뇌동맥 기법에 앞서, Willis 고리 동맥 기법과 함께 바닥동맥 기법이 수행되어야 한다. 이런 심화 스트레인-카운터스트레인 기법은 뇌줄기 질환, 소뇌 기능장애, 뇌신경 기능장애 등에 효과적이다. 이런 질환들은 균형과 평형의 기능장애, 말하기와 삼키기의 장애, 호흡 기능장애, 시각 문제, 청각소실과 이명, 사경, 근육긴장항진, 수면장애(수면무호흡) 등을 일으킨다. 이 기법은 일시적 허혈성 침범을 경험한 환자에게 매우 효과적이다.

Art/Cranial6: 온목동맥
(Carotid-Common Carotid Artery)

(Netter's 그림판 #29, 63, 70, 130, 131)
(양측)

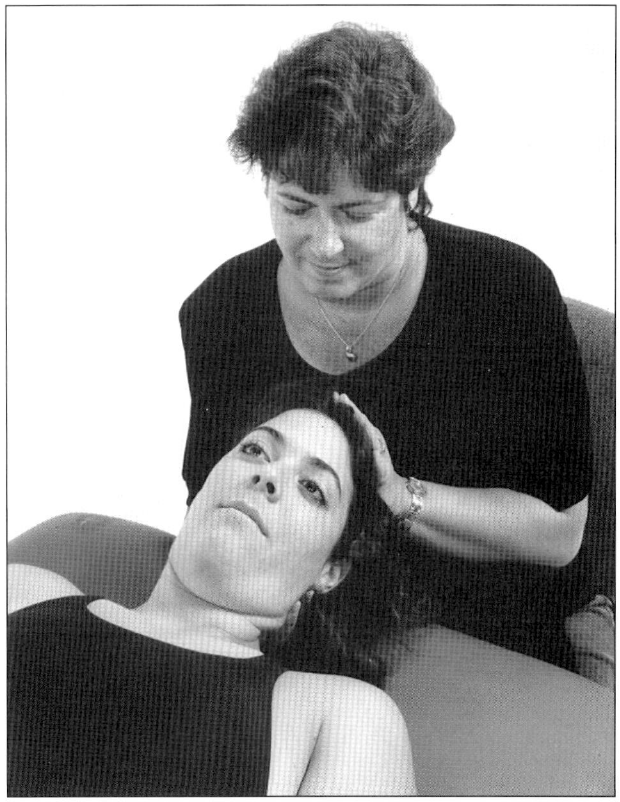

압통점 (TENDER POINT)

C5의 가로돌기 가쪽면에서, 앞쪽 2/3 인치 떨어진 지점

치료 (TREATMENT)

- 바로누운자세
- 목을 30° 굽힘한다.
- 목을 동측으로 20° 돌림한다.
- 목을 옆굽힘하지 않는다.
- 머리를 통해 목을 압박한다. 한 손은 동측 마루뼈에 놓고, 5g의 힘으로 C5 가로돌기를 통해 아랫방향으로 압박한다.
- 반대 쪽으로 C4를 가쪽활주시킨다.

목표 (GOAL)

온목동맥의 민무늬근을 이완하기 위해

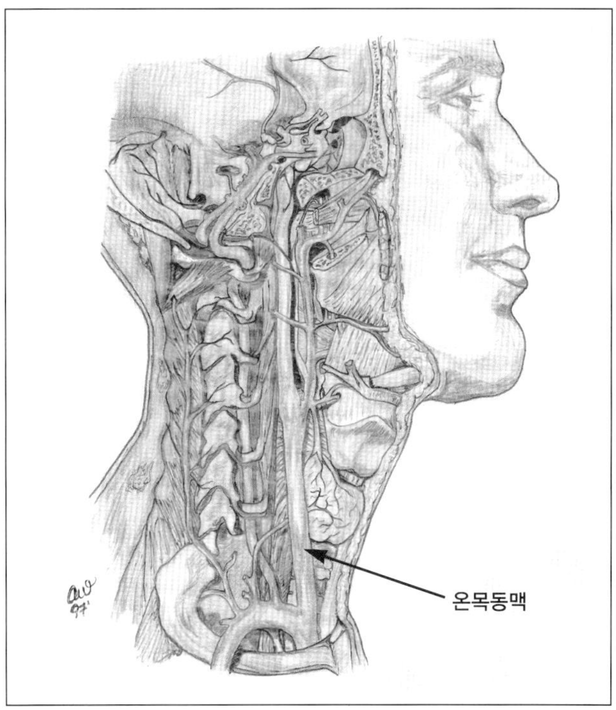

통합적 도수치료 (INTEGRATIVE MANUAL THERAPY™)

모든 가로막(골반가로막, 호흡 배가로막, 위가슴문, 머리 가로막)을 위한 모든 기법을 양측으로 수행한 이후에, 온목동맥의 기법을 수행해 본다. 심화 스트레인-카운터 스트레인 기법을 양측으로 수행한다. 종종 몇 가지 기법 보다는 모든 온목동맥 기법이 수행될 때, 나쁜 치료 반응이 덜 일어날 것이다. 뇌로 가는 동맥흐름의 악화로 인한 편두통 환자에게는 종종 의외의 결과가 나타나기도 한다. 목 통증 환자는 종종 근뼈대계 긴장으로 인한 목동맥의 나쁜 흐름을 가진다. 뇌졸중/CVA, 외상성 뇌손상, 뇌의 무산소증, 당뇨병, 기억상실, 뇌성마비 등과 같은 모든 머리와 뇌의 기능장애에 이 기법을 사용해 본다.

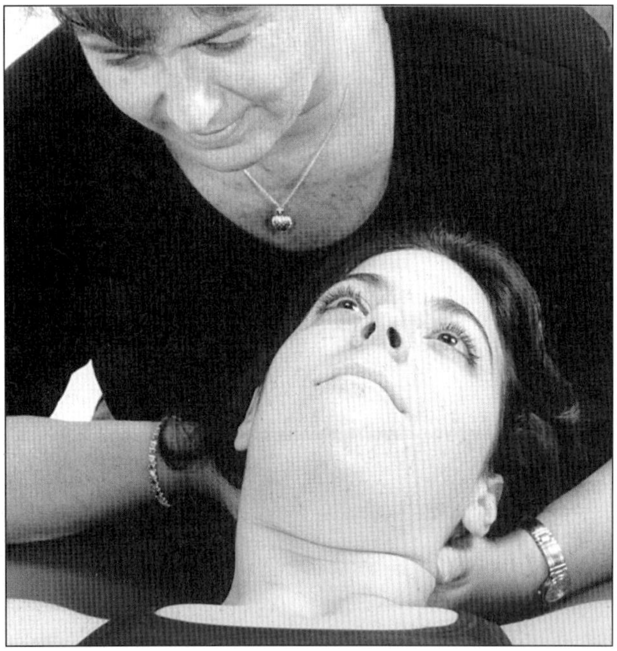

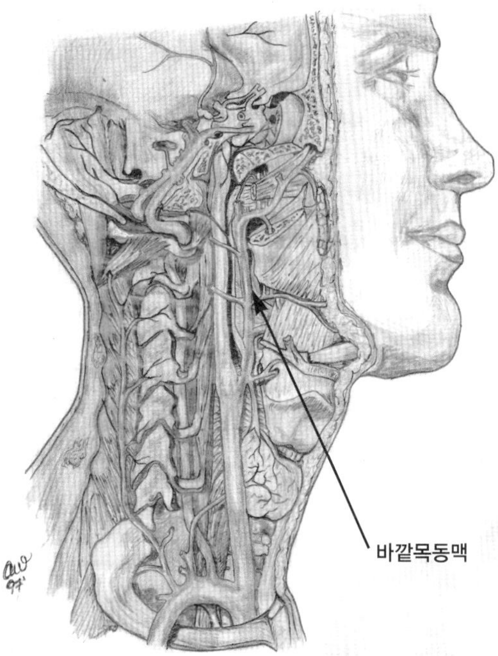

Art/Cranial7: 바깥목동맥
(External Carotid Artery)

(Netter's 그림판 #29, 63, 70, 130, 131, 216)
(양측)

압통점 (TENDER POINT)

C3 가로돌기의 가쪽면에서, 앞쪽으로 1인치 떨어진 지점

치료 (TREATMENT)

- 바로누운자세
- 목을 20° 굽힘한다.
- 목을 동측으로 10° 돌림한다.
- 목을 동측으로 20° 옆굽힘한다.
- 5g의 힘으로 C3 가로돌기를 동측으로 가쪽활주시킨다.

목표 (GOAL)

바깥목동맥의 민무늬근을 이완하기 위해

통합적 도수치료 (INTEGRATIVE MANUAL THERAPY™)

모든 가로막(골반가로막, 호흡 배가로막, 위가슴문, 머리가로막)을 위한 모든 기법을 양측으로 수행한 이후에, 바깥목동맥의 기법을 수행해 본다. 심화 스트레인-카운터스트레인 기법을 양측으로 수행한다. 종종 몇 가지 기법 보다는 모든 온목동맥 기법이 수행될 때, 나쁜 치료 반응이 덜 일어날 것이다. 뇌로 가는 동맥흐름의 악화로 인한 편두통 환자에게는 종종 의외의 결과가 나타나기도 한다. 목 통증 환자는 종종 근뼈대계 긴장으로 인한 목동맥의 나쁜 흐름을 가진다. 뇌졸중/CVA, 외상성 뇌손상, 뇌의 무산소증, 당뇨병, 기억상실, 뇌성마비 등과 같은 모든 머리와 뇌의 기능장애에 이 기법을 사용해 본다.

Art/Cranial8: 속목동맥
(Carotid-Internal Carotid Artery)

(Netter's 그림판 #29, 63, 70, 130, 131, 216)
(양측)

압통점 (TENDER POINT)

위가슴문을 통한 폐에 위치함: 복장뼈패임을 통해 손가락을 폐의 위쪽과 안쪽으로 접근시킨다.

치료 (TREATMENT)

- 바로누운자세
- 목을 50° 굽힘한다.
- 목을 동측으로 30° 돌림한다.
- 목을 동측으로 20° 옆굽힘한다.
- 5g의 힘으로 복장뼈패임으로부터 아랫방향으로 압박한다 (엄지두덩을 이용하여).

목표 (GOAL)

속목동맥의 민무늬근을 이완하기 위해

통합적 도수치료 (INTEGRATIVE MANUAL THERAPY™)

심화 스트레인-카운터스트레인 기법을 양측으로 수행한다. 종종 몇 가지 기법 보다는 모든 온목동맥 기법이 수행될 때, 나쁜 치료반응이 덜 일어날 것이다. 뇌로 가는 동맥 흐름의 악화로 인한 편두통 환자에게는 종종 의외의 결과가 나타나기도 한다. 목 통증 환자는 종종 근뼈대계 긴장으로 인한 목동맥의 나쁜 흐름을 가진다. 뇌졸중/CVA, 외상성 뇌손상, 뇌의 무산소증, 당뇨병, 기억상실, 뇌성마비 등과 같은 모든 머리와 뇌의 기능장애에 이 기법을 사용해 본다.

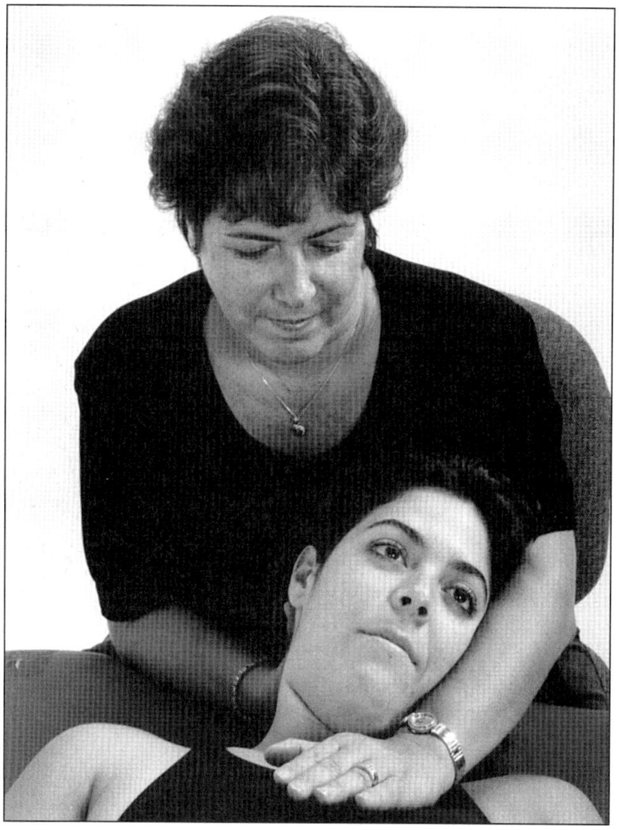

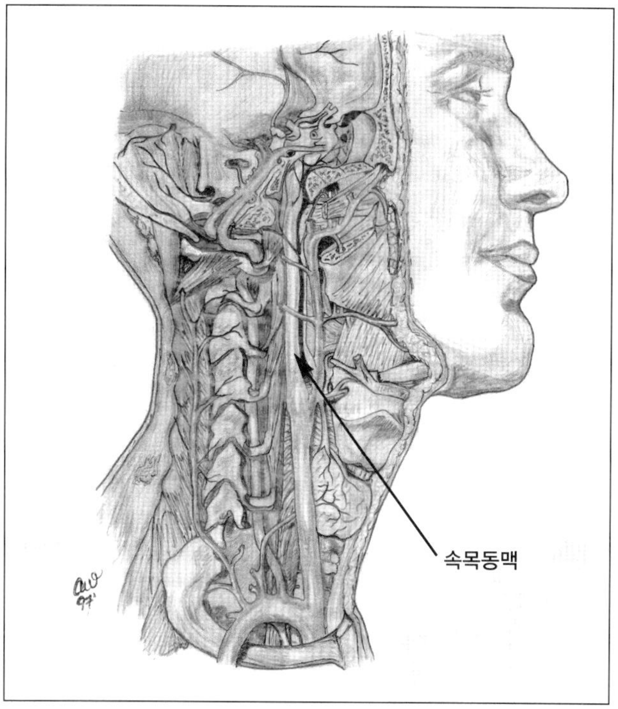

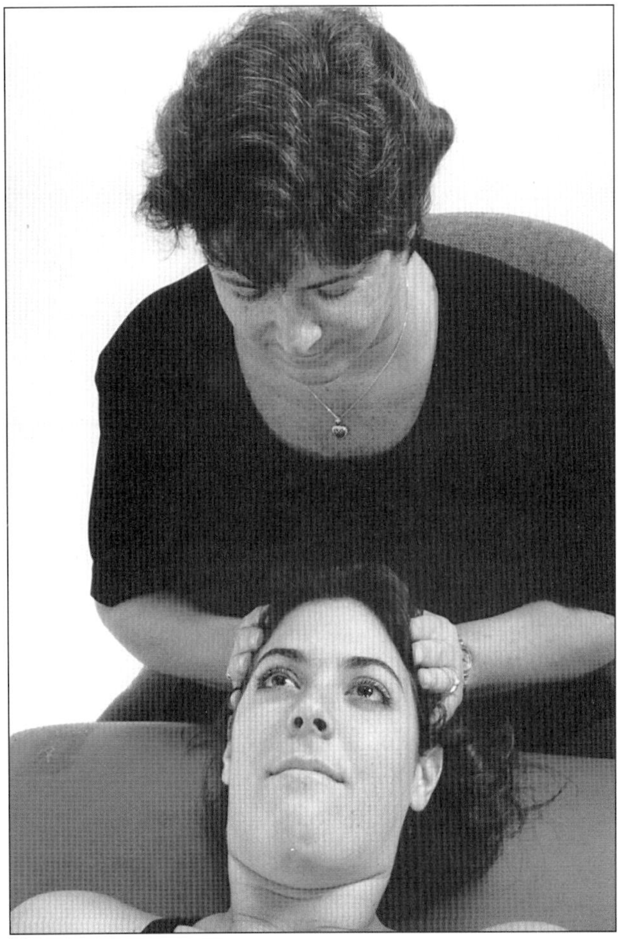

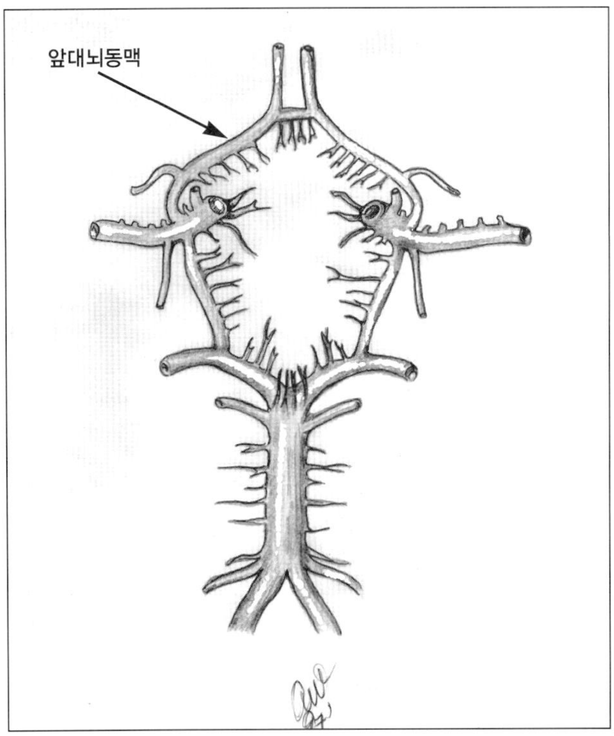

Art/Cranial9: 앞대뇌동맥

(Cerebral-Anterior Cerebral Artery)

(Netter's 그림판 #131-135)
(양측)

압통점 (TENDER POINT)

관자뼈에 위치함. 뒤통수꼭지봉합으로부터 앞쪽으로 1인치, 그리고 꼭지돌기의 꼭대기로부터 위쪽으로 2인치 떨어진 지점.

치료 (TREATMENT)

- 바로누운자세
- 5g의 힘으로 관자뼈의 위쪽면을 부드럽게 압박한다.
- 그 다음, 목을 30° 굽힘한다.
- 이 자세에서 오른쪽과 왼쪽을 모두 치료를 한다).

목표 (GOAL)

앞대뇌동맥의 민무늬근을 이완하기 위해

통합적 도수치료 (INTEGRATIVE MANUAL THERAPY™)

대뇌동맥기법은 도수치료사에게 있어 훌륭한 도구이다. 이 기법으로 의외의 결과를 얻을 수 있다. **바닥동맥과 Willis 고리동맥 기법을 양측으로 수행한 이후, 대뇌동맥 기법을 수행해 본다. 모든 가로막(골반가로막, 호흡배가로막, 위가슴문, 머리가로막)을 위한 모든 기법을 양측으로 수행한 이후에, 대뇌동맥의 기법을 수행해 본다.** 이들 대뇌동맥기법은 외상성 뇌손상, 닫힌 뇌손상, 뇌성마비, 무산소 뇌손상, 뇌졸중/CVA, 중금속 중독과 방사선에 의한 독성 뇌손상과 척수손상, 그리고 기타 CNS 장애를 포함한, 중추신경계(뇌와 척수)환자에게 좋은 결과를 줄 수 있다. 앞대뇌동맥에 대한 이런 심화 스트레인-카운터스트레인 기법은 다음과 같은 사항에 적합하다: 인지문제, 시각 손상, 학습장애, 정신지체, 판단장애, 읽기언어장애, 다른 이마엽 장애 등.

Art/Cranial10: 뇌의 동맥
(Cerebral-Middle Cerebral Artery)

(Netter's 그림판 #131-135)
(양측)

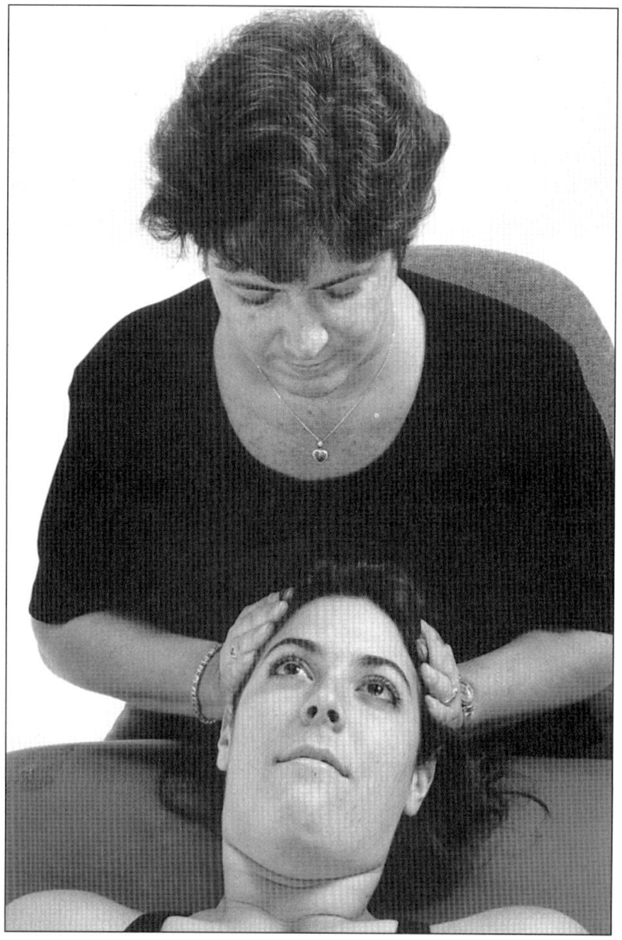

압통점 (TENDER POINT)

관자뼈에 위치함. 꼭지돌기의 꼭대기로부터 위쪽 1 인치, 그리고 뒤통수꼭지봉합으로부터 앞쪽으로 2인치 떨어진 지점.

치료 (TREATMENT)

- 바로누운자세
- 5g의 힘으로 관상봉합의 가쪽면을 부드럽게 압박한다.
- 목을 20° 굽힘한다.
- 목을 동측으로 15° 돌림한다.

목표 (GOAL)

중간대뇌동맥의 민무늬근을 이완하기 위해

통합적 도수치료 (INTEGRATIVE MANUAL THERAPY™)

대뇌동맥기법은 도수치료사에게 있어 훌륭한 도구이다. 이 기법으로 의외의 결과를 얻을 수 있다. **바닥동맥과 Willis 고리동맥 기법을 양측으로 수행한 이후, 대뇌동맥 기법을 수행해 본다. 모든 가로막(골반가로막, 호흡 배가로막, 위가슴문, 머리가로막)을 위한 모든 기법을 양측으로 수행한 이후에, 대뇌동맥의 기법을 수행해 본다.** 이들 대뇌동맥기법은 외상성 뇌손상, 닫힌 뇌손상, 뇌성마비, 무산소 뇌손상, 뇌졸중/CVA, 중금속 중독과 방사선에 의한 독성 뇌손상과 척수손상, 그리고 기타 CNS 장애를 포함한, 중추신경계(뇌와 척수)환자에게 좋은 결과를 줄 수 있다. 중간대뇌동맥에 대한 이런 심화 스트레인-카운터스트레인 기법은 다음과 같은 사항에 적합하다: 뇌졸중/CVA, TIA(일시성 허열성 침범), 간질 환자, 뇌손상(외상성 및 무산소성), 바닥핵과 시상 질환, 기타 CNS 장애 등.

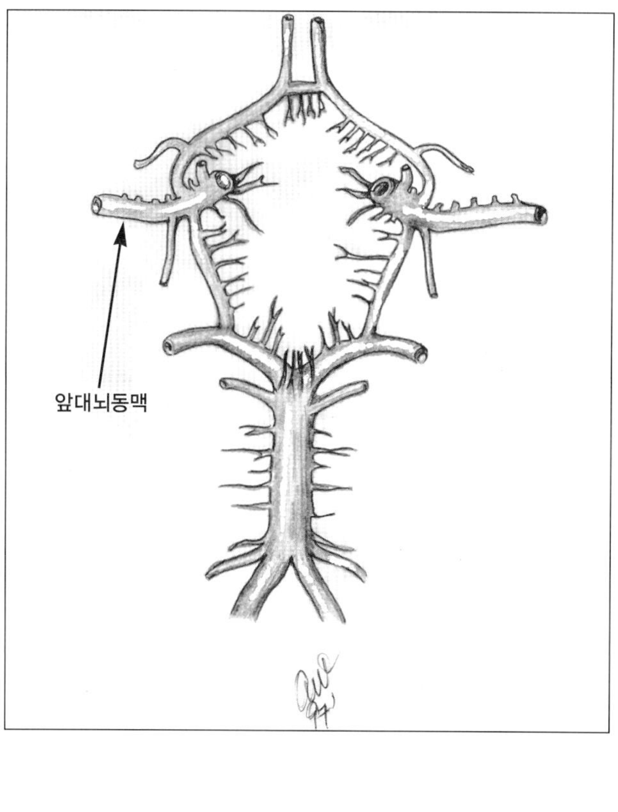

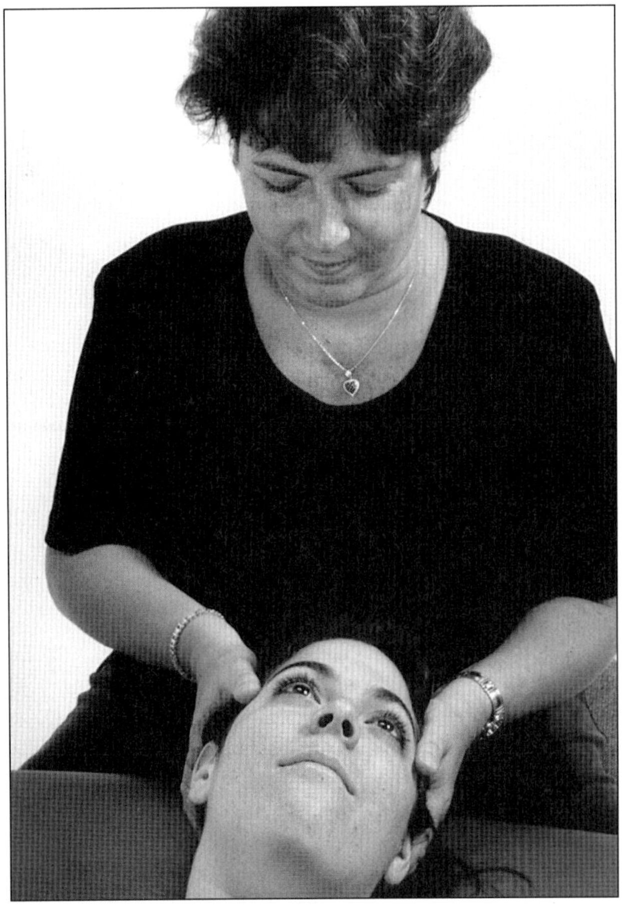

Art/Cranial11: 뒤대뇌동맥
(Cerebral-Posterior Cerebral Artery)

(Netter's 그림판 #131-135)
(양측)

압통점 (TENDER POINT)

관자뼈에 위치함. 귀 위쪽으로 2인치, 그리고 뒤통수꼭지봉합으로부터 앞쪽으로 1인치 떨어진 지점.

치료 (TREATMENT)

- 바로누운자세
- 5g의 힘으로 관자마루봉합의 뒤위쪽면을 부드럽게 압박한다.
- 1 파운드의 힘으로 머리를 천장 쪽으로 들어올린다(굽힘 보다는 병진운동을 일으킨다).
- 목을 동측으로 10° 돌림한다.

목표 (GOAL)

뒤대뇌동맥의 민무늬근을 이완하기 위해

통합적 도수치료 (INTEGRATIVE MANUAL THERAPY™)

대뇌동맥기법은 도수치료사에게 있어 훌륭한 도구이다. 이 기법으로 의외의 결과를 얻을 수 있다. **바닥동맥과 Willis 고리동맥 기법을 양측으로 수행한 이후, 대뇌동맥 기법을 수행해 본다. 모든 가로막(골반가로막, 호흡배가로막, 위가슴문, 머리가로막)을 위한 모든 기법을 양측으로 수행한 이후에, 대뇌동맥의 기법을 수행해 본다.** 이들 대뇌동맥기법은 외상성 뇌손상, 닫힌 뇌손상, 뇌성마비, 무산소 뇌손상, 뇌졸중/CVA, 중금속 중독과 방사선에 의한 독성 뇌손상과 척수손상, 그리고 기타 CNS 장애를 포함한, 중추신경계(뇌와 척수)환자에게 좋은 결과를 줄 수 있다. 뒤대뇌동맥에 대한 이런 심화 스트레인-카운터스트레인 기법은 다음과 같은 사항에 적합하다: 시각 손상, 시각 인지적 문제 및 공간적 문제, 평형과 균형, 협응의 문제, 척수손상, 속질과 다리뇌의

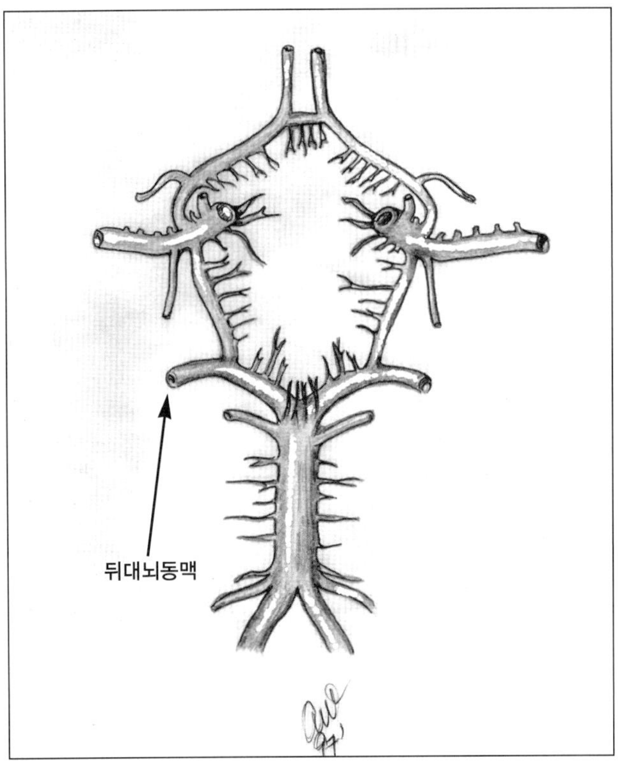

뇌줄기 문제, 피라미드길 교차 기능장애에 의한 경직, 모든 뇌신경 문제(예를 들어, 구토를 일으키는 미주신경 손상, 말하기와 삼키기 손상을 일으키는 혀밑신경의 문제, 사경을 일으키는 척수더부신경 문제, 눈근육장애를 일으키는 눈돌림신경, 도르래신경, 갓돌림신경).

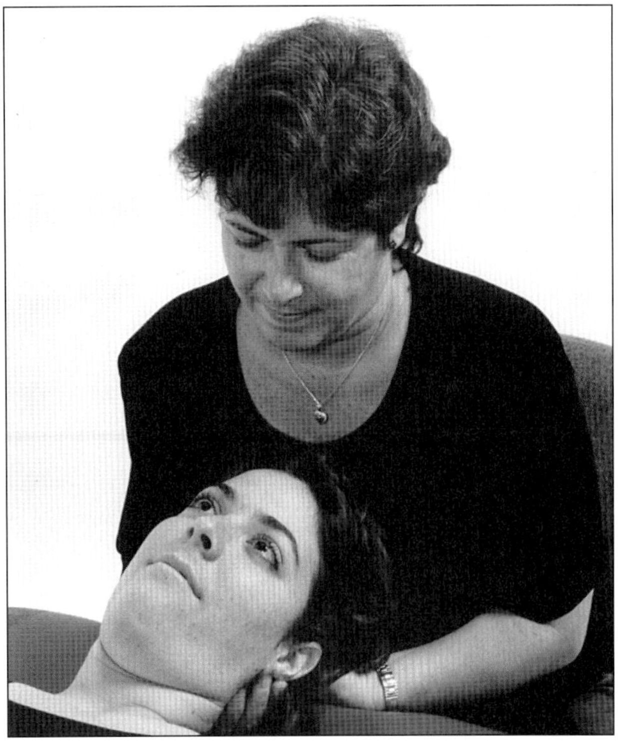

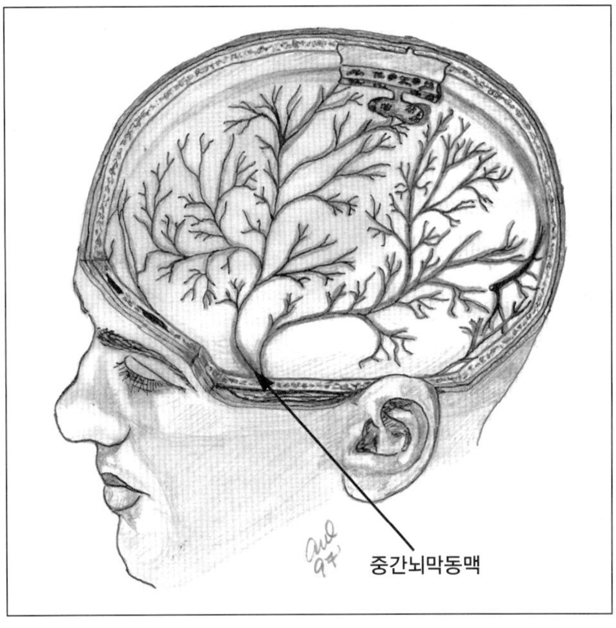

Art/Cranial12: 중간뇌막동맥
(Middle Meningeal Artery)

(Netter's 그림판 #95)

(양측)

압통점 (TENDER POINT)

뒤통수밑공간. 꼭지돌기의 꼭대기로부터 안쪽으로 183인치 떨어진 지점. 압통점을 압박한다.

치료 (TREATMENT)

- 바로누운자세
- 뒤통수뼈를 동측으로 가쪽 활주시킨다.
- C1-C7의 폄 없이 고리뼈에 대해 뒤통수뼈를 젖힘한다.
- 목을 동측으로 25° 돌림한다.

목표 (GOAL)

중간뇌막동맥의 민무늬근을 이완하기 위해

통합적 도수치료 (INTEGRATIVE MANUAL THERAPY™)

모든 가로막(골반가로막, 호흡 배가로막, 위가슴문, 머리가로막)을 위한 모든 기법을 양측으로 수행한 이후에, 중간뇌막동맥의 기법을 수행해 본다. 이 기법은 요통이든 척수손상이든 모든 척추환자에게 적용될 수 있다. 이 기법은 종종 외상 후, 수술 후, 질병 후에 발생하는 거미막염의 치료에 효과적이다. 수막동맥 주위의 척수가 수축할 때, 척수섬유증이 감지된다. 이 기법은 크래니얼테라피와 머리-엉치치료에 앞서, 그리고 신경근막이완술(Weiselfish-Giammatteo)에 앞서 수행될 수 있다.

제 15 장

동맥을 위한 심화 스트레인-카운터스트레인 기법
ADVANCED STRAIN AND COUNTERSTRAIN FOR ARTERIES

심폐계 (Cardiopulmonary System)

Art/Cardio1: 대동맥 (Aorta)

(Netter's 그림판 #216-221, 247-249, 333)
(편측)

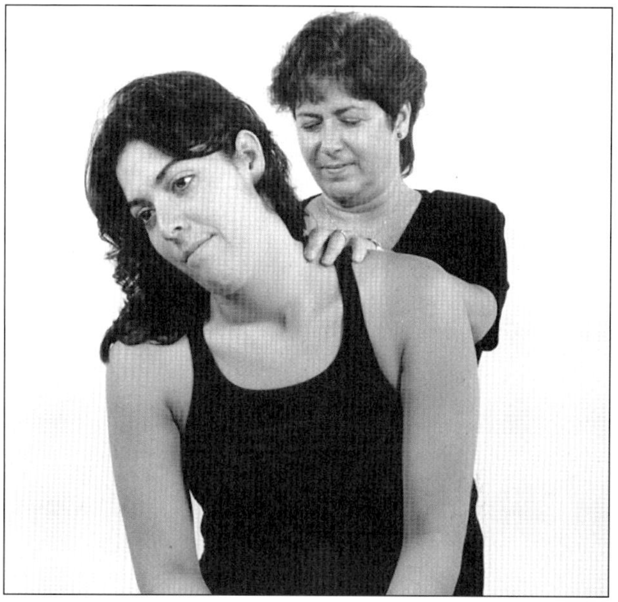

압통점 (TENDER POINT)

4번째 갈비뼈인, 왼쪽 중간빗장선.

치료 (TREATMENT)

- 앉은자세
- 몸통을 오른쪽으로 10° 돌림한다.
- 몸통을 오른쪽으로 10-15° 옆굽힘한다.
- 목을 오른쪽으로 10° 돌림한다.
- 목을 오른쪽으로 5° 옆굽힘한다.
- 가동성 평가: T2-T4의 위쪽 가동성 검사를 실시한다. 위쪽활주의 가동성이 가장 적은 척추뼈를 선택한다.
- T2, T3, 혹은 T4의 가시돌기를 굽힘으로 과압박한다 (위쪽 활주). 가장 가동성이 적은 척추뼈를 굽힘한다.
- L3의 가시돌기를 위쪽으로 들어올린다.

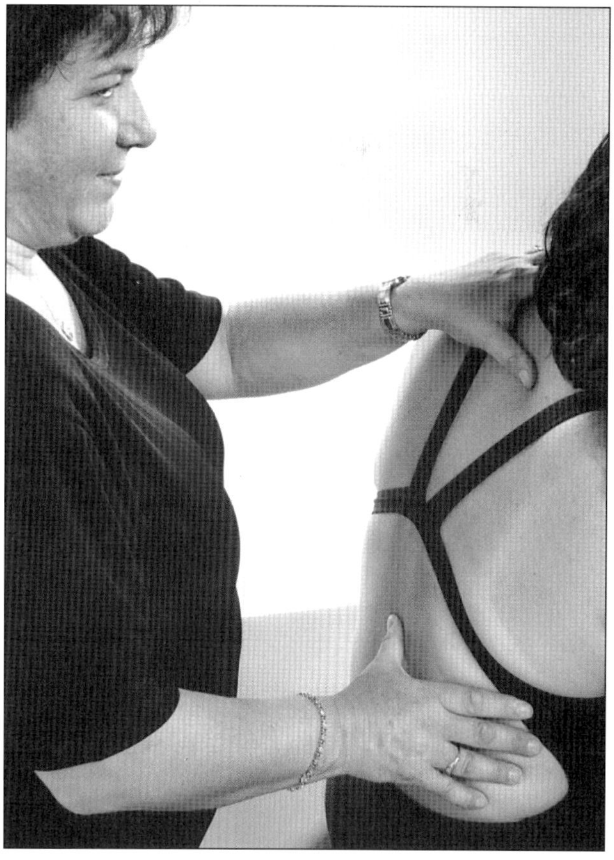

목표 (GOAL)

대동맥의 민무늬근을 이완하기 위해

통합적 도수치료 (INTEGRATIVE MANUAL THERAPY™)

모든 가로막(골반가로막, 호흡 배가로막, 위가슴문, 머리가로막)을 위한 모든 기법을 양측으로 수행한 이후에, 심폐 기법을 수행해 본다. 이런 놀라운 기법은 몸통성 질환을 가진 환자에게 여러 가지 변화를 일으킬 수 있다. 몸은 막의 투과성 때문에, 동맥을 보호한다. 동맥의 취약성에 영향을 줄 것이다. 몸은 보호작용을 할 것이다.

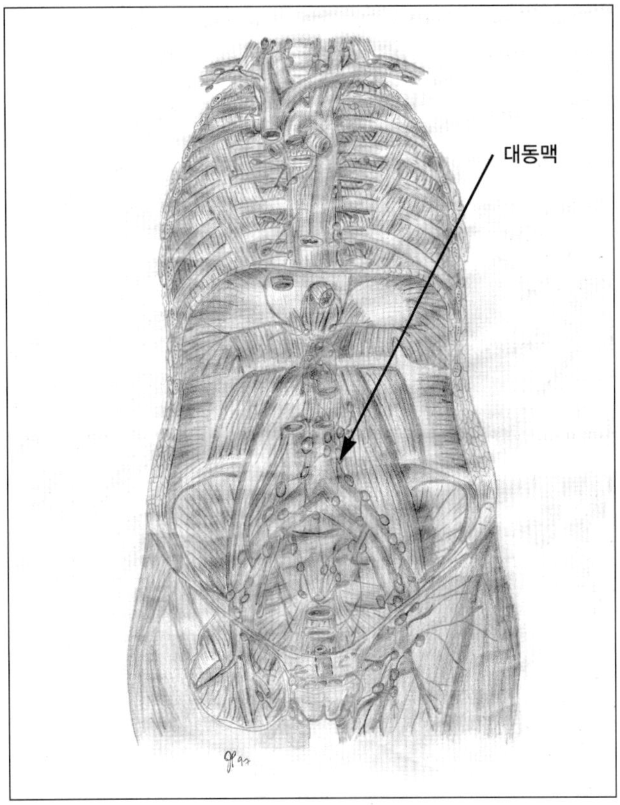

이런 보호는 더 이상 동맥 손상을 일으키지 않을 것이다. 몸은 억제 역할을 할 것이다: 보호성 근경련과 근막의 타이트함, 그리고 가동범위의 제한 등. 예를 들어, 대동맥의 근육이 긴장항진되어 있으면, 왼쪽 팔이음뼈가 보호성 근경련 상태에 있게 되어, 가로벌림, 폄과 가쪽돌림이 억제될 것이다. 만약 대동맥이 위험한 상태에 있으면, 왼쪽 팔이음뼈의 가로벌림, 폄 및 가쪽돌림이 대동맥의 긴장을 유발시킬 수 있다. 비촉진성 근막이완술을 적용하는 동안, 심화 스트레인-카운터스트레인 기법을 1 분 이상 유지한다: 그 결과는 매우 효과적일 것이다. 심폐환자와 심혈관환자를 대상으로 검사전과 검사후의 맥박과 혈압을 측정한다. 다음 사항을 포함하고, 이 기법 이후의 즉각적인 가동범위 증가를 관찰한다: 왼쪽 팔이음뼈와 어깨관절의 움직임, 목의 움직임 특히, 폄과 오른쪽 돌림, 오른쪽 옆굽힘), 등뼈 움직임(폄과 오른쪽 돌림, 오른쪽 옆굽힘). 대동맥 주위의 긴장으로부터 오는 바깥세포성 부종으로 인한 전신 부종에도 변화가 종종 일어난다. 경우에 따라 식도/대동맥 연결부의 긴장 감소 때문에, 가슴앓이가 가라앉는다. 식도/대동맥 연결부는 산생산과 관련된다(종종 통풍의 감소가 일어난다). 변화를 이해하기 위해, 기법을 적용하기에 앞서, 몸의 모든 징후와 증상을 관찰한다. 이 기법은 Jones 스트레인-카운터스트레인 기법 이후에 적용되는 것이 가장 좋고(작은가슴근의 긴장항진을 제거하는 효과가 있다), 그 다음 왼쪽 빗장가슴 부위를 위한 3면 근막 초점 기법(Weiselfish-Giammatteo, 근막이완술)을 적용한다. 왼쪽 TOS(아래가슴문 증후군)과 RSD(반사성 교감이영양증),왼쪽팔 협심증 등에 이 기법을 적용해 본다. 이 기법에 대한 금기증은 없다.

Art/Cardio2: 폐의 동맥
(Arteries of the Lung)

(Netter's 그림판 #193-199)
(양측)

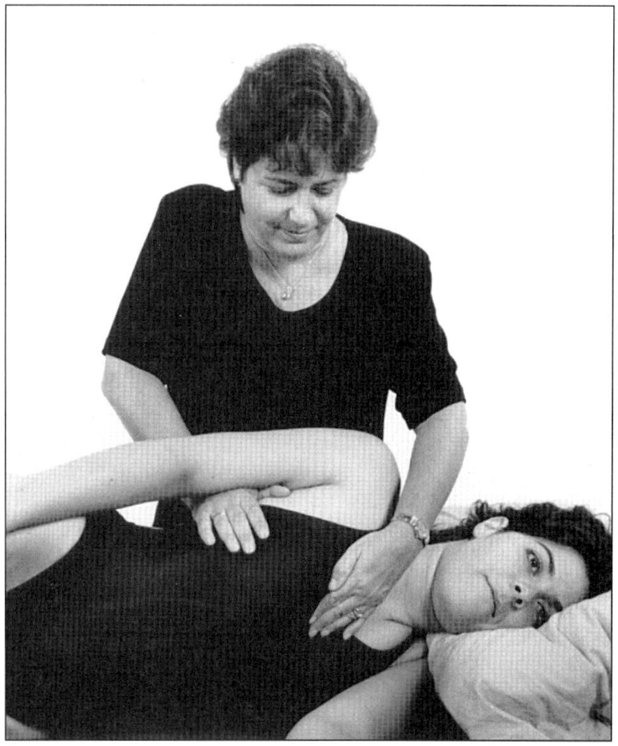

압통점 (TENDER POINT)

4번째 복장연골관절선의 바로 가쪽

치료 (TREATMENT)

- 반대측으로 옆으로 누운자세
- 4번째 복장연골관절을 뒤쪽 방향으로 압박을 한다.
- 4번째 복장연골관절을 아래쪽 방향으로 압박을 한다.
- 3 파운드의 힘으로 가쪽갈비우리를 가쪽에서 안쪽 방향으로 압박한다.

목표 (GOAL)

폐동맥의 민무늬근을 이완하기 위해

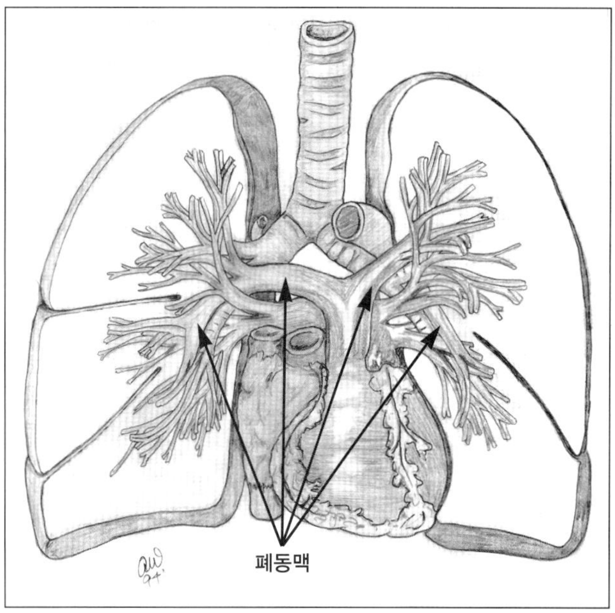

통합적 도수치료 (INTEGRATIVE MANUAL THERAPY™)

모든 가로막(골반가로막, 호흡 배가로막, 위가슴문, 머리가로막)을 위한 모든 기법을 양측으로 수행한 이후에, 심폐 기법을 수행해 본다. 이 기법은 모든 심혈관 질환과 호흡계 질환에 영향을 줄 것이다. 그리고 근육이 긴장항진 상태에 있을 때 보호를 위해 이들 동맥 주위의 가슴이 수축하기 때문에, 이 기법은 천식과 기관지 경련에 좋은 영향을 줄 것이다. 갈비 팽창이 드라마틱하게 증가할 것이다. 6개월에서 12개월 동안 이 기법을 여러 번 반복하면, 만성 흡연, 방사선 치료, 수술 등의 혈관조직 손상으로 인한 폐의 괴사가 치유되기 시작한다. 이 기법에는 금기증이 없다. 치유를 향상시키기 위해, 심장수술과 폐수술 직후에 이 기법을 사용할 수 있다.

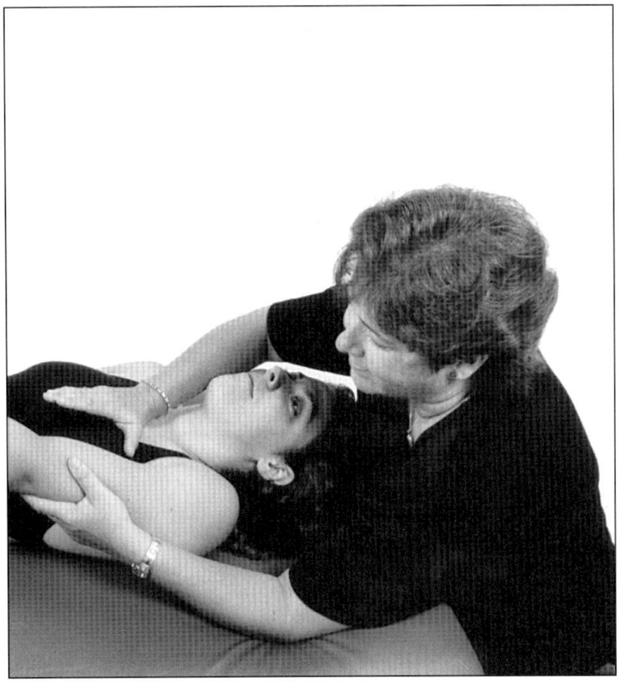

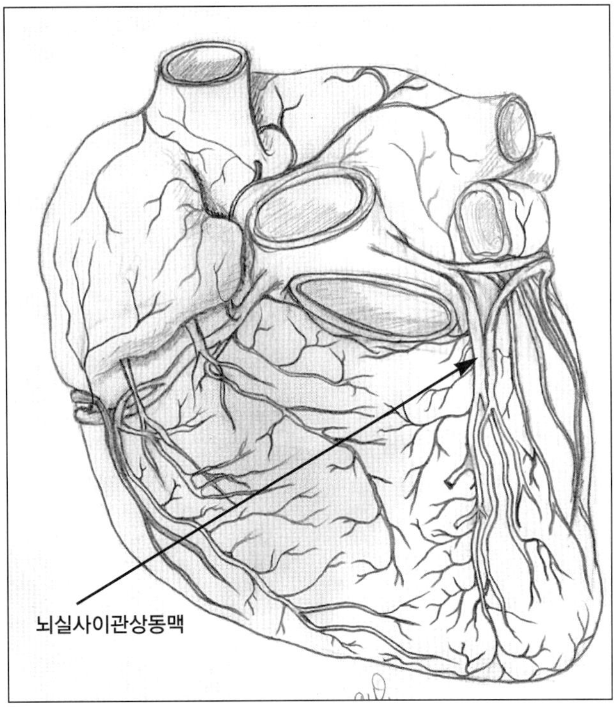

Art/Cardio3: 뇌실사이동맥
(Intraventricular Coronary Arteries)

(Netter's 그림판 #204-215)
(양측)

압통점 (TENDER POINT)

2번째 복장연골관절의 관절선

치료 (TREATMENT)

- 바로누운자세
- 5g의 힘으로 2번째 복장연골관절을 앞쪽에서 뒤쪽으로 압박한다.
- 그 다음(압박을 유지한 다음), 5g의 힘으로 아랫방향으로 압박한다.
- 그 다음, 5g의 힘으로 압통점의 옆쪽으로 가쪽 압박한다.
- 위의 모든 힘을 유지한다.
- 팔을 쭉 편 상태에서, 어깨관절을 30° 굽힌다.

목표 (GOAL)

뇌실사이관상동맥의 민무늬근을 이완하기 위해

통합적 도수치료 (INTEGRATIVE MANUAL THERAPY™)

모든 가로막(골반가로막, 호흡 배가로막, 위가슴문, 머리가로막)을 위한 모든 기법을 양측으로 수행한 이후에, 심폐 기법을 수행해 본다. 이 기법은 양측으로 수행되어야 한다. 이 기법은 관상동맥의 흐름 약화로 발생하는 가슴의 통증과 보호성 근경련을 가진 환자에게 매우 효율적이다. 이 기법에는 금기증이 없다. 이 기법은 심장근육의 혈액 순환을 향상시키는 기법이다. 가장 눈에 띠는 변화는 가동범위의 증가이다. 이 기법을 적용하면, 목, 등, 허리의 폄이 증가한다. 팔이음뼈의 가로벌림과 폄이 증가할 것이다. 관상동맥을 보호하는 몸의 보호성 적응이 줄어들 것이고, 또 머리와 목이 앞쪽으로 쏠리지 않게 되어, 자세가 향상될 것이다. 이 기법 직후에, 종종 "과부의 혹(dowager's hump)"이 뚜렷하게 감소하기도 한다.

Art/Cardio4: 왼쪽 앞내림관상동맥
(Left Anterior Descending Coronary Artery)

(Netter's 그림판 #204-215)
(편측)

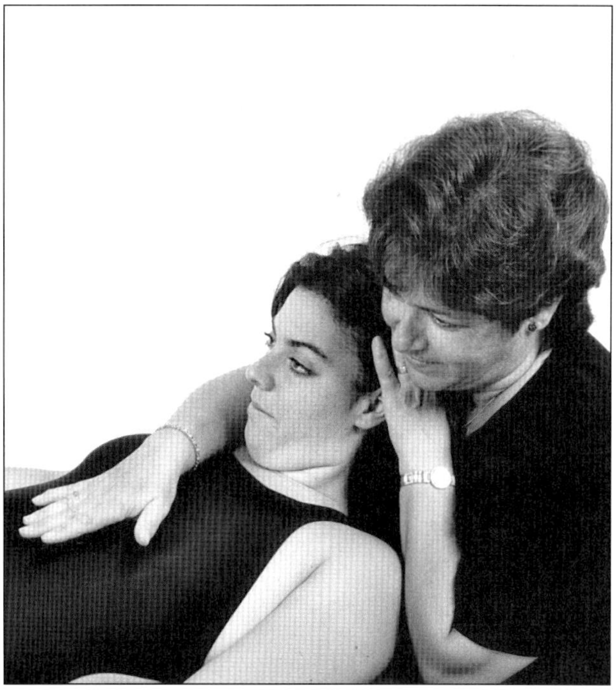

압통점 (TENDER POINT)

7번째 갈비뼈사이공간(7번째와 8번째 갈비뼈 사이)으로서, 왼쪽 복장뼈가장자리로부터 가쪽으로 4인치 떨어진 지점.

치료 (TREATMENT)

- 바로누운자세
- 왼쪽 7번째 갈비뼈사이공간으로 머리, 목, 몸통을 굽힘한다.
- 5g의 힘으로 뒤쪽 방향으로 압통점을 압박한다.
- 5g의 힘으로 압통점을 안쪽 방향으로 압박한다.
- 5g의 힘으로 압통점을 아랫방향으로 압박한다.

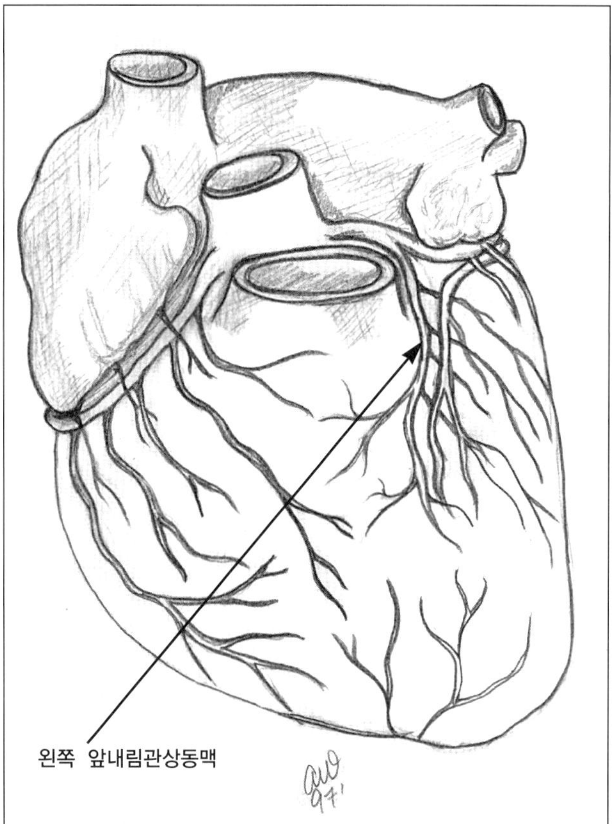

목표 (GOAL)

왼쪽 앞내림관상동맥의 민무늬근을 이완하기 위해

통합적 도수치료 (INTEGRATIVE MANUAL THERAPY™)

모든 가로막(골반가로막, 호흡 배가로막, 위가슴문, 머리가로막)을 위한 모든 기법을 양측으로 수행한 이후에, 심폐 기법을 수행해 본다. 이 기법은 양측으로 수행되어야 한다. 이 기법은 상동맥의 흐름 약화로 발생하는 가슴의 통증과 보호성 근경련을 가진 환자에게 매우 효율적이다. 이 기법에는 금기증이 없다. 이 기법은 심장근육의 혈액 순환을 향상시키는 기법이다. 가장 눈에 띠는 변화는 가동범위의 증가이다. 이 기법을 적용하면, 목, 등, 허리의 폄이 증가한다. 팔이음뼈의 가로벌림과 폄이 증가할 것이다. 관상동맥을 보호하는 몸의 보호성 적응이 줄어들 것이고, 또 머리와 목이 앞쪽으로 쏠리지 않게 되어, 자세가 향상될 것이다. 이 기법 직후에, 종종 "과부의 혹(dowager's hump)"이 뚜렷하게 감소하기도 한다.

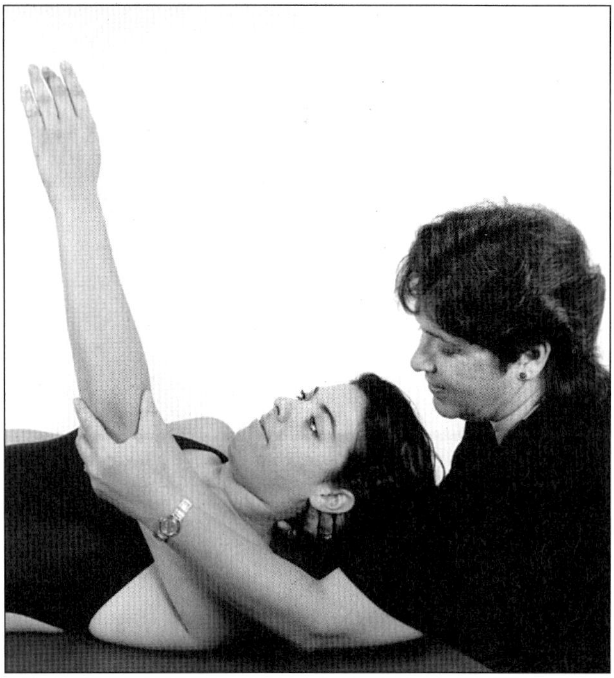

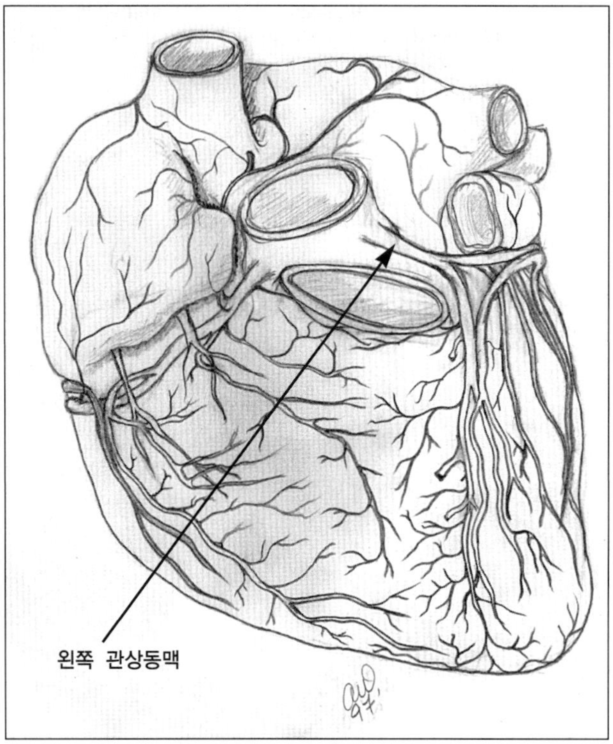

Art/Cardio5: 왼쪽 관상동맥
(Left Coronary Arteries)

(Netter's 그림판 #204-215) (편측)

압통점 (TENDER POINT)

왼쪽 3번째 갈비뼈로서, 복장연골관절에서 왼쪽으로 2인치 떨어진 지점

치료 (TREATMENT)

- 바로누운자세
- 왼쪽 어깨관절을 50° 굽힌다.
- 왼쪽 어깨관절을 30° 가로모음한다.
- 왼쪽 팔꿈치를 쭉 편다.
- 1 파운드의 힘으로 머리를 천장 쪽으로 들어올린다 (목의 굽힘 보다는 머리의 병진운동).
- 뒤통수고리관절을 압박한다. 뒤통수뼈에 놓인 손으로 뒤통수뼈를 고리뼈 쪽으로 압박한다.

목표 (GOAL)

왼쪽 관상동맥의 민무늬근을 이완하기 위해

통합적 도수치료 (INTEGRATIVE MANUAL THERAPY™)

모든 가로막(골반가로막, 호흡 배가로막, 위가슴문, 머리가로막)을 위한 모든 기법을 양측으로 수행한 이후에, 심폐 기법을 수행해 본다. 이 기법은 양측으로 수행되어야 한다. 이 기법은 관상동맥의 흐름 약화로 발생하는 가슴의 통증과 보호성 근경련을 가진 환자에게 매우 효율적이다. 이 기법에는 금기증이 없다. 이 기법은 심장근육의 혈액순환을 향상시키는 기법이다. 가장 눈에 띄는 변화는 가동범위의 증가이다. 이 기법을 적용하면, 목, 등, 허리의 폄이 증가한다. 팔이음뼈의 가로벌림과 폄이 증가할 것이다. 관상동맥을 보호하는 몸의 보호성 적응이 줄어들 것이고, 또 머리와 목이 앞쪽으로 쏠리지 않게 되어, 자세가 향상될 것이다. 이 기법 직후에, 종종 "과부의 혹(dowager's hump)"이 뚜렷하게 감소하기도 한다.

Art/Cardio6: 모서리관상동맥
(Marginal Coronary Arteries)

(Netter's 그림판 #204-215)
(양측)

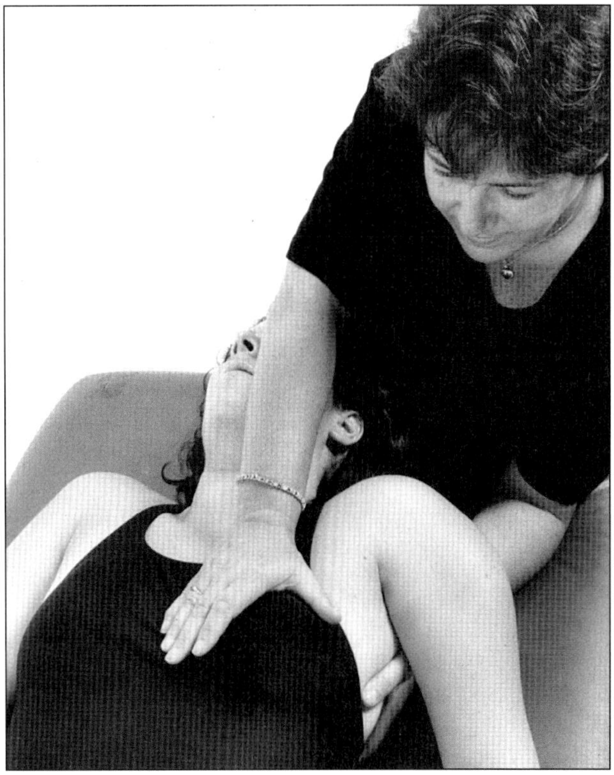

압통점 (TENDER POINT)

3번째 갈비뼈사이공간으로서, 복장뼈가장자리로부터 가쪽으로 2인치 떨어진 지점

치료 (TREATMENT)

- 바로누운자세
- 동측 위쪽 갈비우리의 뒤가쪽 가장자리에 손을 배치한다.
- 갈비우리를 천장 쪽으로 들어올린다(앞쪽으로). 즉, 테이블로부터 1인치 떨어지게 한다.
- 그 다음, 5g의 힘으로 뒤쪽 방향으로 동측 압통점을 압박한다.
- 5g의 힘으로 동측 압통점을 안쪽 방향으로 압박한다.

목표 (GOAL)

모서리관상동맥의 민무늬근을 이완하기 위해

통합적 도수치료 (INTEGRATIVE MANUAL THERAPY™)

모든 가로막(골반가로막, 호흡 배가로막, 위가슴문, 머리가로막)을 위한 모든 기법을 양측으로 수행한 이후에, 심폐 기법을 수행해 본다. 이 기법은 양측으로 수행되어야 한다. 이 기법은 관상동맥의 흐름 약화로 발생하는 가슴의 통증과 보호성 근경련을 가진 환자에게 매우 효율적이다. 이 기법에는 금기증이 없다. 이 기법은 심장근육의 혈액 순환을 향상시키는 기법이다. 가장 눈에 띠는 변화는 가동범위의 증가이다. 이 기법을 적용하면, 목, 등, 허리의 폄이 증가한다. 팔이음뼈의 가로벌림과 폄이 증가할 것이다. 관상동맥을 보호하는 몸의 보호성 적응이 줄어들 것이고, 또 머리와 목이 앞쪽으로 쏠리지 않게 되어, 자세가 향상될 것이다. 이 기법 직후에, 종종 "과부의 혹(dowager's hump)"이 뚜렷하게 감소하기도 한다.

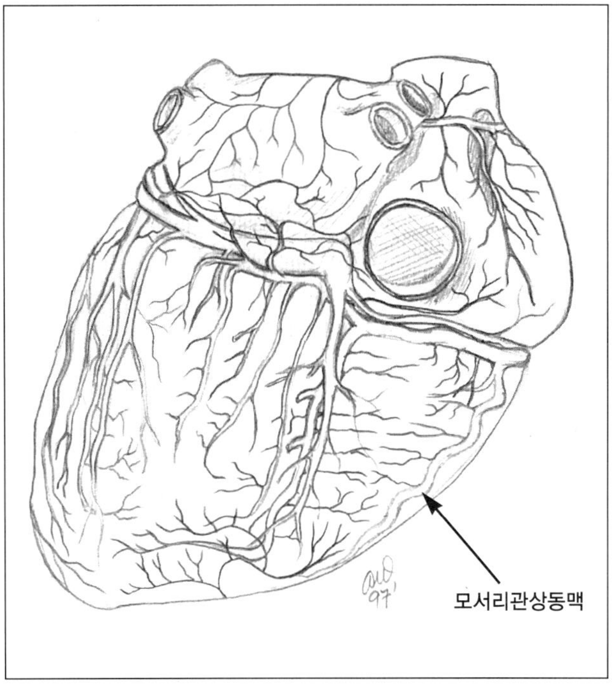

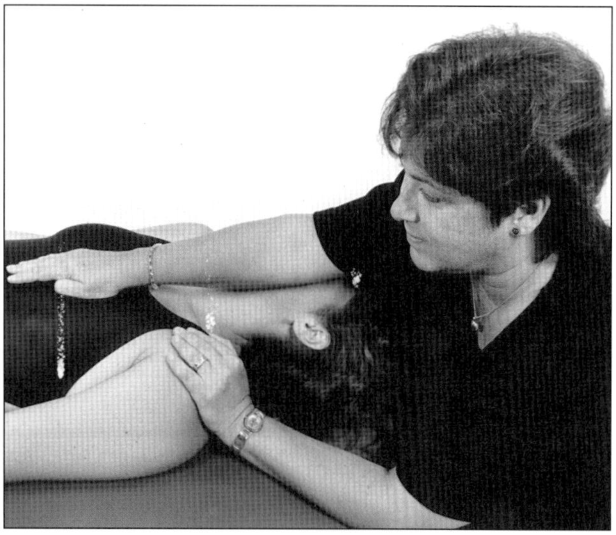

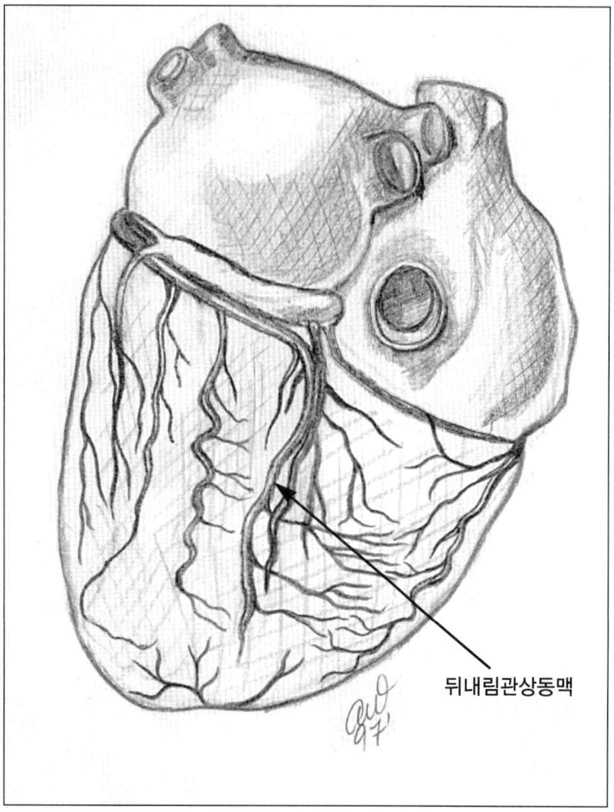

Art/Cardio7: 뒤내림동맥
(Posterior Descending Coronary Arteries)

(Netter's 그림판 #204-216)
(양측)

압통점 (TENDER POINT)

6번째 갈비뼈, 복장뼈가장자리에서 가쪽으로 3인치 떨어진 지점

치료 (TREATMENT)

- 바로누운자세
- 위쪽(봉우리돌기)에 놓인 손으로 동측 팔이음뼈를 아랫방향으로 압박한다.
- 5g의 힘으로 동측 팔이음뼈를 안쪽으로 압박한다.
- 그 다음, 5g의 힘으로 동측 압통점을 뒤쪽방향으로 압박한다.

목표 (GOAL)

뒤내림관상동맥의 민무늬근을 이완하기 위해

통합적 도수치료 (INTEGRATIVE MANUAL THERAPY™)

모든 가로막(골반가로막, 호흡 배가로막, 위가슴문, 머리가로막)을 위한 모든 기법을 양측으로 수행한 이후에, 심폐 기법을 수행해 본다. 이 기법은 양측으로 수행되어야 한다. 이 기법은 관상동맥의 흐름 약화로 발생하는 가슴의 통증과 보호성 근경련을 가진 환자에게 매우 효율적이다. 이 기법에는 금기증이 없다. 이 기법은 심장근육의 혈액 순환을 향상시키는 기법이다. 가장 눈에 띄는 변화는 가동범위의 증가이다. 이 기법을 적용하면, 목, 등, 허리의 폄이 증가한다. 팔이음뼈의 가로벌림과 폄이 증가할 것이다. 관상동맥을 보호하는 몸의 보호성 적응이 줄어들 것이고, 또 머리와 목이 앞쪽으로 쏠리지 않게 되어, 자세가 향상될 것이다. 이 기법 직후에, 종종 "과부의 혹(dowager's hump)"이 뚜렷하게 감소하기도 한다.

Art/Cardio8: 오른쪽 관상동맥
(Right Coronary Artery)

(Netter's 그림판 #204-215)
(편측)

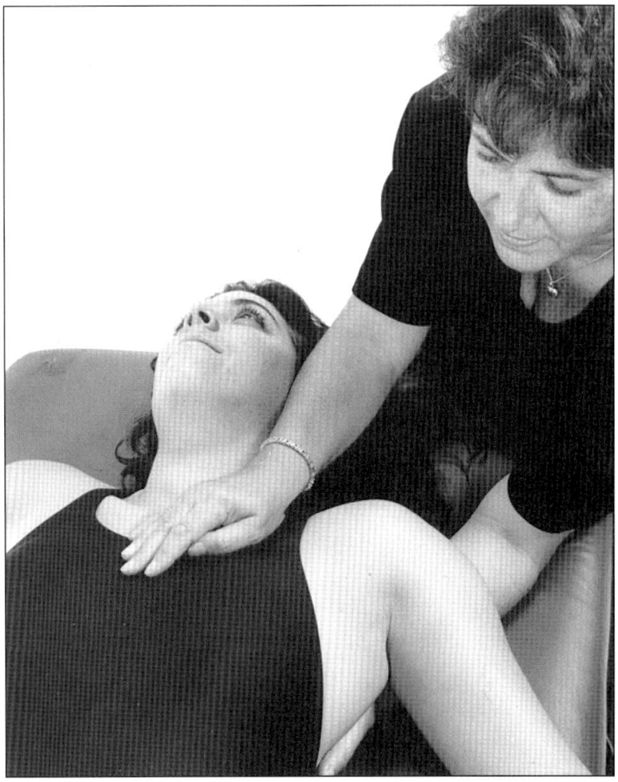

압통점 (TENDER POINT)

오른쪽 빗장밑근의 중간 부분(뒤쪽 방향)

치료 (TREATMENT)

- 바로누운자세
- 5g의 힘으로 오른쪽 빗장밑근을 뒤쪽 방향으로 압박한다.
- 그 다음, 등쪽에 놓인 손으로 심장을 치료대로부터 약 1인치 정도 들어올린다(뒤쪽에서 앞쪽으로).

목표 (GOAL)

오른쪽 관상동맥의 민무늬근을 이완하기 위해

통합적 도수치료 (INTEGRATIVE MANUAL THERAPY™)

모든 가로막(골반가로막, 호흡 배가로막, 위가슴문, 머리가로막)을 위한 모든 기법을 양측으로 수행한 이후에, 심폐 기법을 수행해 본다. 이 기법은 양측으로 수행되어야 한다. 이 기법은 관상동맥의 흐름 약화로 발생하는 가슴의 통증과 보호성 근경련을 가진 환자에게 매우 효율적이다. 이 기법에는 금기증이 없다. 이 기법은 심장근육의 혈액 순환을 향상시키는 기법이다. 가장 눈에 띄는 변화는 가동범위의 증가이다. 이 기법을 적용하면, 목, 등, 허리의 폄이 증가한다. 팔이음뼈의 가로벌림과 폄이 증가할 것이다. 관상동맥을 보호하는 몸의 보호성 적응이 줄어들 것이고, 또 머리와 목이 앞쪽으로 쏠리지 않게 되어, 자세가 향상될 것이다. 이 기법 직후에, 종종 "과부의 혹(dowager's hump)"이 뚜렷하게 감소하기도 한다.

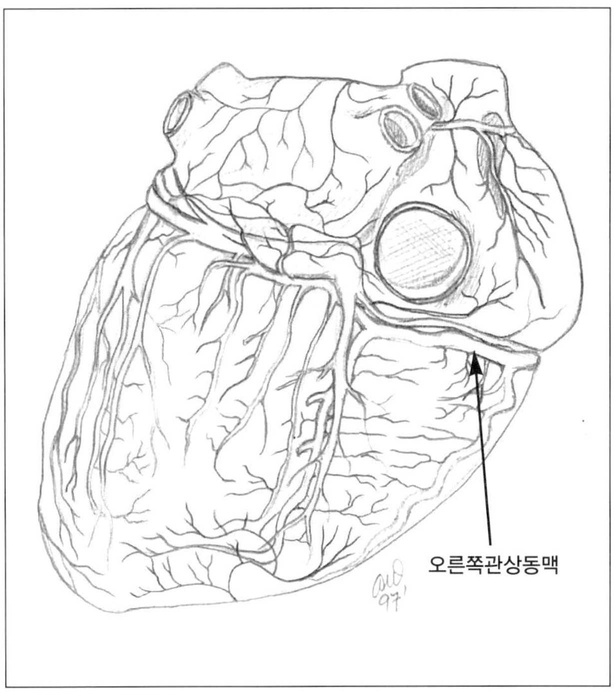

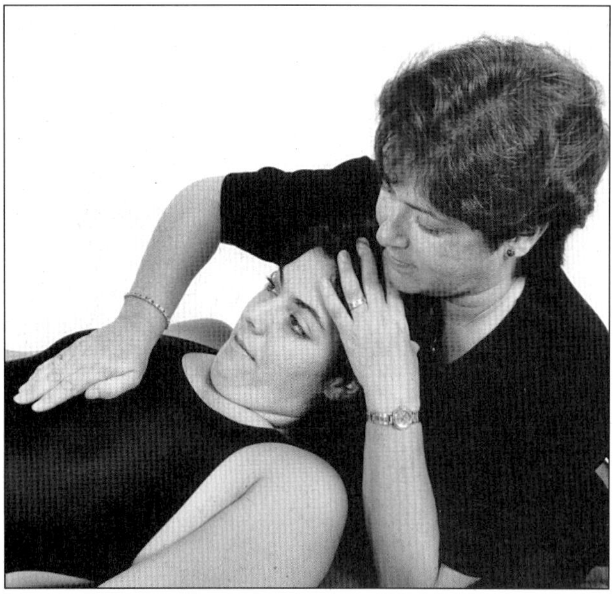

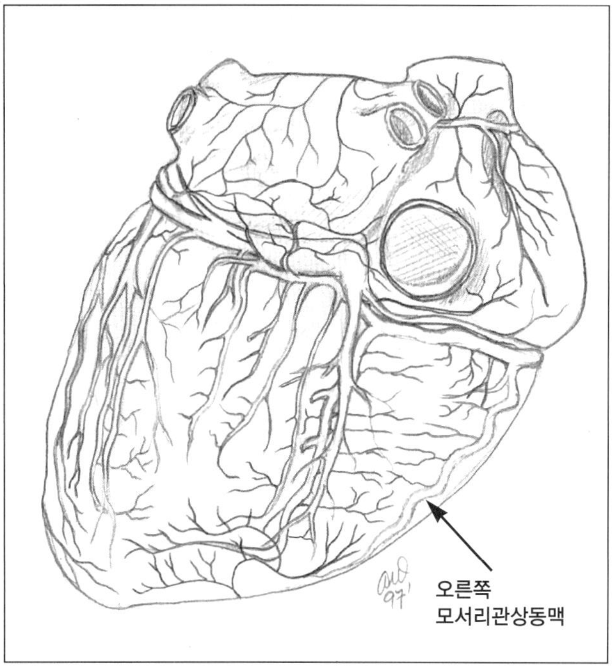

Art/Cardio9: 오른쪽 모서리관상동맥
(Right Marginal Coronary Artery)

(Netter's 그림판 #204-215)
(편측)

압통점 (TENDER POINT)

3번째와 4번째 복장연골관절 사이에 있는 오른쪽 폐의 안쪽면

치료 (TREATMENT)

- 바로누운자세
- 목을 70° 굽힌한다.
- 목을 왼쪽으로 20° 돌림한다.
- 5g의 힘을 압통점의 앞쪽에서 뒤쪽으로 압박한다.

목표 (GOAL)

오른쪽 모서리관상동맥의 민무늬근을 이완하기 위해

통합적 도수치료
(INTEGRATIVE MANUAL THERAPY™)

모든 가로막(골반가로막, 호흡 배가로막, 위가슴문, 머리가로막)을 위한 모든 기법을 양측으로 수행한 이후에, 심폐 기법을 수행해 본다. 이 기법은 양측으로 수행되어야 한다. 이 기법은 관상동맥의 흐름 약화로 발생하는 가슴의 통증과 보호성 근경련을 가진 환자에게 매우 효율적이다. 이 기법에는 금기증이 없다. 이 기법은 심장 근육의 혈액 순환을 향상시키는 기법이다. 가장 눈에 띠는 변화는 가동범위의 증가이다. 이 기법을 적용하면, 목, 등, 허리의 폄이 증가한다. 팔이음뼈의 가로벌림과 폄이 증가할 것이다. 관상동맥을 보호하는 몸의 보호성 적응이 줄어들 것이고, 또 머리와 목이 앞쪽으로 쏠리지 않게 되어, 자세가 향상될 것이다. 이 기법 직후에, 종종 "과부의 혹(dowager's hump)"이 뚜렷하게 감소하기도 한다.

Art/Cardio10: 빗장밑동맥
(Sublcavian Artery)

(Netter's 그림판 #26-29) (양측)

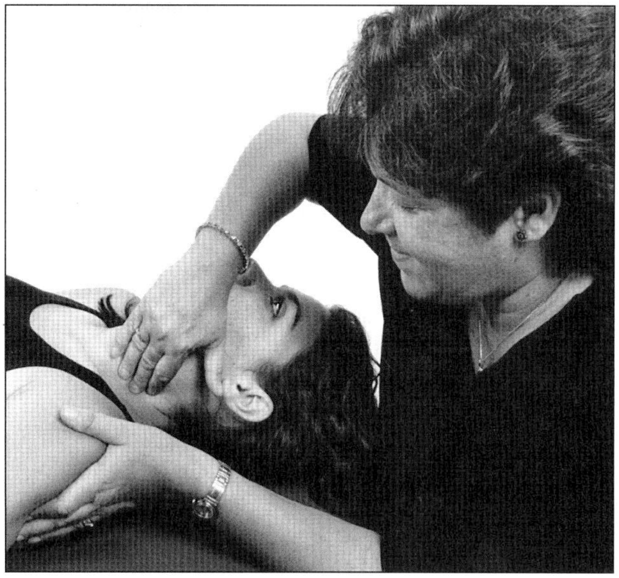

압통점 (TENDER POINT)

폐에 위치함. 복장뼈패임의 중간에서 가쪽으로 3인치 떨어지고, 빗장뼈 아래에 위치함.

치료 (TREATMENT)

- 바로누운자세
- 위팔뼈머리를 앞쪽방향으로 압박하고 활주시킨다 (뒤쪽에서 앞쪽으로).
- C7 가로돌기의 앞쪽에 두 번째 손을 배치한다.
- 5g의 힘으로 뒤쪽, 아래쪽과 안쪽 방향으로 C7 가로돌기를 압박한다.

목표 (GOAL)

빗장밑동맥의 민무늬근을 이완하기 위해

통합적 도수치료 (INTEGRATIVE MANUAL THERAPY™)

모든 가로막(골반가로막, 호흡 배가로막, 위가슴문, 머리가로막)을 위한 모든 기법을 양측으로 수행한 이후에, 심폐기법을 수행해 본다. 이 기법은 TOS(아래가슴문 증후군)와 RDS(반사성 교감이영양증)에 매우 효과적이다. 갈비빗장 공간에서 팔신경얼기의 압박이 있으면, 빗장밑동맥의 흐름이 나빠질 것이다. 이 기법은 빗장밑동맥을 위한 심화 스트레인-카운터스트레인 기법에 앞서 수행되어야 한다. 빗장밑동맥이 100% 감압되기 위해서는, 다음과 같은 Jones의 스트레인-카운터스트레인 기법을 적용하여, 먼저 갈비빗장관절을 열어주어야 한다 : 첫 번째 등뼈의 앞, 7번째 목뼈의 앞, 올림된 첫 번째 갈비뼈, 가쪽 목뼈(첫번째 갈비뼈를 들어올리는 중간목갈비근), 앞뒤 봉우리빗장관절. 클라이언트는 다음과 같은 증상을 가질 것이다: 청색증 혹은 손톱의 가벼운 창백, 손의 발한/끈적거림, 팔다리의 통증과 감각이상, 두통, 어지러움, 현기증 등. 기억해야 할 것은, 척추동맥과 바닥동맥으로 가는 빗장밑동맥의 긴장이 발생한다는 것이다.

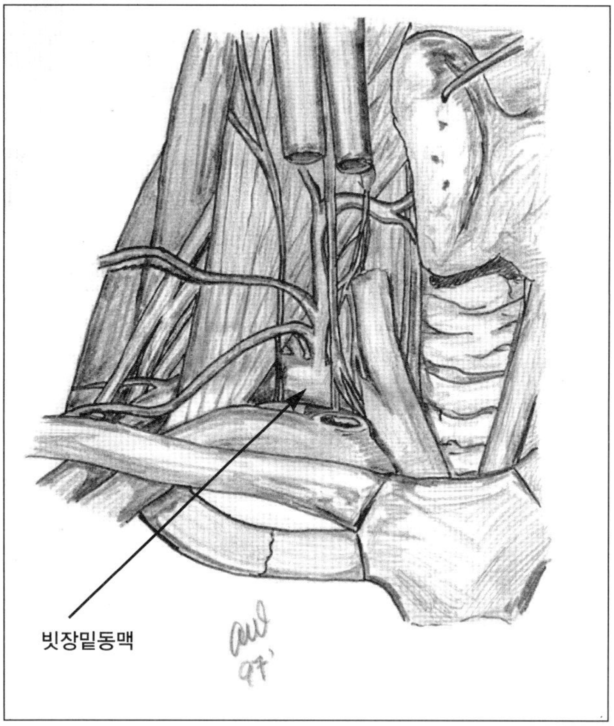

제 16 장

동맥을 위한 심화 스트레인-카운터스트레인 기법
ADVANCED STRAIN AND COUNTERSTRAIN FOR ARTERIES
비뇨생식조직의 동맥 (Arteries to the Urogenital Tissues)

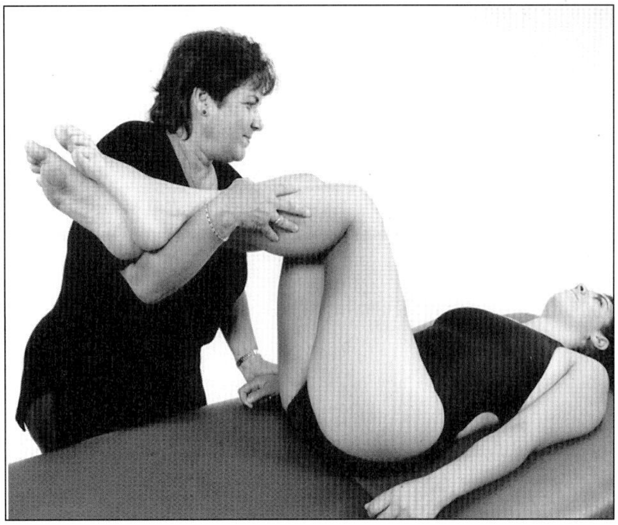

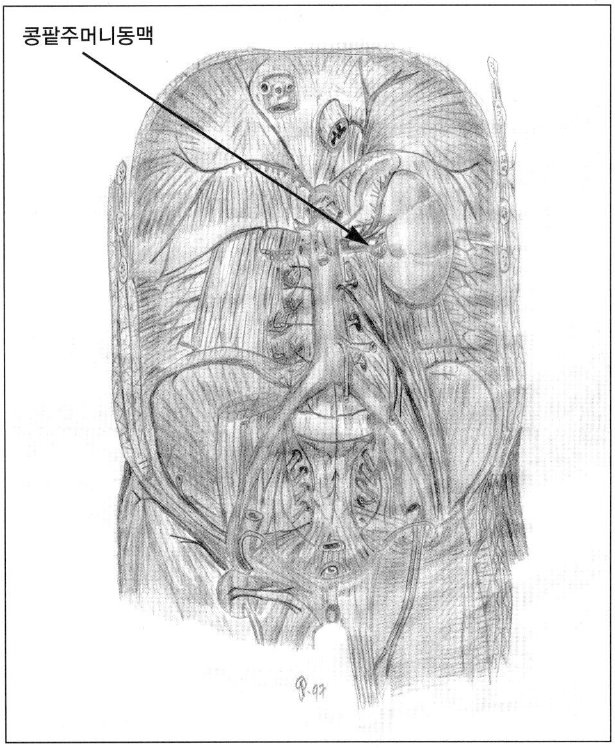

Art/UG1: 콩팥주머니동맥
(Arteries of Capsule of Kidney)

(Netter's 그림판 #315-326)
(양측)

압통점 (TENDER POINT)

12번째 갈비관절에서 가쪽으로 2인치, 그리고 아래쪽으로 1인치 떨어진 지점

치료 (TREATMENT)

- 바로누운자세
- 양쪽 엉덩관절을 90° 굽힌다.
- 양쪽 무릎을 110° 굽힌다.
- 양쪽 무릎을 동측으로 20° 움직인다.
- 10 파운드의 힘으로 중립위의 동측 팔을 당긴다 (세로견인).

목표 (GOAL)

콩팥주머니동맥의 민무늬근을 이완하기 위해

통합적 도수치료 (INTEGRATIVE MANUAL THERAPY™)

모든 가로막(골반가로막, 호흡 배가로막, 위가슴문, 머리가로막)을 위한 모든 기법을 양측으로 수행한 이후에, 콩팥주머니동맥 기법을 수행해 본다. 종종 혈압, 심장압 및 심장주위 압, 콩팥과 간의 긴장 등으로 인한 문제가 일어나고, 이들은 동맥 흐름의 합병증 때문에, 콩팥주머니에 영향을 준다. 이 기법의 결과는 콩팥의 기능을 향상시키고, 다음과 같은 것들이 나타난다: 요실금 감소, 요절박 감소, 소변 도중의 화끈거림 감소 등. 이 기법으로 일어나는 가장 뚜렷한 변화는 아래등뼈와 윗허리뼈의 가동범위 증가와 요통 감소이다.

Art/UG2: 콩팥동맥 (Renal Artery)

(Netter's 그림판 #247, 315-326) (양측)

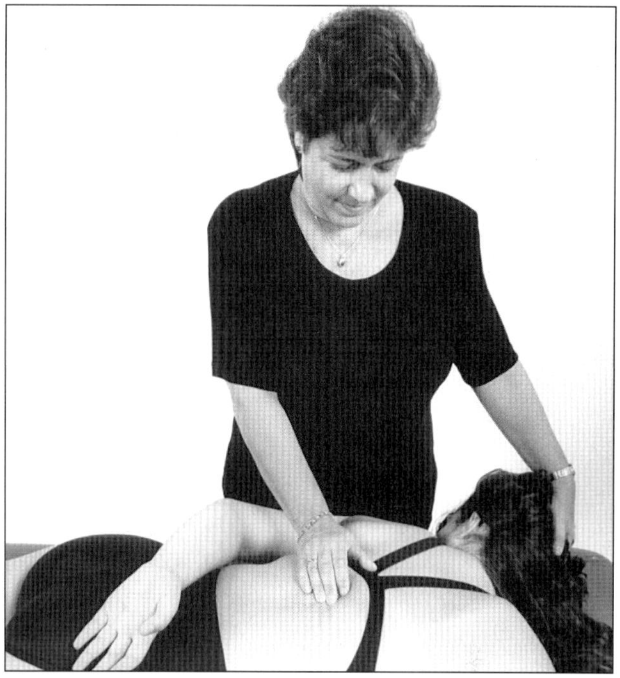

압통점 (TENDER POINT)

9번째 갈비뼈의 앞쪽면 아래 지점으로서, 복장뼈가장자리에서 가쪽으로 3인치 떨어진 지점

치료 (TREATMENT)

- 엎드린 자세
- 목을 동측으로 60° 돌림한다.
- 목을 동측으로 30° 옆굽힘한다.
- 동측의 팔이음뼈를 15° 내림한다(봉우리돌기의 위쪽에서 압박한다).
- 동측 손의 등쪽을 반대측 엉치엉덩관절 위에 배치한다.
- 몸통을 동측으로 15° 옆굽힘한다.
- T10 가시돌기를 압박하여 동측으로 가쪽활주시킨다.
- 1 파운드의 힘으로 동측의 9번째 갈비뼈각을 안쪽으로 압박한다.

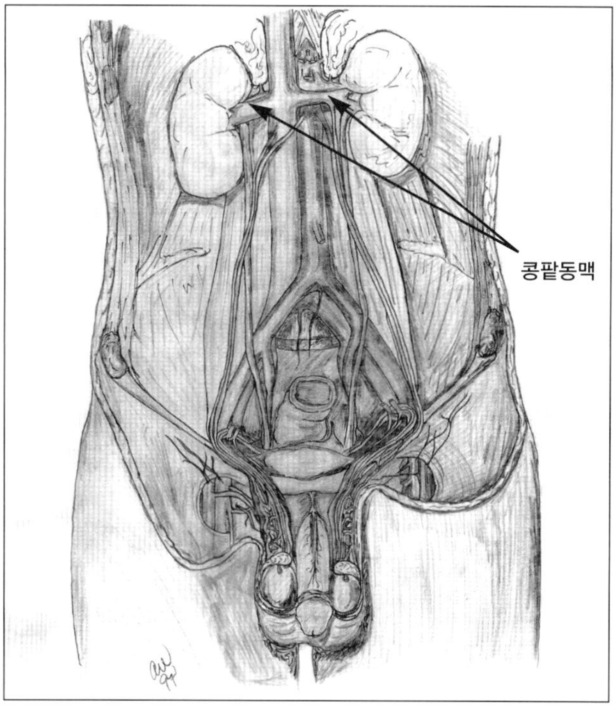

목표 (GOAL)

콩팥동맥의 민무늬근을 이완하기 위해

통합적 도수치료 (INTEGRATIVE MANUAL THERAPY™)

모든 가로막(골반가로막, 호흡 배가로막, 위가슴문, 머리가로막)을 위한 모든 기법을 양측으로 수행한 이후에, 콩팥동맥 기법을 수행해 본다. 종종 콩팥동맥의 근조직 긴장항진 때문에, 아랫등의 조직이 타이트해진다. 동맥의 기능과 혈관막의 취약성 때문에 몸은 동맥을 보호한다. 콩팥동맥을 보호하는 근경련과 근막의 타이트함 때문에 아랫등의 긴장이 일어날 것이다. 그러므로 이 기법이 적용되면 허리뼈의 가동범위가 증가할 것이다. 경우에 따라, 콩팥동맥의 이런 제한이 콩팥 주위 조직의 가동성을 억제한다. 이것으로 인해 내장기 도수교정(Barral)이 필요하다.

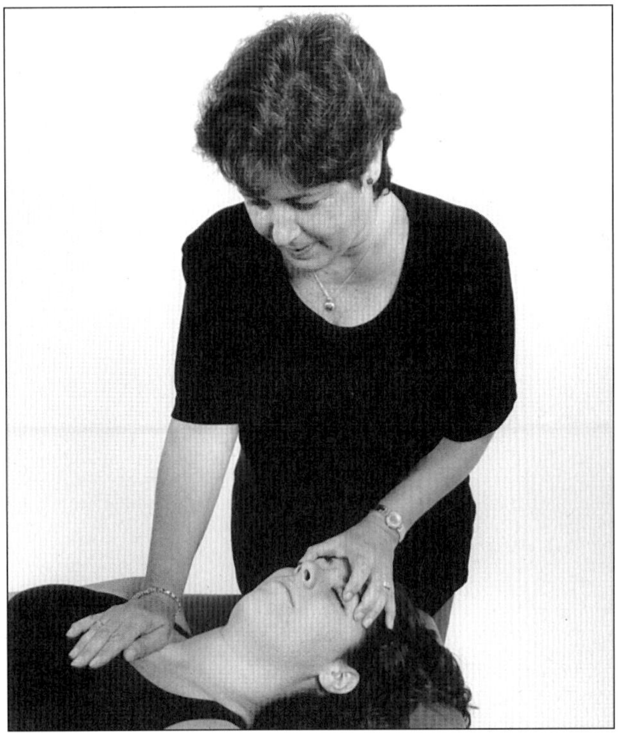

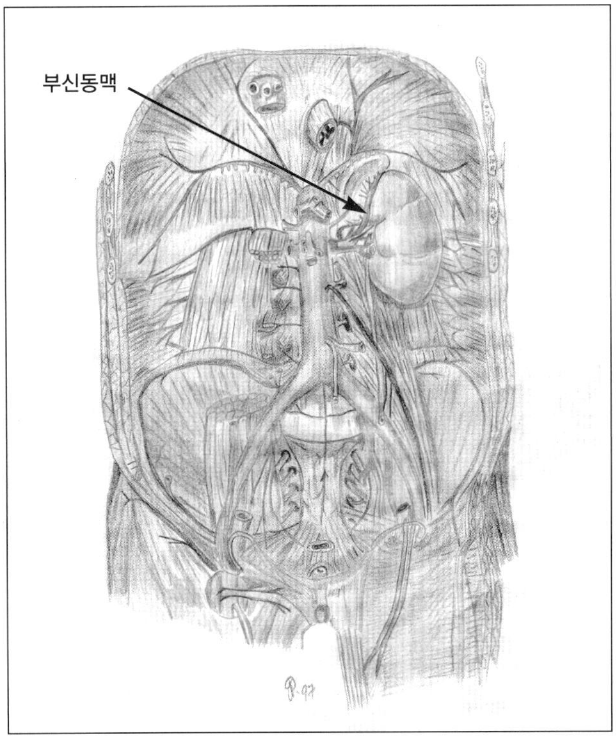

Art/UG3: 부신동맥 (Suprarenal Artery)

(Netter's그림판 #315-326)
(양측)

압통점 (TENDER POINT)

복장뼈패임의 뒤쪽이고 복장빗장관절의 약간 안쪽

치료 (TREATMENT)

- 바로누운자세
- 양쪽 엉덩관절과 무릎관절을 굽힌다.
- 동측 궁둥뼈거친면 아래에 환자의 동측 손을 배치한다.
- 몸통을 동측으로 5-10° 옆굽힘한다.
- 팔이음뼈를 동측으로 15° 내림한다.
- 목을 동측으로 5°-10° 옆굽힘한다.
- 아랫방향으로 동측의 복장빗장관절을 압박한다.

목표 (GOAL)

부신동맥의 민무늬근을 이완하기 위해

통합적 도수치료 (INTEGRATIVE MANUAL THERAPY™)

모든 가로막(골반가로막, 호흡 배가로막, 위가슴문, 머리가로막)을 위한 모든 기법을 양측으로 수행한 이후에, 부신동맥 기법을 수행해 본다. 종종 이 기법은 치료사들의 기대이상으로 많은 징후와 증상의 변화를 일으킨다. 아랫등과 윗허리의 연부조직이 부신동맥의 보호를 위해 수축한다. 등허리의 가동범위가 증가하고, 호흡 배가로막의 긴장이 감소하여, 호흡과 함께 갈비뼈의 움직임이 증가한다. 이들 동맥은 스트레스와 관련된 콩팥위샘의 작용으로 인해 긴장상태에 놓이게 된다. 이 기법은 환자의 스트레스 문턱치를 높이고, 또 환자의 행동에도 변화를 줄 것이다.

Art/UGF/M1: 고환동맥/난소동맥
(Testicular/Ovarian Artery)

(Netter's 그림판 #247, 350, 365, 375–380)
(양측)

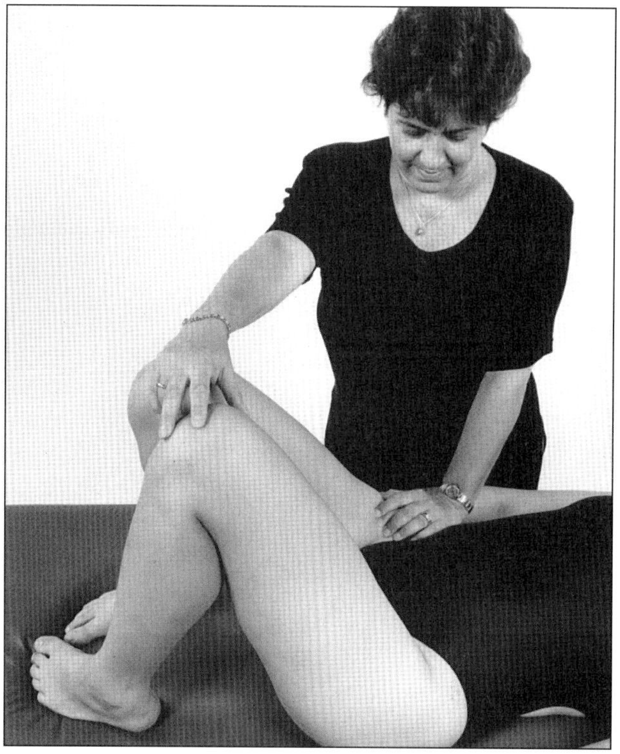

압통점 (TENDER POINT)

두덩결합의 가쪽

치료 (TREATMENT)

- 바로누운자세
- 양쪽 엉덩관절과 무릎관절을 굽힘하고, 발바닥을 치료대 위에 붙인다.
- 양쪽 무릎을 과도하게 굽힘하여, 양 발이 궁둥이에 붙도록 한다.
- 동측 ASIS를 안쪽으로 압박한다(안쪽돌림 하듯이 엉덩뼈를 압박한다).
- 엉덩뼈를 앞쪽으로 압박한다.
- 양쪽 정강뼈를 안쪽돌림한다(양 발의 발가락이 안쪽으로 돌아가도록).

목표 (GOAL)

고환동맥/난소동맥의 민무늬근을 이완하기 위해

통합적 도수치료 (INTEGRATIVE MANUAL THERAPY™)

모든 가로막(골반가로막, 호흡 배가로막, 위가슴문, 머리가로막)을 위한 모든 기법을 양측으로 수행한 이후에, 고환동맥/난소동맥 기법을 수행해 본다. 고환과 난소 조직의 퇴행은 감염, 염증, 수술, 방사선 치료 및 화학치료에 의해 자주 발생한다. 이 기법은 고환과 난소로 가는 혈액순환을 회복시켜 주고, 또 조직긴장을 감소시키고, 기능을 향상시킬 줄 것이다.

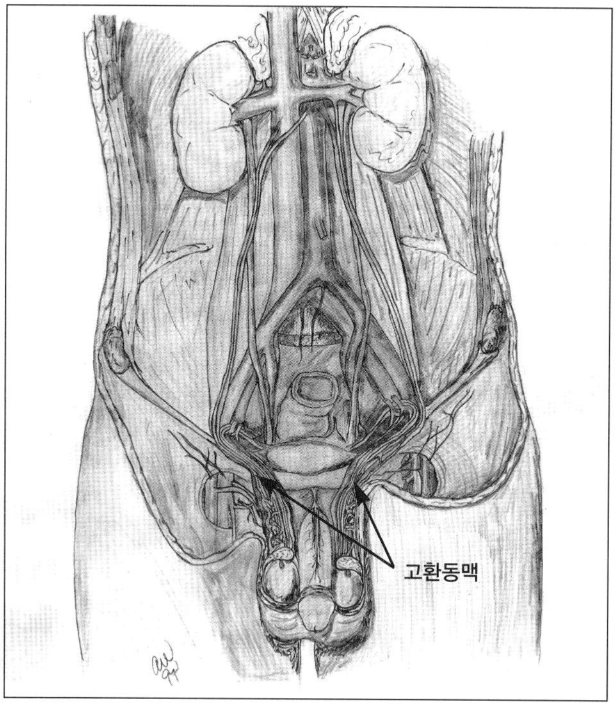

동맥을 위한 심화 스트레인-카운터스트레인 기법
ADVANCED STRAIN AND COUNTERSTRAIN FOR ARTERIES

척추로 가는 동맥 (Arteries to the Spine)

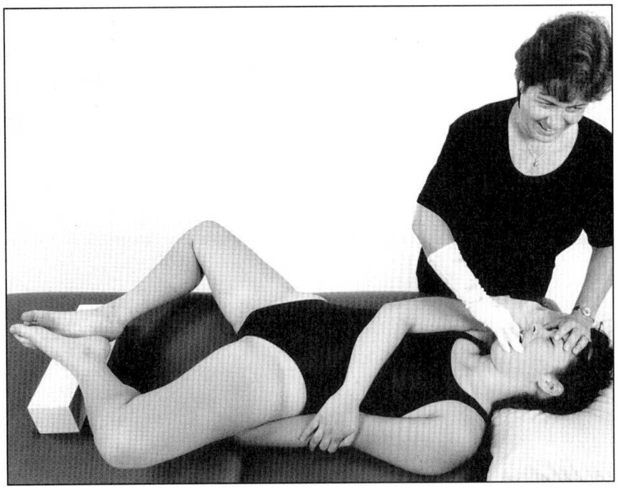

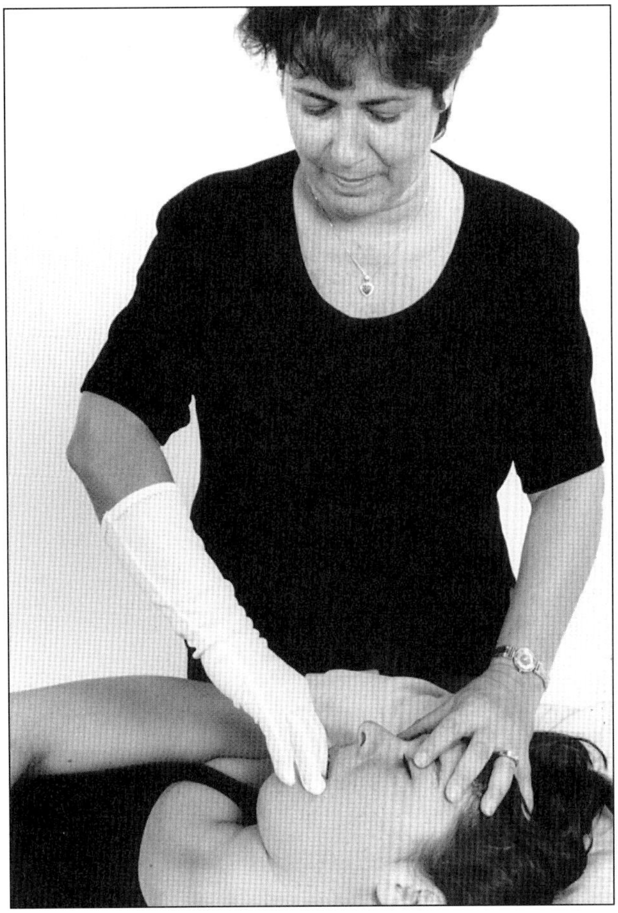

Art/Spine1: 앞척수동맥과 뒤척수동맥
(Anterior and Posterior Spinal Arteries)

(Netter's 그림판 #52, 53, 156, 158)
(편측)

압통점 (TENDER POINT)

뒤통수뼈바닥, 정중선으로부터 안쪽으로 1㎝

치료 (TREATMENT)

- (입안으로 접근하는 기법)
- 바로누운자세
- 치료사는 환자의 오른쪽에 선다.
- 양쪽 엉덩관절이 굽혀져, 양쪽 무릎을 120° 굽힌다.
- 3인치의 높이로 타월이나 블록을 만들어, 발 아래에 배치한다(즉, 양 발이 치료대로부터 3인치 들어 올려지도록 한다).
- 양쪽 무릎을 완전하게 벌린다.
- 양쪽 발바닥을 서로 맞댄다.
- 몸통을 왼쪽으로 15° 옆굽힌다.
- 목을 10° 굽힌다(머리 아래에 베개를 놓는다)
- 목을 오른쪽으로 15° 돌린다.
- 목을 오른쪽으로 15° 옆굽힌다.
- 환자의 왼손을 왼쪽 궁둥뼈거친면 아래에 배치한다.
- 환자의 오른손을 왼쪽 아래에 배치한다.
- 치료사의 손가락을 혀의 정중고랑의 중간 1/3에 배치한다.
- 혀를 아랫방향과 앞방향으로 압박한다.

- 치료사의 왼손을 환자의 눈꺼풀 위에 배치한다. 치료사는 1g의 힘으로 안구를 뒤쪽과 아랫방향으로 압박한다.

목표 (GOAL)

앞척수동맥과 뒤척수동맥의 민무늬근을 이완하기 위해

통합적 도수치료 (INTEGRATIVE MANUAL THERAPY™)

모든 가로막(골반가로막, 호흡 배가로막, 위가슴문, 머리가로막)을 위한 모든 기법을 양측으로 수행한 이후에, 심폐 기법을 수행해 본다. 이 기법으로 척추의 늘어남과 같은, 흥미롭고 뚜렷한 현상이 일어난다. 이런 현상은 척수동맥의 근육긴장항진이 사라지기 때문에 나타난다. 그리고 이 기법은 약화된 혈관조직을 보호하기 위해 발생된 동맥 주위의 신경 수축을 없애준다. 척수섬유증의 약 15%는 이 기법 직후에 사라질 것이다. 종종 척추통증이 감소하지만, 척수로부터 신경지배되는 모든 연부조직과 내장기의 변화도 일어난다. 척수동맥 근육에 긴장이 있으면, 동맥에 대한 긴장을 줄여주는 척주의 단축이 일어난다. 척주 단축의 원인인, 척추 압박은 척수신경뿌리를 압박하고 약화시킬 것이다. 이런 척수신경뿌리의 압박은 이 신경뿌리의 지배를 받고 있는 모든 근육 즉, 내장기 근육은 물론, 혈관 근육까지 긴장시킬 것이다. 척수손상환자 즉, 하반신마비와 사지마비 환자의 기록 사례에 따르면, 이 기법이 모든 척수환자와 허리환자에게 이용될 수 있다는 것이다.

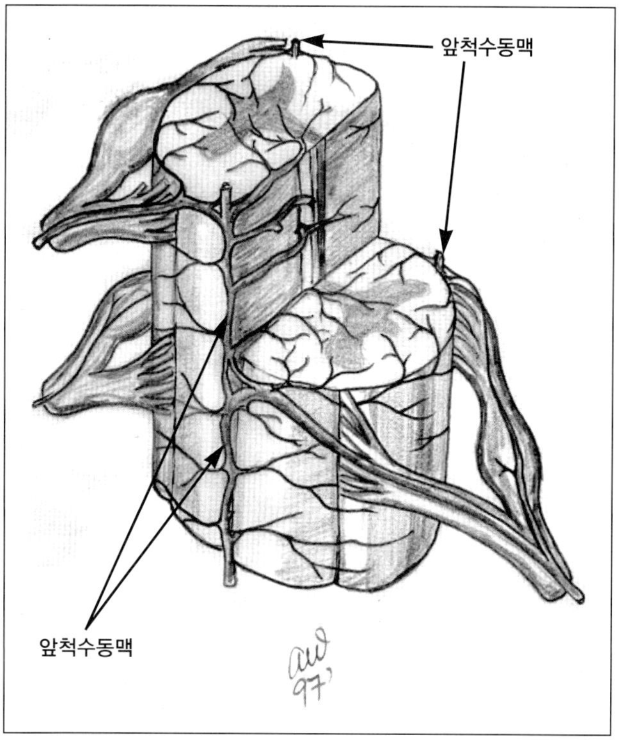

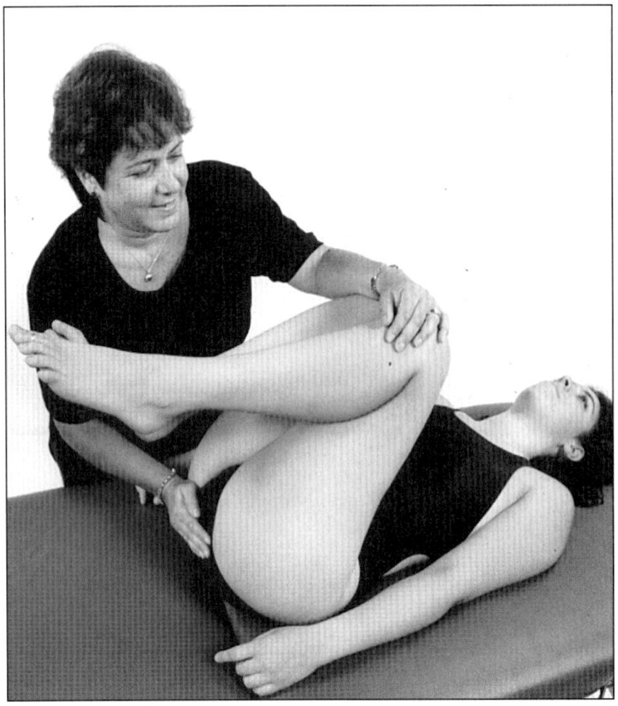

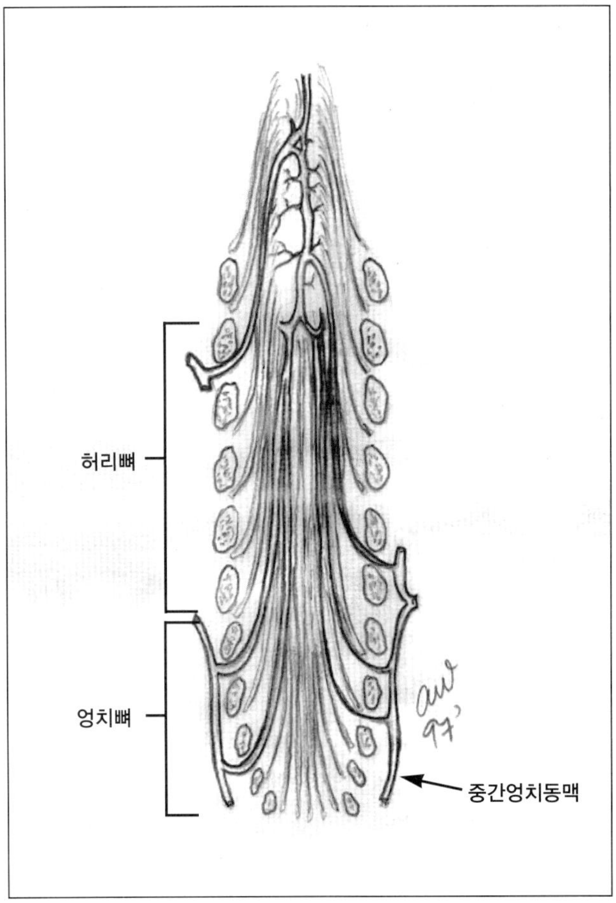

Art/Spine2: 중간엉치동맥 (엉치-꼬리동맥) (Middle Sacral Artery (Sacro-Coccyx Artery))

(Netter's 그림판 #157, 247, 373)
(양측)

압통점 (TENDER POINT)

꼬리뼈의 먼쪽

치료 (TREATMENT)

- 바로누운자세
- 양쪽 무릎을 가슴 쪽으로 굽힌한다.
- 궁둥뼈거친면을 안쪽으로 과압박한다(양쪽 궁둥뼈거친면을 함께 압박한다).
- 동측 궁둥뼈거친면을 앞쪽 방향으로 압박한다.

목표 (GOAL)

엉치꼬리동맥의 민무늬근을 이완하기 위해

통합적 도수치료 (INTEGRATIVE MANUAL THERAPY™)

모든 가로막(골반가로막, 호흡 배가로막, 위가슴문, 머리가로막)을 위한 모든 기법을 양측으로 수행한 이후에, 심폐 기법을 수행해 본다. 경우에 따라, 볼기와 꼬리뼈 통증을 크게 감소시키고, 출혈에도 영향을 준다. 외음부절개술을 받은 환자나 어렵게 분만한 여성의 경우도 이 기법 이후에 골반의 불편함 감소를 경험한다. 경우에 따라 골반바닥 연부조직의 근막 기능장애와 근육 긴장항진이 나타나는데, 이것은 이들 동맥을 보호하기 위한 수축이다. 이런 경우에도, 이 기법으로 좋은 효과를 볼 수 있다.

Art/Spine3: 연막동맥얼기 (더부수막동맥) (Accessory Meningeal Artery)

(Netter's 그림판 #158)
(양측)
(뭇척수분절)

압통점 (TENDER POINT)

각 척추분절의 가시돌기 뒤쪽면

치료 (TREATMENT)

- 바로누운자세
- 5g의 힘으로 가시돌기를 천장 쪽으로 압박하여 척추분절을 들어올린다.
- 그 다음, 5g의 힘으로 가시돌기를 압박한다.
- 치료할 척추분절을 굽힘하기 위해, 압박을 그대로 유지하고, 척추를 아래/위 방향으로 굽힘한다.

목표 (GOAL)

더부수막동맥의 민무늬근을 이완하기 위해

통합적 도수치료 (INTEGRATIVE MANUAL THERAPY™)

모든 가로막(골반가로막, 호흡 배가로막, 위가슴문, 머리가로막)을 위한 모든 기법을 양측으로 수행한 이후에, 심폐 기법을 수행해 본다. 이 기법은 모든 척추환자(요통이든, 척수손상이든)에게 이용될 수 있다. 종종 수술이나 질병 이후에, 낮은 등급의 거미막염이 발생한다. 이 기법은 이런 거미막염 치료에도 좋은 효과를 가진다. 경우에 따라서는, 수막동맥 주위의 척수 수축 때문에, 척수섬유증이 일어난다. 이 기법은 크래니얼 테라(cranial therapy)와 신경근막이완술(Weiselfish-Giammatteo)에 앞서 적용될 수 있다.

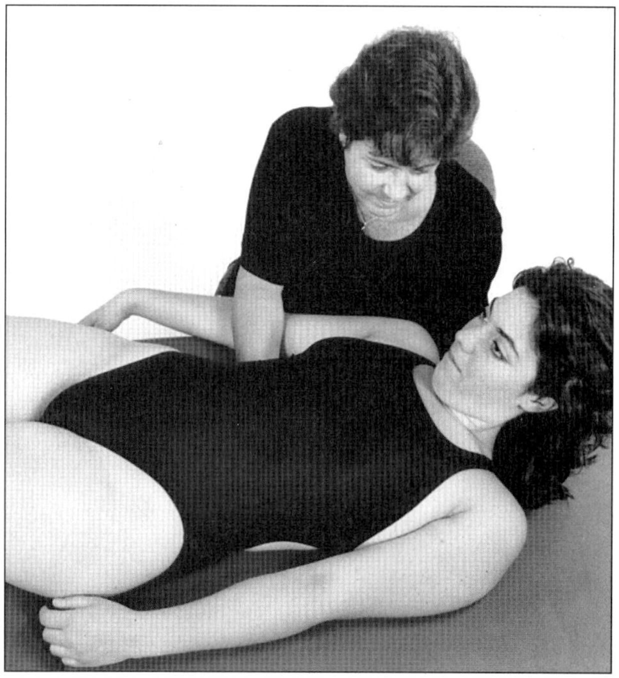

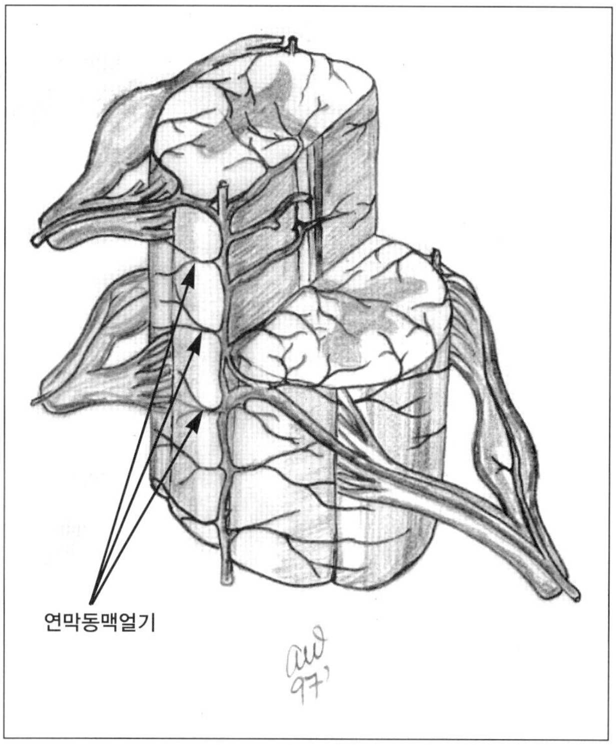

제 18 장

정맥을 위한 심화 스트레인-카운터스트레인 기법
ADVANCED STRAIN AND COUNTERSTRAIN FOR VEINS

다리 (Lower Extremities)

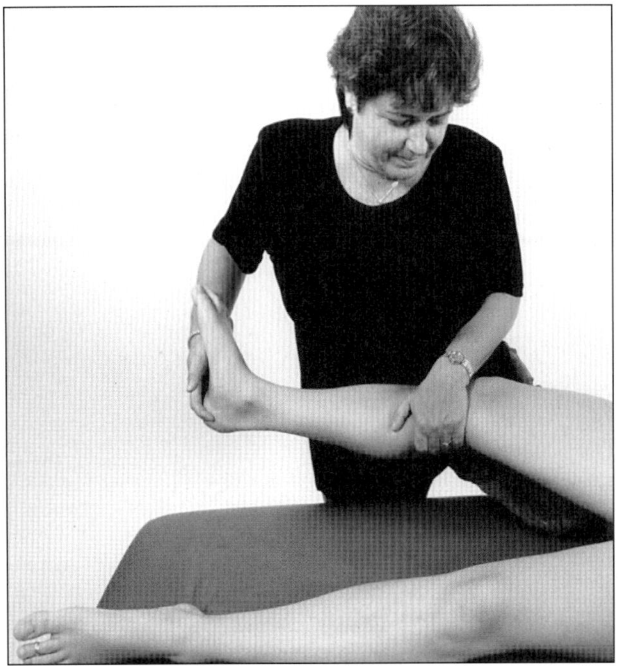

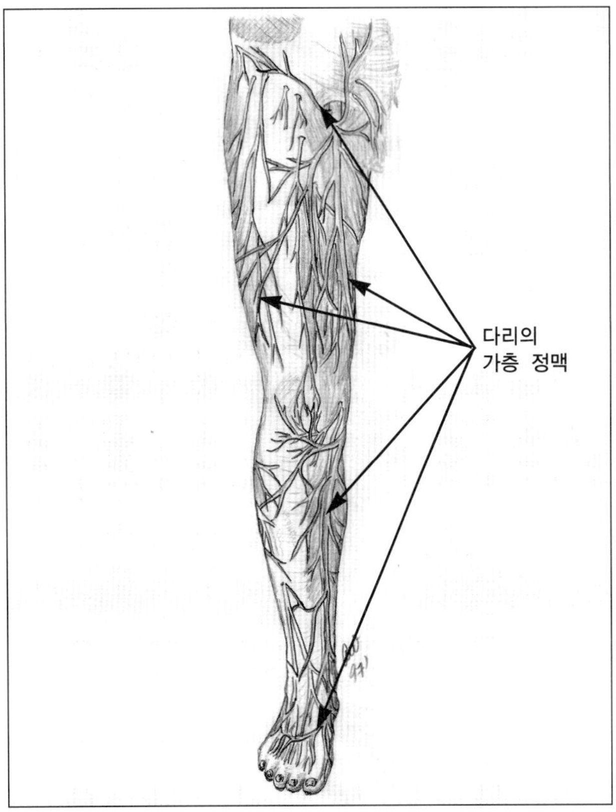

Art/LE1: 다리의 가층정맥
(Superficial Veins of the Lower Limbs)

(Netter's 그림판 #512, 513)
(양측)

압통점 (TENDER POINT)

오금오목, 정중선으로부터 가쪽으로 1 인치되는 지점. 오금오목을 깊게 압박하고, 그 다음 가쪽으로 압박하는 부위.

치료 (TREATMENT)

- 바로누운자세
- 엉덩관절을 20° 굽힘한다.
- 엉덩관절을 20° 벌림한다.
- 엉덩관절을 5° 가쪽돌림한다.
- 무릎을 5° 굽힘한다.
- 5 파운드의 힘으로 몸쪽정강뼈머리를 가쪽활주시킨다.
- 5° 발등굽힘한다.

목표 (GOAL)

다리 가층정맥의 민무늬근을 이완하기 위해

통합적 도수치료 (INTEGRATIVE MANUAL THERAPY™)

근막 기능장애와 화상, 흉터조직의 모든 치료가 이 기법으로 촉진될 수 있다.

제 19 장

정맥을 위한 심화 스트레인-카운터스트레인 기법
ADVANCED STRAIN AND COUNTERSTRAIN FOR VEINS

팔 (Upper Extremities)

Vein/UE1: 가층 팔정맥
(Superficial Veins of the Arms)

(Netter's 그림판 #410, 452, 453)
(양측)

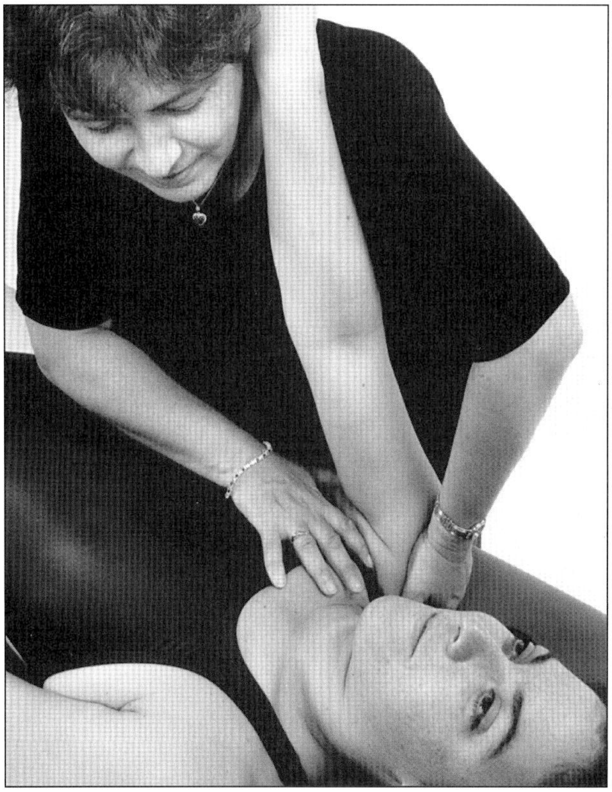

압통점 (TENDER POINT)

위팔뼈머리 부위이고, 겨드랑이 정중선의 겨드랑이 부위

치료 (TREATMENT)

- 바로누운자세
- 1 파운드의 힘으로 위팔뼈머리를 아래쪽으로 압박한다.
- 팔을 50° 가로모음한다.
- 팔/가슴우리의 연결부(앞쪽)에 손을 배치한다.
- 뒷방향으로 압박한다(앞쪽에서 뒤쪽으로). 1 파운드의 힘으로 큰 표면을 덮는다.
- 팔꿈치를 편다.

목표 (GOAL)

가층 팔정맥의 민무늬근을 이완하기 위해

통합적 도수치료 (INTEGRATIVE MANUAL THERAPY™)

이 기법은 팔의 혈관성 및 몸통성 기능장애를 치료하는데 매우 효과적이고, 또 화상치료, 근막 기능장애 및 흉터 조직 치료에 효과적이다.

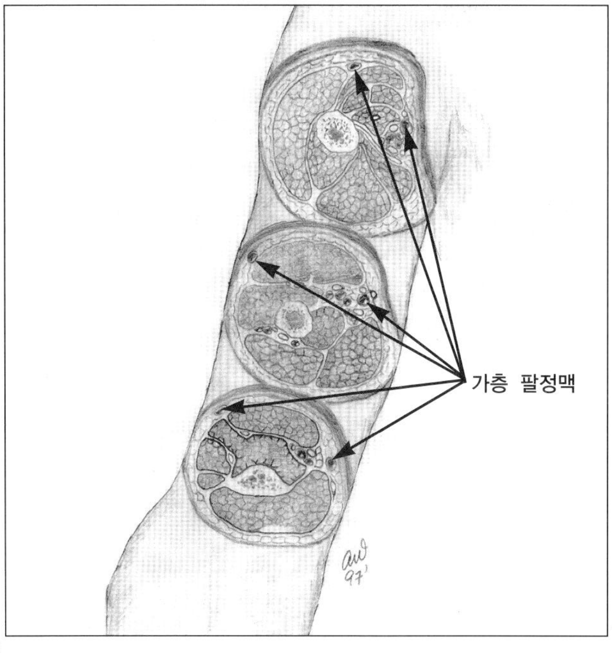

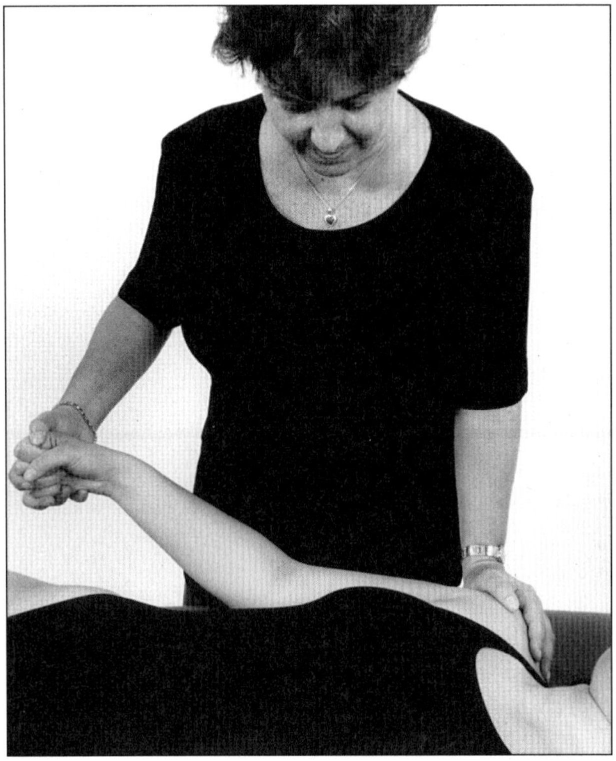

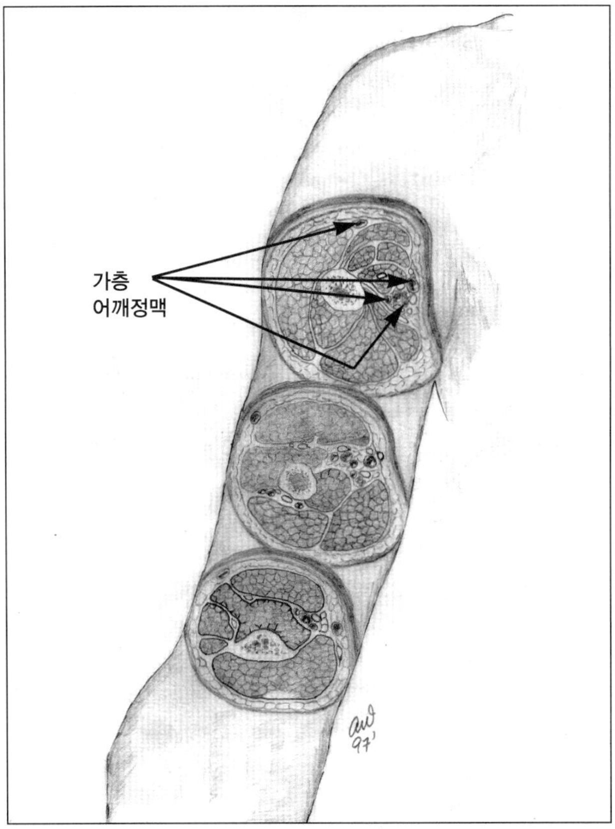

Vein/UE2: 가층 어깨정맥
(Superficial Veins of the Shoulder)

(Netter's 그림판 #410, 452)
(양측)

압통점 (TENDER POINT)

젖꼭지선으로부터 위쪽으로 1 인치 떨어진, 아래팔 안쪽의 연부조직에 위치함.

치료 (TREATMENT)

- 바로누운자세
- 어깨관절을 압박한다. 위팔뼈머리를 관절오목 쪽으로 압박한다.
- 어깨관절을 해부학적 자세로 위치시킨다.
- 팔꿉관절을 15° 굽힘한다.
- 아래팔을 15° 엎침한다.
- 손목을 5° 굽힘한다.
- 손목을 5° 자쪽치우침한다.
- 손가락을 굽혀 주먹을 쥔다.

목표 (GOAL)

가층 어깨정맥의 민무늬근을 이완하기 위해

통합적 도수치료 (INTEGRATIVE MANUAL THERAPY™)

이 기법을 급성 단계에 적용하면, 외상 후에 발생하는 오목위팔관절의 부종에 매우 효과적이다.

제 20 장

정맥을 위한 심화 스트레인-카운터스트레인 기법

ADVANCED STRAIN AND COUNTERSTRAIN FOR VEINS

머리와 목의 정맥 (Cranial and Cervical Veins)

Vein/Cranial 1: 가층 뇌정맥

(Superficial Cerebral Veins)

(Netter's 그림판 #96)
(양측)

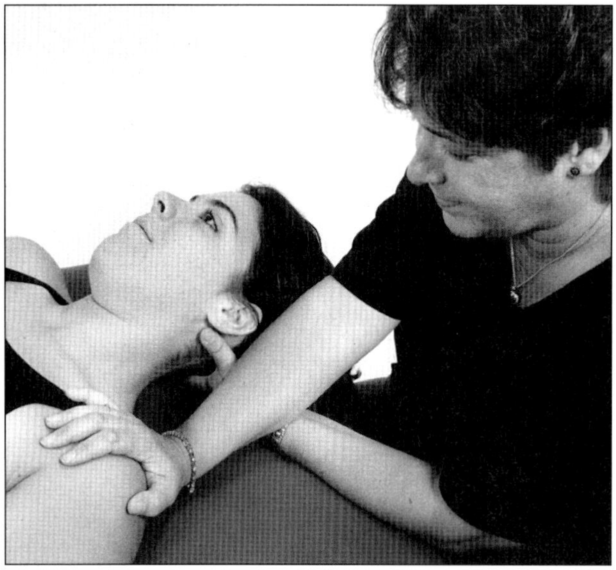

압통점 (TENDER POINT)

뒤통수꼭지봉합과 뒤통수밑 연부조직. 연부조직을 위쪽에서 압박한다.

치료 (TREATMENT)

- 바로누운자세
- 꼭지돌기의 종축 스트레칭으로 압통점 측면의 목을 길게 늘인다.
- 팔이음뼈를 고정한다.
- 5g의 힘으로 꼭지돌기를 앞쪽으로 부드럽게 민다.

목표 (GOAL)

가층 뇌정맥의 민무늬근을 이완하기 위해

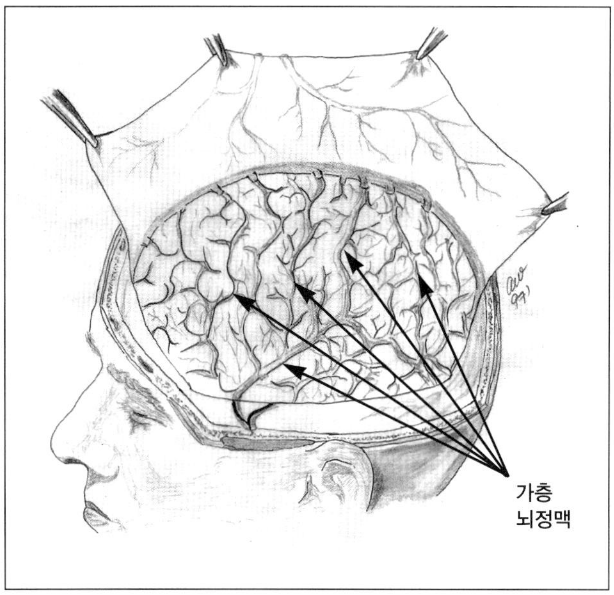

통합적 도수치료 (INTEGRATIVE MANUAL THERAPY™)

모든 가로막(골반가로막, 호흡 배가로막, 위가슴문, 머리가로막)을 위한 모든 기법을 양측으로 수행한 이후에, 가층 뇌정맥 기법을 수행해 본다. 종종 이 기법은 두피 가려움증, 비듬을 없애주거나 감소시키고, 모발 성장을 향상시킨다. 두피는 "독소가 많은 영역"이다. 이 기법은 두피의 해독을 촉진시킬 것이다. 이 기법을 수술이나 외상 직후의 급성 상태에 적용하면, 수술과 외상 직후의 흉터가 빠르게 치유되고, 근막 타이트함에 의한 기능장애가 일어나지 않을 것이다.

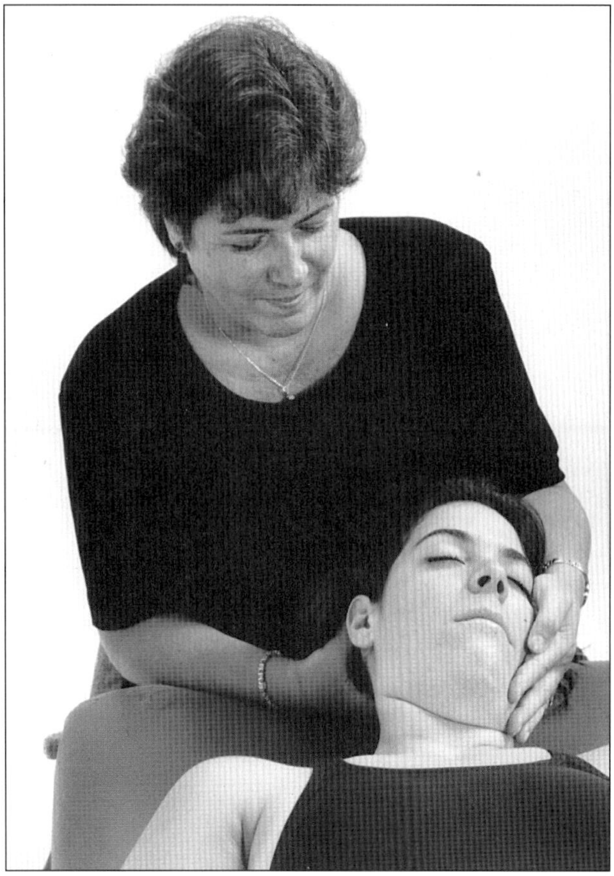

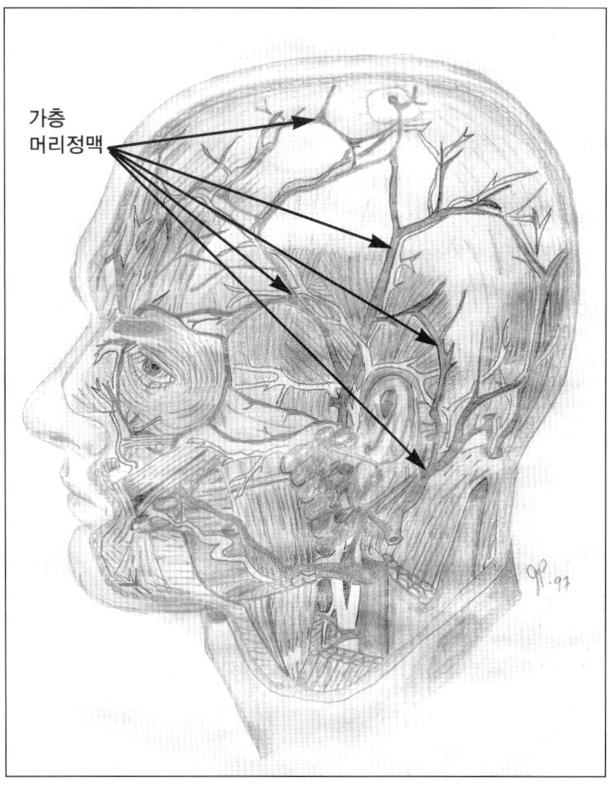

Vein/Cranial 2:가층 머리정맥
(Superficial Veins of the Head)

(Netter's 그림판 #17)
(양측)

압통점 (TENDER POINT)

뺨. 광대뼈 바로 아래쪽. 귀 앞쪽으로 3인치 떨어진 지점

치료 (TREATMENT)

- 바로누운자세
- 광대뼈에 놓인 손으로, 뺨의 연부조직을 강하게 아랫방향으로 당긴다.
- 목을 20° 굽힘한다.
- 목을 동측으로 30° 돌림한다.

목표 (GOAL)

가층 머리정맥의 민무늬근을 이완하기 위해

통합적 도수치료 (INTEGRATIVE MANUAL THERAPY™)

모든 가로막(골반가로막, 호흡 배가로막, 위가슴문, 머리가로막)을 위한 모든 기법을 양측으로 수행한 이후에, 심폐 기법을 수행해 본다. 이 기법은 일반적으로 급성 뇌손상의 뇌안부종을 감소시키는데 효율적이다. 그러나 만성 뇌부종에는 효과가 떨어진다.

Vein/Cranial3:가층 목정맥
(Superficial Veins of the Neck)

(Netter's 그림판 #26)
(양측)

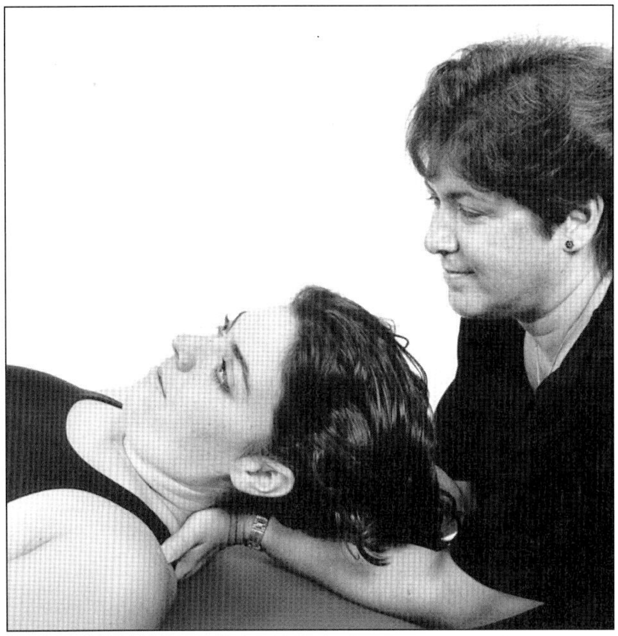

압통점 (TENDER POINT)

아래쪽 복장뼈패임 부위. 복장뼈패임에서 뒤쪽의 연부 조직 쪽으로 관통하여, 압통점 가쪽으로 손가락 하나의 폭만큼 떨어진 지점.

치료 (TREATMENT)

- 바로누운자세
- 목을 20° 굽힘한다.
- 목을 동측으로 30° 돌림한다.
- 목을 동측으로 20° 옆굽힘한다.
- 한 손을 목 뒤에 배치한다.
- C5와 C6에서 복장뼈패임 쪽으로 압박한다(뒤쪽에서 앞쪽으로).

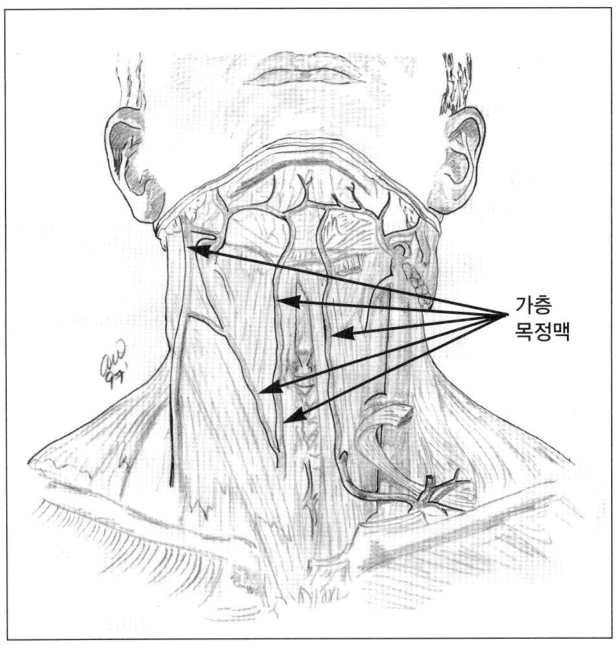

목표 (GOAL)

가층 목정맥의 민무늬근을 이완하기 위해

통합적 도수치료
(INTEGRATIVE MANUAL THERAPY™)

모든 가로막(골반가로막, 호흡 배가로막, 위가슴문, 머리가로막)을 위한 모든 기법을 양측으로 수행한 이후에, 심폐 기법을 수행해 본다. 가쪽 목에 있는 수 많은 림프절 때문에, 가층 목정맥은 매우 넓게 분포되어 있다. 가층 목정맥은 특히 앞목 근육과 목빗근의 보호성 근경련에 의해 쉽게 정체될 수 있다. 그러므로 모든 앞목기법을 위한 Jones의 스트레인-카운터스트레인 기법과 함께 이 기법을 시행하면 좋은 효과를 얻을 수 있다. 가층 목정맥을 위한 심화 스트레인-카운터스트레인은 이중턱이라는 부종을 감소하는데 효과적이고, 또 말하기와 삼키기에도 좋은 효과를 보인다.

제 21 장

정맥을 위한 심화 스트레인-카운터스트레인 기법

ADVANCED STRAIN AND COUNTERSTRAIN FOR VEINS

심폐 정맥 (Cardiopulmonary Veins)

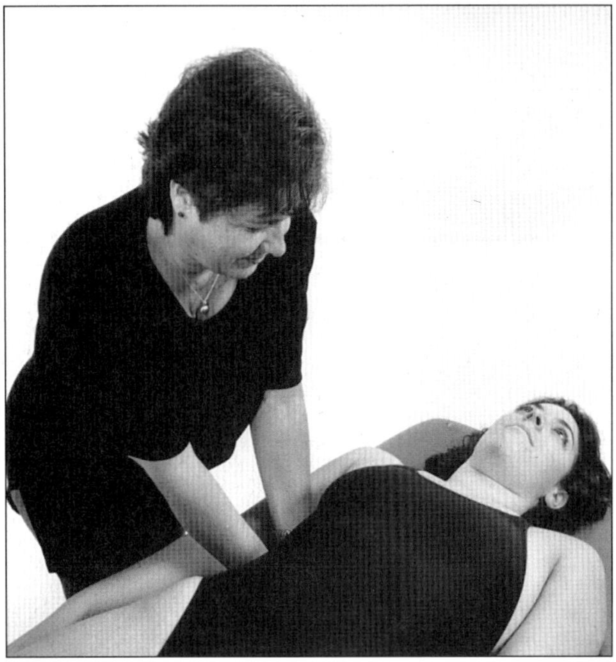

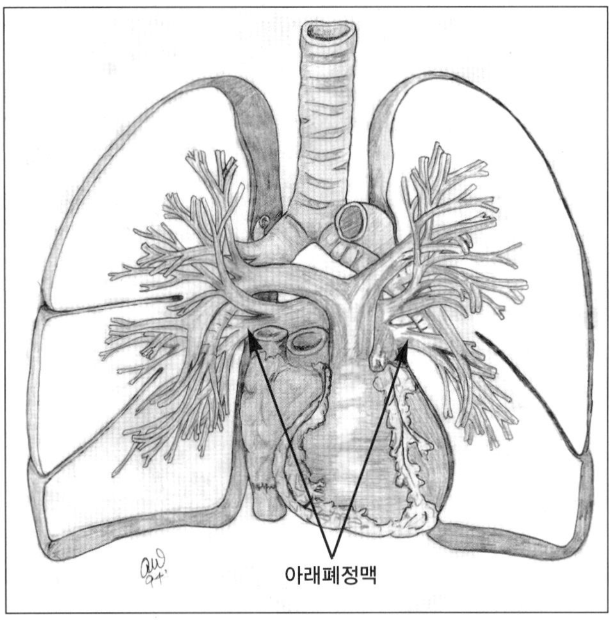

Vein/Cardio1: 허파꽈리 – 아래폐정맥

(Alveolar-Inferior Pulmonary Veins)

(Netter's 그림판 #194, 195)
(양측) (여러 레벨)

압통점 (TENDER POINT)

12번째 갈비뼈각 부위의 폐. 폐를 압박한다.

치료 (TREATMENT)

- 바로누운자세(엎드려서는 안된다: 체위배담을 위해)
- 5g의 힘으로 압통점(갈비뼈각)을 앞쪽과 안쪽 방향으로 압박한다.
- 12번째 갈비뼈를 안쪽으로 밀어, 갈비척추관절을 압박한다.
- 5g의 힘으로 갈비뼈의 안쪽면을 앞쪽으로 민다 (오른쪽 폐와 왼쪽 폐에 대한 기법이 12가지 있다).

목표 (GOAL)

아래폐정맥의 민무늬근을 이완하기 위해. 호흡기능을 향상시키기 위해.

통합적 도수치료 (INTEGRATIVE MANUAL THERAPY™)

이 기법으로 다음과 같은 뚜렷한 변화가 일어난다: 가슴안의부종이 가라앉게 되고, 모든 폐질환에서 부종의 감소가 일어난다. 기침, 수면무호흡, 재치기, 딸꾹질, 트림, 숨막힘 및 기타 다른 행동 등이 강도와 빈도의 측면에서 크게 감소하게 될 것이다. 천식, 공기증, 무기폐, 기관지질환 등과 같은, 모든 폐질환이 좋아질 것이다.

Vein/Cardio2: 허파꽈리 - 위폐정맥
(Alveolar-Superior Pulmonary Vein)

(Netter's 그림판 #194, 195)
(양측) (여러 레벨)

압통점 (TENDER POINT)

12번째 갈비뼈각 안쪽면의 폐

치료 (TREATMENT)

- 바로누운자세(엎드린 자세를 취해서는 안된다).
- 5g의 힘으로 압통점으로부터 가쪽으로 갈비뼈를 민다(갈비뼈각의 안쪽에서).
- 5g의 힘으로 앞에서 뒤쪽으로 치료쪽의 폐 전체를 압박한다(갈비뼈를 압박함으로써 폐 전체를 민다). (오른쪽 폐와 왼쪽 폐에 대한 기법이 12가지 있다).

목표 (GOAL)

위폐정맥의 민무늬근을 이완하기 위해. 호흡기능을 향상시키기 위해.

통합적 도수치료 (INTEGRATIVE MANUAL THERAPY™)

이 기법으로 다음과 같은 뚜렷한 변화가 일어난다: 가슴안의 부종이 가라앉게 되고, 모든 폐질환에서 부종의 감소가 일어난다. 기침, 수면무호흡, 재치기, 딸꾹질, 트림, 숨막힘 및 기타 다른 행동 등이 강도와 빈도의 측면에서 크게 감소하게 될 것이다. 천식, 공기증, 무기폐, 기관지질환 등과 같은, 모든 폐질환이 좋아질 것이다.

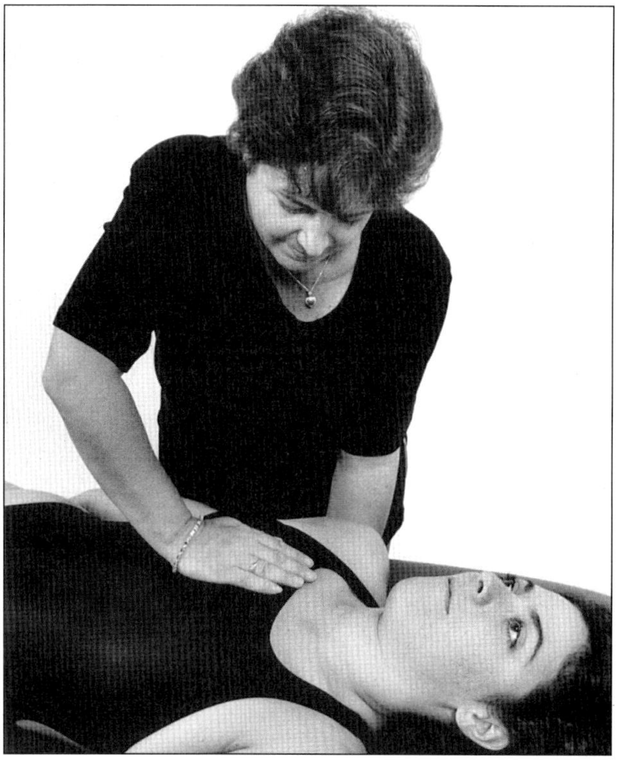

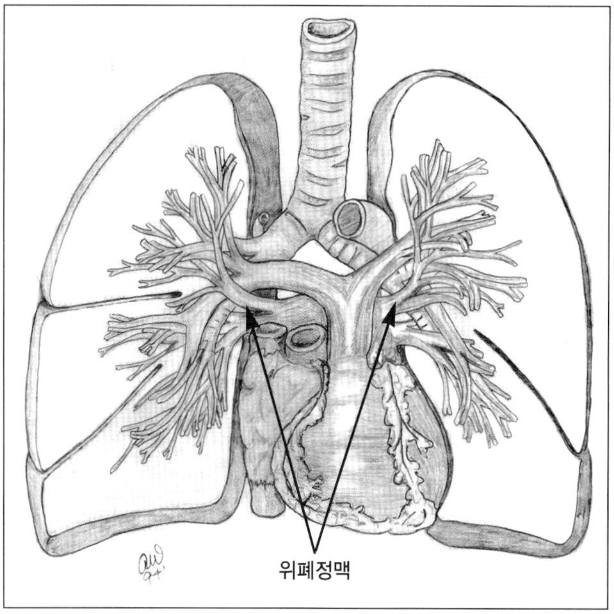

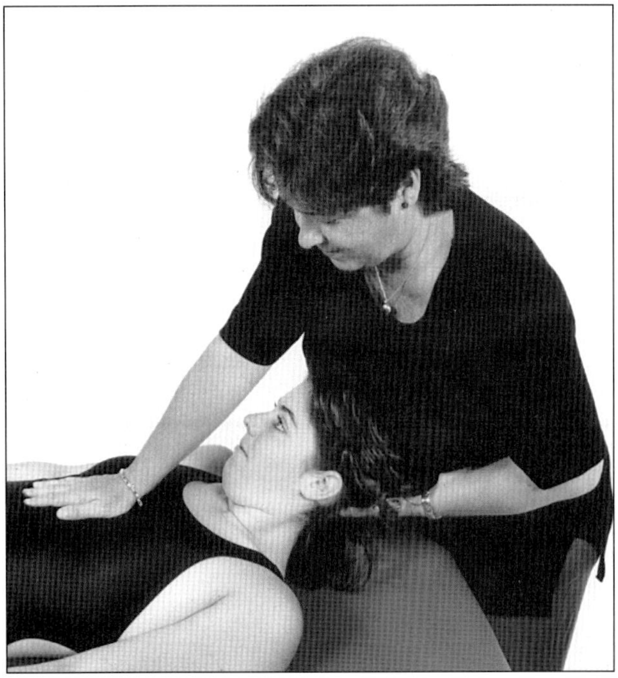

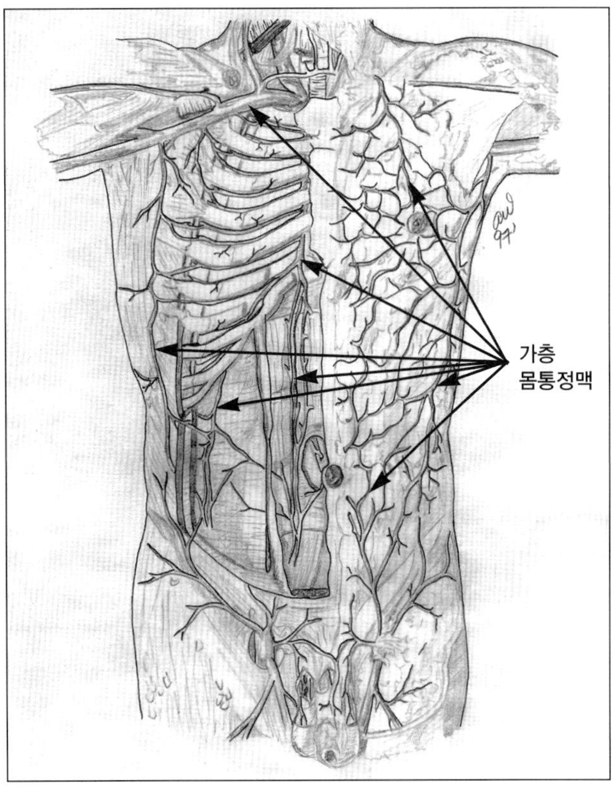

Vein/Cardio3:가층 몸통정맥

(Superficial Veins of the Trunk)

(Netter' s 그림판 #239)
(양측)

압통점 (TENDER POINT)

복장칼돌기 연결부의 위쪽. 압통점 옆쪽으로 손가락 하나의 폭만큼 가쪽에 위치함.

치료 (TREATMENT)

- 바로누운자세
- 5g의 힘으로 아래, 뒤쪽 및 가쪽 방향으로 압통점을 압박한다.
- 목을 50° 굽힘한다.
- 목을 동측으로 20° 돌림한다.

목표 (GOAL)

가층몸통정맥의 민무늬근을 이완하기 위해. 호흡기능을 향상시키기 위해.

통합적 도수치료 (INTEGRATIVE MANUAL THERAPY™)

이 기법으로 다음과 같은 뚜렷한 변화가 일어난다: 가슴안의 부종이 가라앉게 되고, 모든 폐질환에서 부종의 감소가 일어난다. 기침, 수면무호흡, 재치기, 딸꾹질, 트림, 숨막힘 및 기타 다른 행동 등이 강도와 빈도의 측면에서 크게 감소하게 될 것이다. 천식, 공기증, 무기폐, 기관지질환 등과 같은, 모든 폐질환이 좋아질 것이다.

Vein/Cardio4:아래대정맥
(Inferior Vena Cava)

(Netter's 그림판 #202, 203, 208, 217) (편측)

압통점 (TENDER POINT)

6번째 갈비뼈 레벨에서 복장뼈 정중선

치료 (TREATMENT)

- 바로누운자세/앉은 자세
- 치료사는 환자의 오른쪽에 선다.
- T8의 양쪽 가로돌기를 안쪽으로 압박한다.
- 왼쪽 무릎을 굽힘하고, 정상적인 앉기 자세를 취한다.
- 오른쪽 발목을 왼쪽 무릎 위에 올려 놓는다.
- 5-10g의 힘으로 8번째 갈비사이연골에서 가쪽으로 1인치 되는 지점을 뒤쪽, 위쪽 및 가쪽으로 압박한다.

목표 (GOAL)

아래대정맥의 민무늬근을 이완하기 위해.

통합적 도수치료 (INTEGRATIVE MANUAL THERAPY™)

모든 가로막(골반가로막, 호흡 배가로막, 위가슴문, 머리가로막)을 위한 모든 기법을 양측으로 수행한 이후에, 아래대정맥 기법을 수행해 본다. 위대정맥과 아래대정맥을 위한 심화 스트레인-카운터스트레인 기법은 항상 함께 사용되어야 하고, 많은 동맥 기법을 수행하기 전에, 적용되어야 한다. 올바른 습관을 얻기 위해, 가능하면 다른 동맥 기법(대동맥 기법을 포함하고)을 사용하기 전에, 이 기법을 사용해 본다. 정맥계를 통한 세포사이질로부터의 충분한 체액 배출 없이, 혈관 생산이 향상되기 때문에, 치료반응이 일어날 것이다. 위대정맥과 아래대정맥 기법은 다음과 같은 상황에 매우 효과적이다: 국소부종과 전신부종, 림프부종, 지방부종, 모든 섬유근육통 증후군, 모든 흉터조직과 비대나 과형성과 같은, 다른 결합조직 문제, 모든 호흡질환, 모든 심폐질환과 심혈관질환, 뇌와 척수의 기능장애 등(가볍거나 심하거나, 혹은 급성이든 만성이든 간에 관계없이). 이들 기법에는 금기증이 없다.

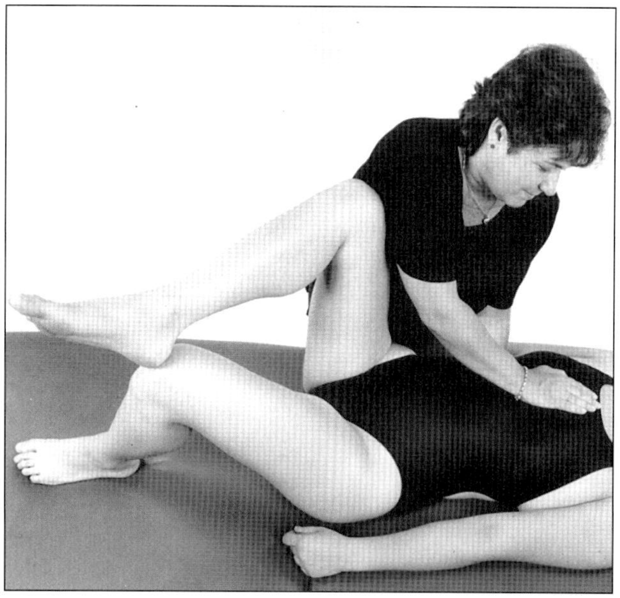

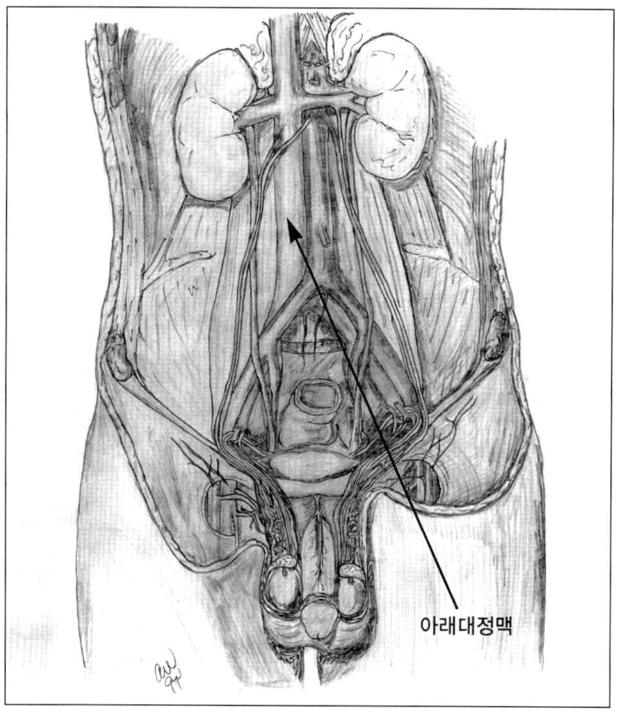

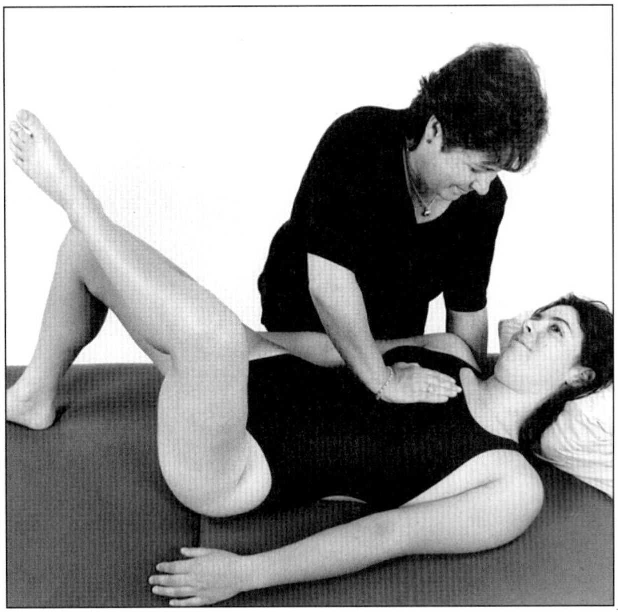

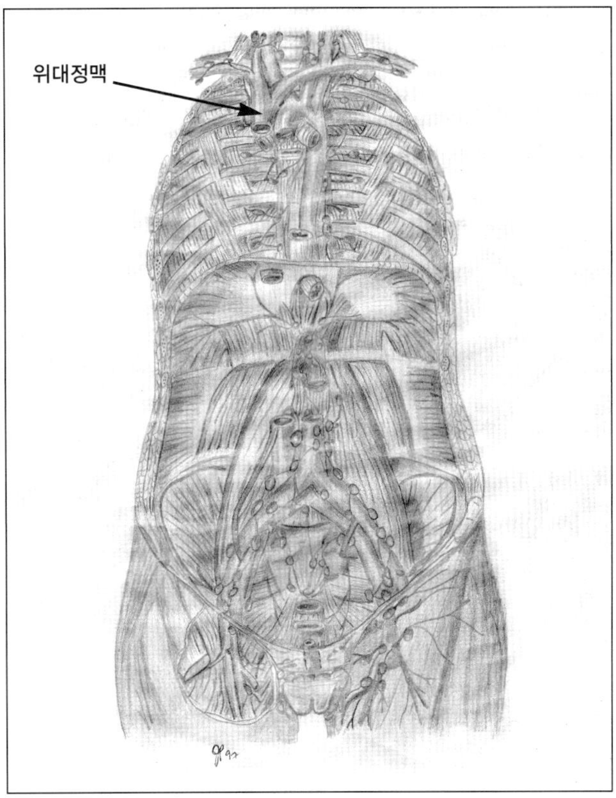

Vein/Cardio5: 위대정맥
(Superior Vena Cava)

(Netter's 그림판 #201-203, 208, 217)
(편측)

압통점 (TENDER POINT)

3번째 갈비뼈 레벨의 복장뼈 정중선

치료 (TREATMENT)

- 바로누운자세/앉은 자세
- 치료사는 환자의 오른쪽에 선다.
- T5의 양쪽 가로돌기를 안쪽으로 압박한다.
- 오른쪽 무릎을 굽힘하고, 정상적인 앉기 자세를 취한다.
- 왼쪽 발목을 오른쪽 무릎 위에 올려놓는다.
- 몸통을 오른쪽으로 10°-15° 옆굽힘한다.
- 목을 30° 굽힘한다.
- 목을 오른쪽으로 10° 돌림한다.
- 목을 오른쪽으로 5° 돌림한다.
- 5-10g의 힘으로 8번째 갈비사이연골에서 가쪽으로 1인치 되는 지점을 뒤쪽, 위쪽 및 가쪽으로 압박한다.

목표 (GOAL)

위대정맥의 민무늬근을 이완하기 위해. 호흡기능을 향상시키기 위해.

통합적 도수치료 (INTEGRATIVE MANUAL THERAPY™)

모든 가로막(골반가로막, 호흡 배가로막, 위가슴문, 머리가로막)을 위한 모든 기법을 양측으로 수행한 이후에, 위대정맥 기법을 수행해 본다. 위대정맥과 아래대정맥을 위한 심화 스트레인-카운터스트레인 기법은 항상 함께 사용되어야 하고, 많은 동맥 기법을 수행하기 전에, 적용되어야 한다. 올바른 습관을 얻기 위해, 가능하면 다른 동맥 기법(대동맥 기법을 포함하고)을 사용하기 전에,

이 기법을 사용해 본다. 정맥계를 통한 세포사이질로부터의 충분한 체액 배출 없이, 혈관 생산이 향상되기 때문에, 치료반응이 일어날 것이다. 위대정맥과 아래대정맥 기법은 다음과 같은 상황에 매우 효과적이다: 국소부종과 전신부종, 림프부종, 지방부종, 모든 섬유근육통 증후군, 모든 흉터조직과 비대나 과형성과 같은, 다른 결합조직 문제, 모든 호흡질환, 모든 심폐질환과 심혈관질환, 뇌와 척수의 기능장애 등(가볍거나 심하거나, 급성이든 만성이든 간에 관계없이). 이들 기법에는 금기증이 없다.

제 22 장

정맥을 위한 심화 스트레인-카운터스트레인 기법

ADVANCED STRAIN AND COUNTERSTRAIN FOR VEINS

내장기 정맥 (Visceral Veins)

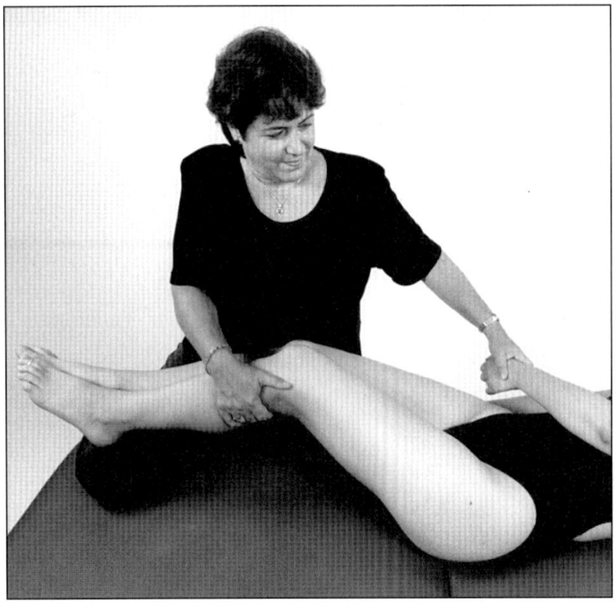

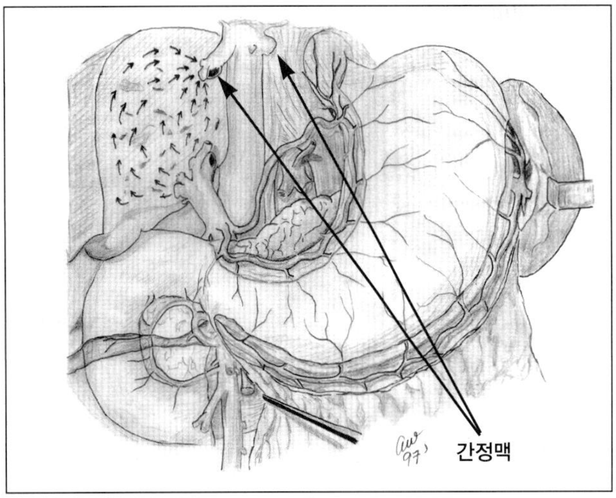

Vein/Org1: 간정맥 (Hepatic Vein)

(Netter's 그림판 #294)
(편측)

치료 (TREATMENT)

간의 혀 부위로서, 간낫인대의 바로 왼쪽인 위앞면.

압통점 (TENDER POINT)

- 바로누운자세
- 양쪽 엉덩관절을 30° 굽힌한다.
- 양쪽 무릎관절을 20° 굽힌한다.
- 양쪽 무릎을 오른쪽으로 10° 돌림한다(양쪽 무릎을 가쪽으로 움직인다).
- 왼손으로 오른쪽갈비우리의 아래쪽을 당긴다.

목표 (GOAL)

간정맥의 근육긴장항진을 제거하기 위해

통합적 도수치료 (INTEGRATIVE MANUAL THERAPY)

이 기법은 간문맥을 위한 기법과 함께 적용되어야 한다. 이 기법은 종종 간을 위한 심화 스트레인-카운터스트레인 기법 이후에 적용될 수 있다. 그 다음, 콩팥문 기법, 콩팥동맥기법, 요관기법, 방광기법, 요로기법 등을 포함한 모든 콩팥기법을 수행한다. 일반적으로 노폐물 제거에 효과적이다. 경우에 따라 혈압이 정상화될 수 있다. 간에 의한 해독 작용의 변화로 인해, 섬유근육통 증후군이 향상될 수 있다.

Vein/Org2: 간문맥 (Portal Vein)

(Netter's 그림판 #294-298)
(편측)

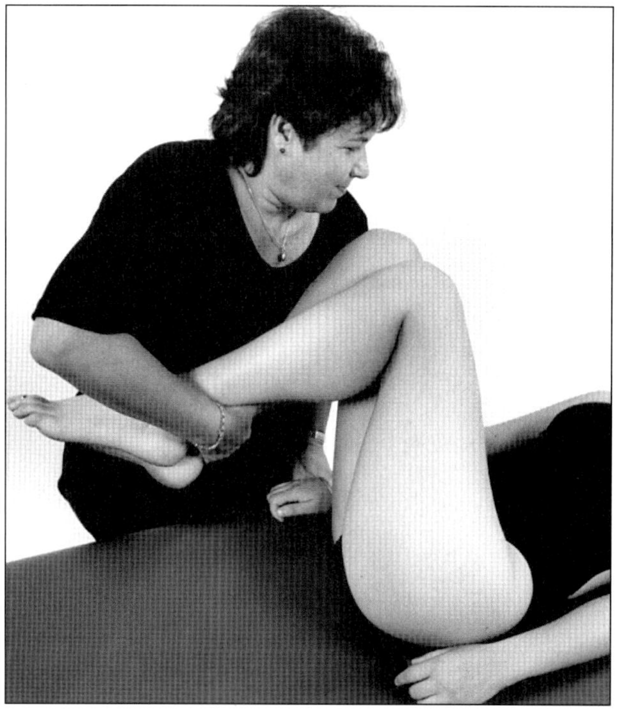

압통점 (TENDER POINT)

간의 아래면은 우측 갈비우리의 가쪽 가장자리로부터 안쪽으로 2인치 떨어져 있다.

치료 (TREATMENT)

- 바로누운자세
- 양쪽 엉덩관절을 90° 굽힌한다.
- 양쪽 무릎관절을 120° 굽힌한다.
- 양쪽 무릎을 20° 돌림한다(양쪽 무릎을 오른쪽으로 가져간다).
- 오른손으로 환자의 오른팔을 종축인 아랫방향으로 당긴다.

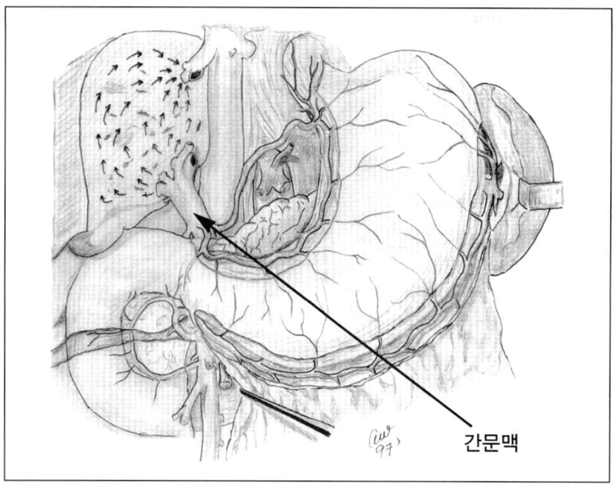

목표 (GOAL)

간문맥의 근육긴장항진을 제거하기 위해

통합적 도수치료 (INTEGRATIVE MANUAL THERAPY)

이 기법은 간정맥을 위한 기법과 함께 적용되어야 한다. 이 기법은 종종 간을 위한 심화 스트레인-카운터스트레인 기법 이후에 적용될 수 있다. 그 다음, 콩팥문 기법, 콩팥동맥기법, 요관기법, 방광기법, 요로기법 등을 포함한 모든 콩팥기법을 수행한다. 일반적으로 노폐물 제거 효과가 향상된다. 경우에 따라 혈압이 정상화될 수 있다. 간에 의한 해독 작용의 변화 때문에, 섬유근육통 증후군이 향상될 수 있다.

정맥을 위한 심화 스트레인-카운터스트레인 기법

ADVANCED STRAIN AND COUNTERSTRAIN FOR VEINS

척수정맥 (Spinal Veins)

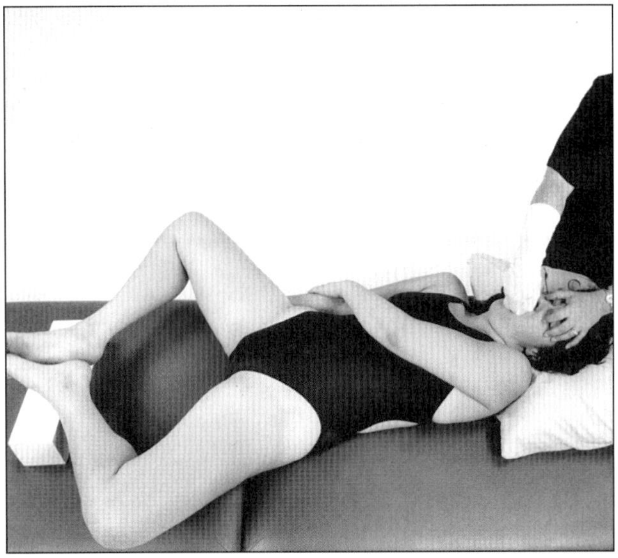

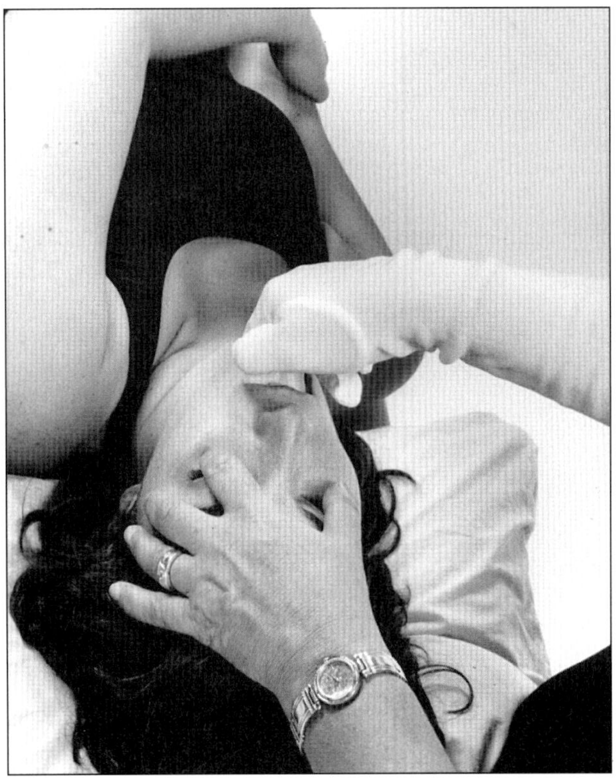

Vein/Spine1: 앞척수정맥과 뒤척수정맥

(Anterior and Posterior Spinal Veins)

(Netter's 그림판 #52, 53, 55, 156, 159)
(편측)

압통점 (TENDER POINT)

뒤통수뼈바닥, 정중선에서 오른쪽으로 1cm 떨어진 지점

치료 (TREATMENT)

(입안으로 접근하는 기법)

- 바로누운자세
- 치료사는 환자의 오른쪽에 선다.
- 양쪽 무릎을 120° 굽힌한다.
- 발 밑에 3인치 되는 타월이나 블록을 받쳐 준다.
- 양쪽 무릎을 완전하게 벌림한다.
- 양쪽 발바닥을 서로 맞댄다.
- 몸통을 오른쪽으로 15° 옆굽힘한다.
- 목을 10° 굽힘한다(머리밑에 베개를 받쳐 준다).
- 목을 왼쪽으로 20° 돌림한다.
- 목을 왼쪽으로 15° 옆굽힘한다.
- 환자의 오른손을 오른쪽 궁둥뼈거친면에 놓는다.
- 환자의 왼손을 오른쪽 아래팔에 배치한다.
- 치료사의 손가락을 혀 밑에 놓고, 혀를 위쪽을 들어올린다.
- 치료사의 왼손을 환자의 눈꺼풀에 올려놓고, 1g의 힘으로 뒤쪽과 위쪽으로 안구를 압박한다.

목표 (GOAL)

앞척수정맥과 뒤척수정맥의 민무늬근을 이완하기 위해

통합적 도수치료 (INTEGRATIVE MANUAL THERAPY)

모든 가로막(골반가로막, 호흡 배가로막, 위가슴문, 머리가로막)을 위한 모든 기법을 양측으로 수행한 이후에, 앞척수동맥과 뒤척수동맥 기법을 수행해 본다. 이 기법은 척수동맥 기법과 함께 적용될 수 있다. 뇌와 척수에서 거미막염, 수막염, 뇌염, 다른 염증 및 감염이 있을 때, 이 기법이 효과적이다. 이 기법은 다발성경화증의 기능 손상와 플라크형성을 가진 다른 중추신경계 질환에도 효과가 있다. 이 기법에 대한 금기증은 없다.

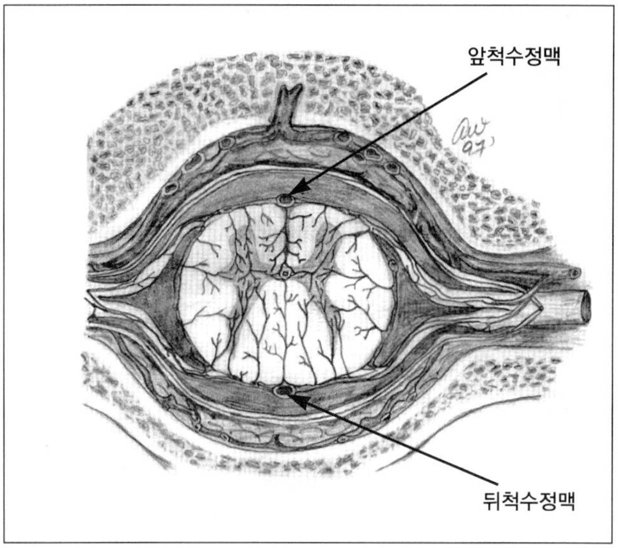

제 24 장

심화 스트레인-카운터스트레인 기법

ADVANCED STRAIN AND COUNTERSTRAIN

척추사이원반 치료™ (Disc Therapy™)

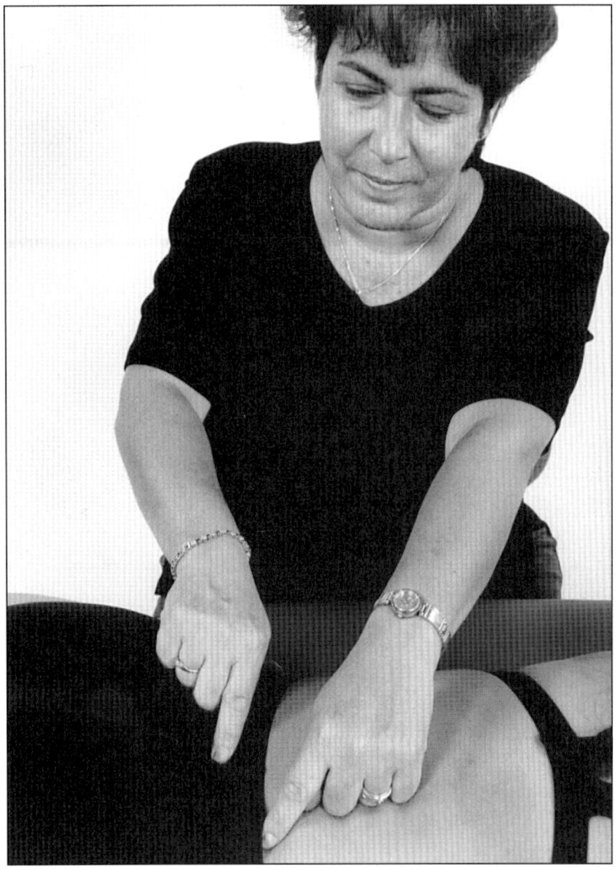

척추사이원반 기능장애를 위한 심화 스트레인-카운터스트레인 기법을 척추사이원반이 자율신경계에 의해 지배되는 수축성 조직을 가지고 있음을 알아냈다. 심화 스트레인-카운터스트레인을 통한 척추사이원반 치료™는 간단하게 수행되지만, 매우 좋은 효과를 가진다. 종종 신경뿌리가 척추사이원반에 압박되어, 신경뿌리병변이 발생한다. 척추사이원반치료는 척추사이원반을 가동시켜, 신경뿌리성 통증을 제거할 수 있다.

척추사이원반은 래디얼 타이어(radial tire)와 비슷하다. 섬유테는 타이어 모양이고, 이너 라이닝(내벽, inner lining)이 존재한다. 척추사이원반의 이너 라이닝(내벽)은 자율신경계에 의해 지배되는 수축성 조직처럼 보인다. 척추사이원반의 섬유테와 이너 라이닝은 척추사이원반 치료™에 반응한다. 전자현미경을 통한 척추사이원반의 조직학적 연구가 더욱 필요할 것이고, 심화 스트레인-카운터스트레인 기법에 대한 척추사이원반의 반응도 고려해야 할 것이다.

단계 1: 섬유테를 위한 척추사이원반 치료™
(Phase One: Disc Therapy™ for the Annulus Fibrosis)

섬유테의 긴장항진을 제거하는 심화 스트레인-카운터스트레인 기법은 다음과 같다:

클라이언트는 엎드린 자세를 취한다.

단계 1: 침범된 척추사이원반의 위쪽에 있는 척추뼈 가로돌기 하나를 압박한다. 즉 오른쪽 가로돌기나 왼쪽 가로돌기를 압박한다. 뒤쪽에서 앞쪽, 안쪽 및 아래쪽 방향을 압박한다(1 파운드의 힘으로).

단계 2: 동시에, 침범된 척추사이원반의 아래쪽에 있는 척추뼈의 반대쪽 가로돌기를 압박한다. 이것은 치료사가 단계 1에서 위쪽 척추뼈의

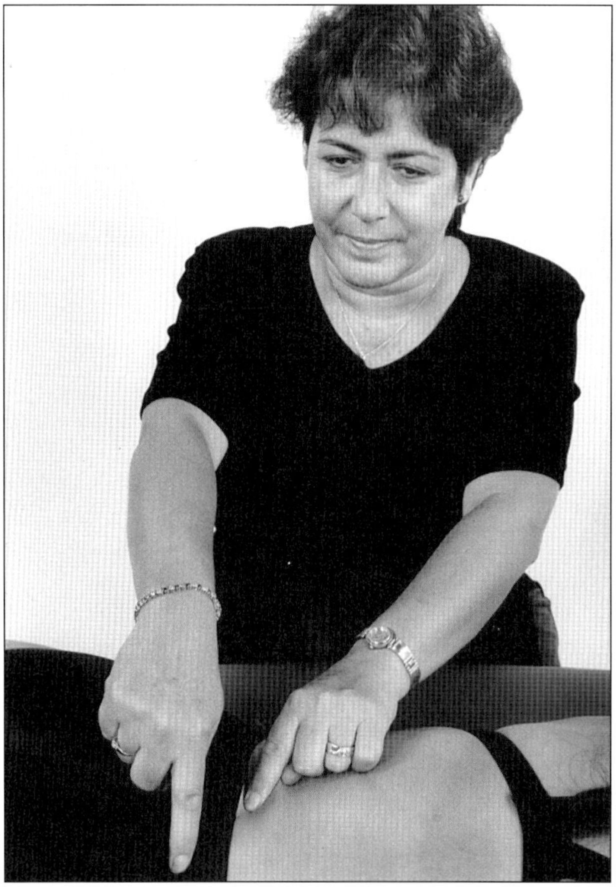

오른쪽 가로돌기를 압박하고 있다면, 아래쪽 척추뼈의 왼쪽 가로돌기를 압박해야 한다는 것을 의미한다.

단계 3과 단계 4: 반대편 가로돌기로 압박을 변화시킨다
만약 위쪽 척추뼈의 오른쪽 가로돌기와 아래쪽 척추뼈의왼쪽가로돌기를 압박하고 있다면, 위쪽 척추뼈의 왼쪽 가로 돌기와 아래쪽 척추뼈의 오른쪽 가로돌기를 압박한다.

단계 5: '쉬운 방향'을 결정한다. 단계 1과 단계 2가 단계 3과 단계 4보다 다소 저항이 강한가? 뒤쪽에서 앞쪽으로 압박했을 때 어느 쪽 가로돌기가 가장 잘 움직이는가? 위쪽 척추뼈의 오른쪽 가로돌기과 아래쪽 척추뼈의 왼쪽 가로돌기를 압박했을 때가 위쪽 척추뼈의 왼쪽 가로 돌기와 아래쪽 척추뼈의 오른쪽 가로돌기를 압박했을 때에 비해 다소의 긴장이 더 발생하는가? 이들 가로돌기를 뒤쪽에서 앞쪽으로 압박해 본다. 아래쪽 척추뼈의 가로돌기는 안쪽과 위쪽으로 압박되고, 위쪽 척추뼈의 가로돌기들은 안쪽과 아래쪽으로 압박된다.

단계 6: 1분 동안 이들 2개의 가로돌기를 압박한다. 2개의 가로 돌기는 가까워져야 한다.

단계 7: 1분 후, 반대편 가로돌기를 압박한다. 위쪽 척추뼈의 오른쪽 가로돌기와 아래쪽 척추뼈의 왼쪽 가로돌기를 압박하였다면, 위쪽 척추뼈의 왼쪽 가로돌기와 아래쪽 척추뼈의 오른쪽 가로돌기를 압박한다.

단계 8: 1분 동안 뒤쪽에서 앞쪽으로 이루어지는 압박을 유지 한다. 그리고 비촉진성 근막이완술을 적용하는 동안, 압박을 그대로 계속 유지한다.

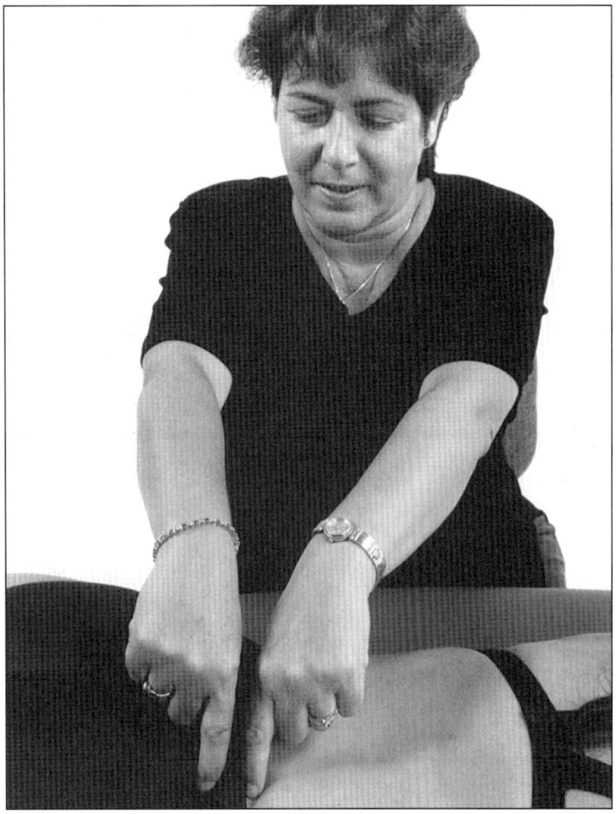

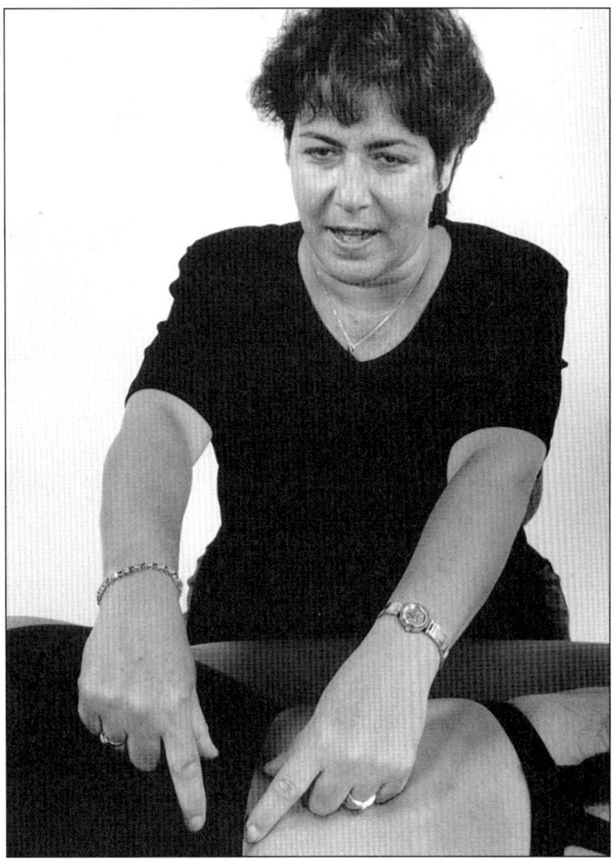

단계 2: 척추사이원반의 이너 라이닝(내벽)을 위한 척추사이원반 치료™(Phase Two: Disc Therapy™ for the Lining of the Disc)

클라이언트는 엎드린 자세를 취한다.

파트 I

단계 1: 침범된 척추사이원반의 위쪽 척추뼈와 아래쪽 척추뼈를 동시에 잡는다. 즉, 가시돌기를 잡는다.

단계 2: 두 개의 가시돌기를 서로 가까이 가져간다. 아래쪽 척추뼈를 굽힘하고, 위쪽 척추뼈를 폄한다.

단계 3: 1분 동안 두 개의 가시돌기를 서로 붙인 채로 압박을 유지한다.

단계 4: **비촉진성 근막이완술**을 하는 동안 압박을 유지한다.

파트 II

단계 1: 침범된 척추사이원반의 위쪽 척추뼈와 아래쪽 척추뼈를 동시에 잡는다. 즉, 가시돌기를 잡는다.

단계 2: 두 개의 가시돌기가 서로 멀어지도록 벌린다. 아래쪽 척추뼈를 폄하고, 위쪽 척추뼈를 굽힘한다.

단계 3: 두 개의 가시돌기가 서로 멀어진 채로 1분 동안 압박을 유지한다.

단계 4: **비촉진성 근막이완술**을 하는 동안 장력을 유지한다.

척추사이원반 치료를 위한 심화 스트레인-카운터스트레인 기법은 골반, 엉치뼈 및 척추의 생체역학이 회복된 이에, 매우 효과적이다. 이것은 Weiselfish-Giammatteo에 의해 개발된 근에너지 'Beyond' 기법으로 달성될 수 있다. 근에너지 'Beyond' 기법은 Weiselfish-Giammatteo의 책과 비디오 테이프에 소개되어 있고, 또 DCR 코스의 한 과정이다.

무릎 반달판, 턱관절 원반, 기타 반달판과 원반에 대한 원반 치료법 (Disc Therapy for Knee Menisci, Temporomandibular Disc, and Other Menisci and Discs)

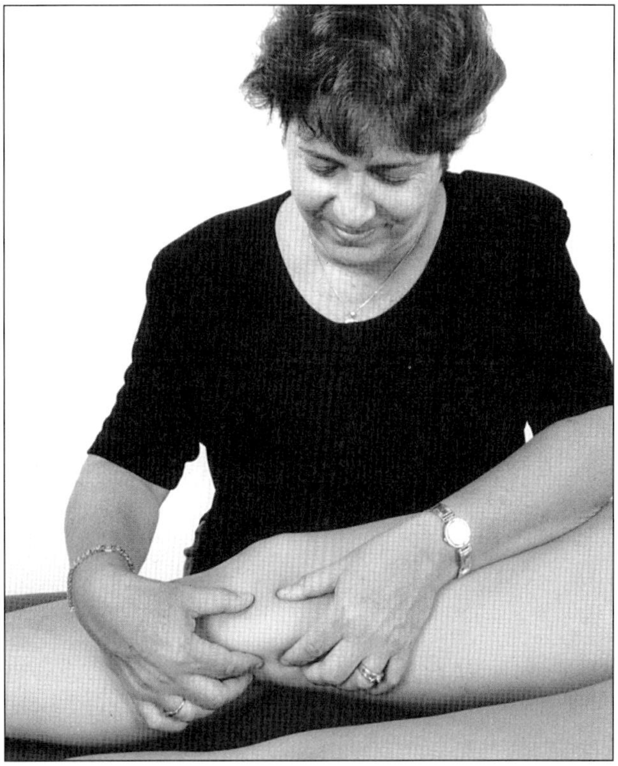

원반은 심화 스트레인-카운터스트레인 기법에 반응하여 관절가동성을 증가시키고, 관절 주위 근육의 긴장을 감소시키고, 가동범위를 증가시킨다.

단계 1: 원반의 양쪽 대각선 끝에 손가락을 배치한다: 한쪽 손가락은 원반의 위쪽면에 놓고, 다른쪽 손가락은 원반의 아래쪽면에 놓는다.

단계 2: 1분 동안 양쪽 대각선 끝을 동시에 압박한다.

단계 3: 치료되지 않았다면, 원반 끝 부분을 다른 방법으로 손가락을 배치한다.

단계 4: 1분 동안 대각선 끝을 동시에 압박한다.

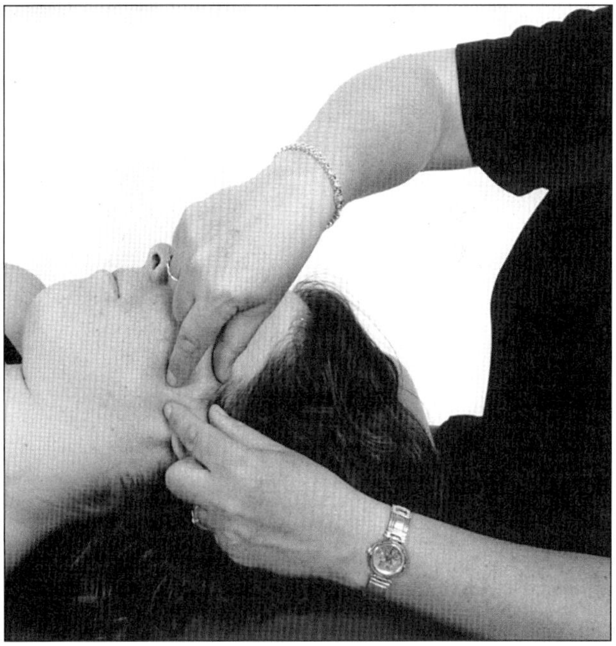

모든 원반과 반달판은 비슷한 방법으로 치료될 수 있다. 원반의 몸쪽 부분과 먼쪽 부분을 동시에 잡는다. 그리고 원반의 앞쪽 끝과 뒤쪽 끝을 동시에 잡는다.

제 25 장

심화 스트레인-카운터스트레인 기법

ADVANCED STRAIN AND COUNTERSTRAIN

힘줄이완치료™ (Tendon Release Therapy™)

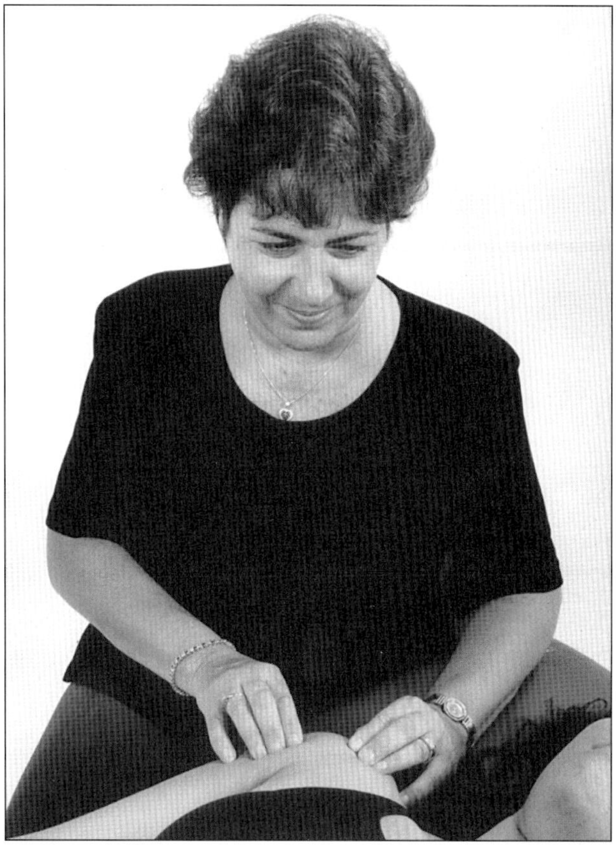

힘줄을 위한 심화 스트레인-카운터스트레인 기법의 일반적인 측면 (General Aspects of Advanced Strain and Counterstrain for Tendons)

힘줄은 자율신경계의 지배를 받는다. 왜냐하면, 기능적으로 힘줄이 민무늬근과 비슷하게 반응하기 때문이다. 골지기관과 같은, 고유수용기의 신장반사에 요구되는 수동 수축성 기능이 존재한다. 수축성 조직은 힘줄 길이에 따라 종축으로 달린다. 힘줄이 긴장항진되면, 힘줄의 강직이 나타나고, 힘줄 섬유의 신장성과 수축성이 감소된다.

심화 스트레인-카운터스트레인으로 힘줄을 치료할 때는 1분을 유지해야 하는데, 그 이유는 모든 근육의 긴장을 이완하는데 1분이 요구되기 때문이다. 그러나 수의적 신경지배를 받는 근육은 90초를 필요로 한다. 비촉진성 근막이완술(4장에서 자세히 설명되어 있음)을 힘줄이완치료™와 함께 이용한다.

가로무늬근의 힘줄은 심화 스트레인-카운터스트레인 기법으로 유사한 방법으로 치료되고, 그 결과도 매우 좋다. 힘줄의 먼쪽 끝과 몸쪽 끝은 뼈에 의해 압박되고, 또 힘줄 섬유를 통해 수직으로 뼈를 압박한다. 힘줄의 먼쪽 닿는곳과 몸쪽 부위인 근육힘줄 연결부에 압박을 적용한다. 힘줄의 먼쪽과 몸쪽을 서로 가까이 하기 위해, 약 1 파운드의 직접적인 압박을 유지한다. 힘줄의 종축 길이대로 압박한다. 힘줄의 긴장항진을 위해 1분 동안 압박을 유지한다. 근막이완을 요구하는 힘줄의 근막제한이 남아 있을 수 있다. 힘줄은 *비촉진성 근막이완술*에 잘 반응한다.

힘줄이완치료™를 위한 단계별 지시사항 (Step-by-step Instructions for Tendon Release Therapy™)

단계 1: 힘줄 아래쪽 끝의 닿는곳에 아래쪽손의 집게손가락(2번째 손가락과 3번째 손가락을 함께) 두덩을 배치한다.

단계 2: 힘줄 위쪽 끝인, 근육힘줄 연결부 위에 위쪽 손의 집게손가락(2번째 손가락과 3번째 손가락을 함께) 두덩을 배치한다.

단계 3: 1 파운드의 힘인 양 손(손가락)으로 뼈에 수직되게 힘줄조직을 민다.

단계 4: 그런 다음, 1 파운드의 힘으로 힘줄의 위쪽과 아래쪽을 압박하여, 힘줄의 몸쪽끝과 먼쪽끝이 서로 가까워지도록 만든다.

단계 5: 심화 스트레인-카운터스트레인을 위해 1분 동안 단계 4의 압박 힘을 유지한다.

단계 6: 근막 풀림이 인지되면, 비축진성 근막이완을 하는 동안, 단계 4의 압박힘을 유지한다.

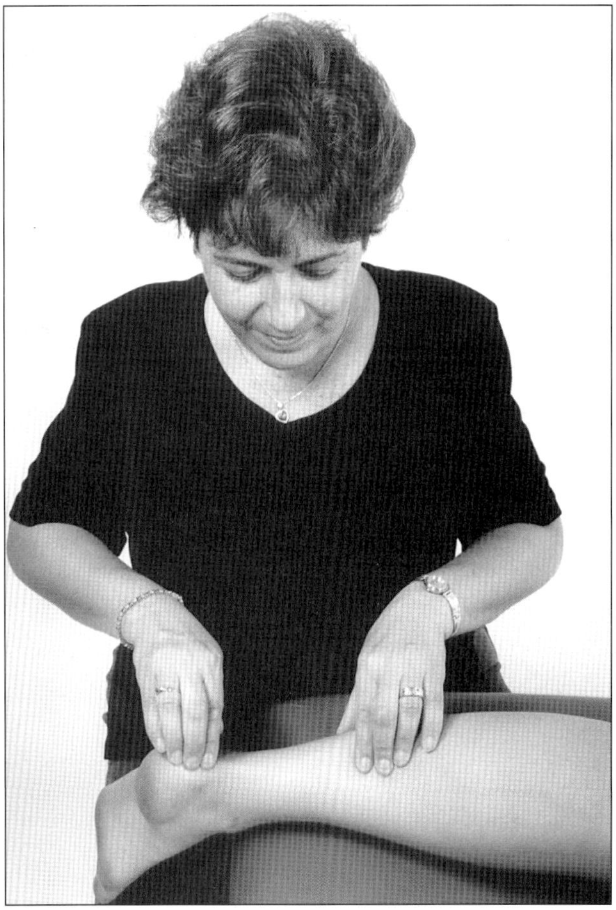

힘줄이완치료™의 적응증 (Indications for Tendon Release Therapy™)

전체 힘줄이 끊어지지 않는 한, 힘줄이완치료에는 금기증이 없다. 힘줄의 전체 파열이 있을 때는 이 기법으로 좋은 효과를 얻지 못할 것이다.

힘줄의 열상이나 파열로 수술을 받았다면, 이 기법으로 효과를 얻을 수 있다. 비록 100%의 효과를 얻지 못하겠지만, 수술 직후에 힘줄이완치료를 이용해 어느 정도 힘줄의 긴장항진과 강직을 감소시킬 수 있을 것이다. 이 기법으로 힘줄 손상의 치유 촉진을 일으킬 수 있다.

힘줄이완치료는 스트레인-카운터스트레인 기법 이후에 사용하면 더욱 좋은 효과를 얻을 수 있다. 종종 근육에는 긴장항진이 없고 힘줄에만 긴장항진이 있는 경우가 발생하는데, 이런 경우에는 스트레인-카운터스트레인 기법 없이 힘줄이완치료를 수행할 수 있다.

힘줄이완치료를 수행한 후에도, 힘줄의 결합조직에 근막 기능장애가 남아 있을 수 있다. 이런 현상은 힘줄에 열상이나 흉터조직이 있을 때 자주 일어난다. 좋은 결과를 얻기 위해,힘줄이완치료를 적용한 이후에, 3면 근막 받침점기법(근막이완술, Weiselfish-Giammatteo)을 수행할 수 있다. 힘줄을 위한 심화 스트레인-카운터스트레인 기법(힘줄이완치료)은 힘줄의 긴장항진에 영향을 주어, 힘줄을 부드럽게 만들고, 또 힘줄의 강직을 감소시킨다. 비촉진성 근막이완술을 근막이완술 직후에 적용하면, 종종 근막의 기능장애가 교정된다. 힘줄의 흉터조직이 심할 때는, 힘줄이완치료 이후에 근막이완술을 적용할 수 있다.

힘줄을 위한 스트레인-카운터스트레인 기법의 순서 (Sequence of Strain and Counterstrain for Tendons)

단계 1: 근육을 위한 스트레인-카운터스트레인 기법

단계 2: 근육을 위한 비촉진성 근막이완술™

단계 3: 힘줄이완치료™(심화 스트레인-카운터스트레인 기법)

단계 4: 힘줄을 위한 비촉진성 근막이완술™

단계 5: 근막이완(3면 근막 받침점™) 힘줄 기법

힘줄이완(아킬레스힘줄)을 위한 심화 스트레인-카운터스트레인 기법의 예 (Example of Advanced Strain and Counterstrain for Tendon Release: Achilles Tendon

압통점 (TENDER POINT)

아킬레스힘줄 닿는곳 부위

자세 (POSITION)

엎드린 자세. 발바닥굽힘이 너무 강하게 일어나지 않도록 하기 위해, 작은 타월을 감아서 발목 아래에 놓고, 발을 치료대 밖으로 내어 놓는다.

치료 (TREATMENT)

- 발꿈치의 아킬레스힘줄 닿는곳 위에 아래쪽 손의 집게손가락 (2번째 손가락과 3번째 손가락을 함께) 두덩을 배치한다.
- 장딴지근과 아킬레스힘줄의 경계점인, 근육힘줄 연결부 위에 위쪽 손의 집게손가락(2번째 손가락과 3번째 손가락을 함께) 두덩을 배치한다.
- 1 파운드의 힘으로 그 조직을 정강뼈 쪽으로 수직으로 민다.
- 그런 다음, 1 파운드의 힘으로 힘줄의 아래쪽면과 위쪽면을 함께 압박하여, 힘줄의 양쪽 끝을 서로 가깝게 만든다.
- 압박을 그대로 유지한다.

통합적 도수치료 (INTEGRATIVE MANUAL THERAPY™)

발등굽힘의 회복: 발등굽힘의 제한은 전형적인 문제점이다. 발등굽힘의 제한으로 많은 문제점이 일어날 수 있다. 사람은 보행의 중간입각기 단계나 서기 자세 동안, 발목의 중립위를 필요로 한다. 사람이 발바닥굽힘 상태로 서 있으면, 종아리의 폄근 작용이 강해진다. 이런 힘의 작용은 종아리통증(shin splints), 연골연화증, 무릎뒷굽힘증(gene recurvatum), 엉치뼈의 생체역학적 문제, 폄근의 긴장항진 등을 일으킨다. 중간입각기에서 발가락떼기 사이 동안, 정강뼈는 목말뼈에 대해 약 10° 앞쪽 활주하게 된다. 발등굽힘이 10° 미만이면, 보행의 중간입각기에서 발가락떼기 까지 어떤 문제가 발생하고, 종아리의 폄근 작용이 강해져, 생체역학적 기능장애, 근육긴장항진 및 근막 기능장애를 초래할 수 있다.

발등굽힘을 회복하기 위해서는, 다음과 같은 프로토콜을 따른다:

단계 1: 장딴지근을 위한 스트레인-카운터스트레인 기법, 장딴지근을 위한 비촉진성 근막이 완술(Jones의 발목 폄 기법)

단계 2: 장딴지근의 힘살치료(근막이완술, Weiselfish-Giammatteo) (장딴지근의 자세 치우침이 있다면)

단계 3: 아킬레스힘줄을 위한 심화 스트레인-카운터스트레인 기법(힘줄이완치료술)과 비촉진성 근막이완술

단계 4: 아킬레스힘줄을 위한 3면 근막받침점™(근막이완술)

단계 5: 목말밑관절이 여전히 적게 가동되면, 다음과 같은 방법으로 스트레인-카운터스트레인 기법을 적용한다: Jones의 안쪽 발목기법, 안쪽 발꿈치기법, 가쪽 발목기법, 가쪽 발꿈치기법.

단계 6: 정강목말관절의 저가동성이 여전히 남아 있으면, 정강-목말관절의 도수교정 관절안의 유착을 위해)을 적용한다(관절안의 유착을 위해, 근에너지 기법과 'Beyond' 기법, Weiselfish)

단계 7: 목말밑관절의 저가동성이 여전히 남아 있으면, 목말밑관절의 도수교정을 적용한다(관절안의 유착을 위해, 근에너지 기법과 'Beyond' 기법, Weiselfish).

힘줄이완치료™ 에 잘 반응하는 힘줄들
(Tendons which respond well to Tendon Release Therapy™)

- 아킬레스힘줄
- 안쪽 및 가쪽 뒤넙다리근 힘줄
- 넙다리네갈래근 힘줄
- 앞정강근 힘줄
- 뒤정강근 힘줄
- 발과 발가락의 폄근 힘줄
- 발과 발가락의 굽힘근 힘줄
- 엄지발가락 벌림근
- 엉덩관절의 모음근 힘줄
- 돌림소매근 힘줄: 가시위근, 가시아래근, 어깨밑근
- 넓은등근 힘줄
- 위팔두갈래근 힘줄(짧은갈래와 긴갈래)
- 위팔세갈래근 힘줄
- 부리위팔근 힘줄
- 위팔노근 힘줄
- 손목 굽힘근 힘줄
- 손목 폄근 힘줄
- 손가락굽힘근 힘줄
- 손가락폄근 힘줄
- 엄지손가락벌림근 힘줄
- 엄지손가락굽힘근 힘줄

힘줄이완치료™에 잘 반응하는 일반적인 질환들 (Common disorders which responds well to Tendon Release Therapy™)

- 힘줄염
- 근육긴장항진(보호성 근경련과 경직)
- 근이영양증
- 저긴장증
- 섬유근육통
- 힘줄윤활막염
- 힘줄의 열상과 파열
- De Quervain 과 비슷한 증후군
- 엄지바깥굽음증과 비슷한 증후군
- 가시위근 힘줄과 위팔두갈래근 힘줄의 석회화와 같은, 힘줄 석회화

제 26 장

근육리듬 치료
MUSCLE RHYTHM THERAPY

24시간 주기 리듬에 대하여
(About Circadian Rhythms)

인체의 모든 시스템은 24시간 주기 리듬을 가지고 있다. 동맥의 맥동, 크래니얼리듬 신호, 근막 맵핑™, 내장기관 모틸리티(motility), 뇌와 척수의 모틸리티(motility) 등은 종종 도수치료사에 의해 평가된다. Frank Lowen (Biologic Analogs™)은 근육 리듬을 발견했다.

Lowen은 1997년에 피스톤과 같은 모틸리티로서 근육 리듬을 처음으로 소개했다. 근육의 이는곳과 근육힘줄연결부를 촉진했을 때, 다음과 같은 단계로 구성된 주기가 발견된다:(a) *단축 단계(shortening phase)*와 (b) *신장단계(elongation phase)*. 이것은 근수축에 꼭 필요한 액틴과 마이오신의 주기적인 모틸리티이다.

피스톤과 같이, 단축-신장 단계를 갖는 이런 리듬은 수의적 수축-이완을 의미하는 것이 아니다. 이런 주기적인 움직임인, 모틸리티는 근육 긴장이 정상적인 상태임을 의미한다. 이런 리듬은 휴식, 수면, 운동 동안에도 바뀌지 않는다.

이런 근육리듬은 근섬유의 길이가 정상 안정길이의 1/3까지 되는, 전형적인 단축과 신장의 진폭을 가질 것이다. 즉, 이것은 단축 단계 동안, 근육의 길이가 정상 안정 길이의 2/3까지 감소된다는 의미이다. 근육이 스트레인-카운터스트레인 기법으로 치료되어 근경련이 없어지면, 근육리듬이 더욱 건강하게 나타날 것이다. 근육리듬이 건강한 근육을 반영할 때, 단축 단계가 더욱 강화된다. 즉, 근육 길이의 2/3까지 근육이 단축될 것이다. 근경련이 있으면, 그 근육은 단축 단계 동안 적절하게 수축하지 못할 것이다. 이런 경우에는 근육이 1/6 미만으로 단축할 것이다. 근육이 보호성 근경련 상태에 있으면, 단축과 신장의 폭이 근경련이 없는 건강한 근육 보다 아주 작게 나타날 것이다.

이런 분야의 근육 기능은 실험 연구를 더욱 필요로 할 것이다. 근반사활의 과활동이나, 알파 및 감마신경원의 과활동이 있다면, 근육리듬이 손상될 것이다. 액틴과 마이오신에 영향을 주는 단백질 질환이 있다면, 근육리듬이 손상될 것이다. 예를 들어, CVA와 척수손상과 마찬가지로, 가시위근에 촉진이나 억제의 문제가 있어도, 근육리듬이 손상될 것이다.

근육리듬 치료™
(Treatment with Muscle Rhythm Therapy™)

근육리듬치료는 간단하지만, 매우 좋은 촉진 기술을 필요로 한다. 근육리듬치료로 평가되고 치료될 수 있는 운동면은 3개이다. 각 주기 단계는 약 5-7초로서, 근육리듬의 주기는 10-14초가 된다. 그래서 1분당 약 6회의 주기를 갖는다. 근육리듬으로 촉진될 수 있는 첫 번째 면은 근육의 신장과 수축이다. 이 면에 대한 피스톤과 같은 근육의 움직임은 위/아래 방향으로 촉진될 수 있다. 근육리듬의 두 번째 면은 근육의 넓음과 좁음이다. 이 면은 안쪽/가쪽 방향으로 촉진될 수 있다. 근육리듬의 세 번째 면은 앞/뒤 방향으로 촉진될 수 있다.

기능장애에 의해 영향을 받는 근육리듬의 변화 (Variations of Muscle Rhythm™ affected by dysfunction)

1. 근반사활의 과활동에 의한 근육긴장항진이 있으면, 근육리듬의 빈도가 증가될 것이다.
2. 가시위근의 비억제에 의한 근육긴장항진이 있으면, 근육리듬의 빈도가 증가될 것이다.
3. 말초신경 변형으로 인한 마비처럼, 근육이 신경지배를 받지 못하면, 근육리듬이 나타나지 않을 것이다.
4. 비정상적인 말초신경 지배를 가진 척수손상이 있으면, 근육리듬의 빈도가 감소될 것이다.

5. 말초신경 섬유증이 있으면, 근육리듬의 빈도가 감소될 것이다.
6. 근절 기능장애가 있으면, 근육리듬의 빈도가 감소될 것이다.
7. 근육리듬에 영향을 주는 질환이 있으면, 단축과 신장의 진폭이 감소될 것이다.
8. 근육리듬에 영향을 주는 질환이 있으면, 근육리듬의 힘이 감소될 것이다.

치료는 *간접적인* 기법으로 수행된다. 근육의 각 부분(즉, 몸쪽과 먼쪽)은 단축과 신장의 다른 벡터일 것이다. 근육리듬치료를 위한 2가지 방법이 있다: 한 방법은 *직접 기법*으로써 Jean Pierre Barral에 의해 개발된 *Induction (유도)*를 이용한다. 이 방법은 각 근육리듬의 움직임을 강화한다. 즉, 몸쪽 부분과 먼쪽 부분의 움직임을 개별적으로나, 혹은 동시에 증대시킴으로써 강화된다. 두 번째 방법은 Sharon Weiselfish-Giammatteo에 의해 개발된 근육리듬의 *간접 기법*을 이용한다. 이 기법은 '*저항치료 (resistence therapy)*' 로 불린다. 저항치료는 근육리듬을 촉진함으로써 이루어지고, 주기의 특정 부분의 리듬에 매우 짧은 시간 동안 저항을 제공한다. 근육리듬은 다음과 같은 방법으로 반응된다: 1. 근육리듬은 저항치료 직후에 증대될 것이고, 2. 근육리듬은 *스틸 포인트(still point)*인 자가교정 방법이고, 내적 변화가 일어나도록 일시적으로 폐쇄된다. 스틸 포인트가 끝나고 근육리듬이 다시 돌아오면, 근육리듬의 증대가 나타날 것이다.

제 27 장

절차와 프로토콜

PROCEDURES AND PROTOCOLS

심화 스트레인-카운터스트레인 기법 (with Advanced Strain and Counterstrain Technique)

다음의 절차와 프로토콜은 신체 움직임의 제한이 있을 때 사용한다. 스트레인-카운터스트레인 기법의 목적은 움직임의 향상이다. 부가적으로, 이 책에서 소개된 싱크로나이저를 이용하여, 능동 움직임을 회복하고 강화한다. 긴장항진의 증거가 없는 긴장저하의 경우에는 능동 움직임을 향상시키기 위해 스트레인-카운터스트레인 기법을 이용할 수 있다.

Lawrence Jones는 스트레인-카운터스트레인 기법이라는 선물을 우리들에게 선사했다. 이 기법을 통해 건강관리전문가들은 근육긴장항진에 의한 통증이나 장애로 고생하는 모든 환자에게 정상적인 움직임을 촉진시킬 수 있게 되었다. Lawrence Jones의 공헌도는 매우 높다. 이런 기법을 통해, 움직임과 기능적 능력이 향상되었고, 긴장이 감소되었다. Jones는 정골의학적 통찰력을 첨가하여, 가슴앓이, 소화불량, 기타 증상과 같은, 의학적 모델 증상에 이 기법을 연계시켰다.

Weiselfish-Giammatteo는 자세 치우침과 변형을 치료하기 위해 이 기법을 이용하여, 옆굽음증과 다른 난치성 자세 기능장애를 효율적으로 치료했다. 스트레인-카운터스트레인 기법에 반응하는 이런 자세 모델로부터, 그녀는 스트레인-카운터스트레인 기법인 교정 운동학적 모델이라고 불리는 역학적 모델을 개발했다. 역학적인 모델로 치료할 때, 고통스런 압통점을 이용하지 않는다. 이 모델을 통해 근육긴장항진으로 인한 자세와 움직임의 중대한 효과에 대한 지식이 얻어졌다.

Weiselfish-Giammatteo는 신경학적 모델도 개발했다. 다음은 1982년도에 발견한 그녀의 첫 번째 발견으로써, 심한 신경계 질환에 대한 스트레인-카운터스트레인 기법의 효과이다. 편마비 환자에게서 일반적으로 일어나는 현상은 어깨의 아탈구이다. Bertha Bobath는 이완되고 낮은 긴장의 팔이음뼈에서 넓은등근의 긴장항진으로 인해 편마비 환자의 어깨가 아탈구되는 것으로 생각했다. 이런 가설은 넓은등근이 유일하게 위팔뼈머리를 아래 방향으로 내리기 때문에, 좋은 가설로 생각된다. Weiselfish-Giammatteo는 1982년에서 1997년까지 100명 이상의 편마비 환자의 어깨를 대상으로 넓은등근의 스트레인-카운터스트레인 기법을 사용했다. 긍정적인 결과를 얻어냈다. 스트레인-카운터스트레인 기법으로 편마비 환자의 아탈구된 어깨를 치료하면, 아탈구의 정도가 감소되거나 사라질 수 있다. 신경계 환자, 소아환자, 노인 환자에 대한 프로토콜은 Weiselfish-Giammatteo에 의해 수년 동안 설계되었다. 예를 들어, 스트레인-카운터스트레인 기법을 교정 운동학적 관점으로 올바르게 사용하면, 더 나은 결과는 물론, 불편이나 나쁜 치료반응이 최소화되거나 나타나지 않는다. 교정 운동학적 모델의 한 예로서, 팔이음뼈의 내밈을 두 번째 갈비뼈 내림 기법(작은가슴근의 긴장에 영향을 주는)으로 먼저 제거한 다음, 관절오목에 대한 위팔뼈머리의 뒤쪽 위치를 달성하기 위해 어깨밑근 기법을 적용한다. 그리고 넓은등근의 치료를 수행하면, 오목위팔관절의 아탈구가 거의 100% 감소된다.

Weiselfish-Giammatteo는 신경계 환자를 대상으로 계속 연구했고, 정형외과 환자, 신경계 환자, 노인 환자, 만성 통증 환자, 스포츠손상 환자, 소아 환자 등 모든 환자에게서, Synergic Pattern Imprint™(자세한 설명은 1장을 참고하기 바람)를 발견했다. 이런 협동패턴은 과도한 들신경 흥분 때문에 일어나는 촉진의 전형적인 반응이다. 이런 협동패턴은 비정상적인 들신경 흥분의 원인이 신경근육뼈대성 기능장애이든, 가시위근의 억제 감소이든 간에 동일하다. 근반사활의 과민활동이 일어난다. 그 결과들은 비슷하다: 신체가 날신경 이득으로 인해, 전형적인 자세를 취한다(과도한 알파 자극과 감마 자극). 스트레인-카운터스트레인 기법을 신경계 환자에게 적용하면, 이런 협동패턴이 감소하거나 사라진다. Synergic Pattern Imprint™가 스트레인-카운터스트레인 기법으로 방출되면, 경직의 과긴장이 성공적으로 치료된다.

Weiselfish-Giammatteo는 1994년에 처음으로 싱크로나이저를 관찰했다. 싱크로나이저가 몸 속에 숨겨져 있다: 그들은 신체 기능에 영향을 주는 큰 조절능력을 가진 반사이다. 이들 싱크로나이저는 Therapeutic Horizons™를 통해 Biologic Analogs 과정에 제시되어 있다. Weiselfish-Giammatteo는 많은 싱크로나이저를 다루지 않고, 두 개의 싱크로나이저만 이 책에 제시했고, 근육의 기능을 정상화시킨다. Weiselfish-Giammatteo는 이들 두 개의 싱크로나이저가 액틴/마이오신의 잠김과 풀림 기전과, 운동종판으로 가는 강축 흐름을 정상화시킨다고 가정했다. 그녀는 신경과학자들이 싱크로나이저에 대해 더욱 연구하기를 희망했다(보다 자세한 내용을 위해, 2장을 참고하기 바란다).

다음과 같은 절차와 프로토콜은 1984년에 개발된 많은 것들 중의 몇 가지이다.

앞구획 증후군 (Anterior Compartment Syndrome)

앞구획 증후군은 거의 항상 이중압박현상(double crush phenomenon)이다. 이 현상은 몸쪽 신경 압박이 먼쪽 신경의 가동성을 나쁘게 만드는 것이다. 달리 말하면, 팔신경얼기가 위가슴문(앞목갈비근과 중간목갈비근, 혹은 갈비빗장관절 공간, 작은가슴근 밑)에서 압박되기 때문에, 먼쪽 정중신경과 자신경의 가동성이 감소된다. 이 책에서 소개된 아래가슴문 프로토콜로 앞구획 증후군을 치료하기 바란다. 만약 그래도 불편이 남아 있거나, EMG와 신경전도의 결과가 정상이 아니라면, 앞구획 증후군을 위한 프로토콜에다 다음과 같은 기법을 함께 적용해 본다.

Jones 스트레인-카운터스트레인 기법을 이용한 아래가슴문 프로토콜(절차와 프로토콜)

위팔두갈래근의 긴갈래

노뼈머리

안쪽위관절융기

앞손목기법

심화 스트레인-카운터스트레인 기법

목과 팔의 동맥, 정맥, 림프

통합적 도수치료 (INTEGRATIVE MANUAL THERAPY™)

특히, 정중신경과 자신경에서 말초신경의 가동성이 나빠지는 앞구획 증후군이 일어난다. 신경긴장기법(Elvey, Butler, Weiselfish-Giammatteo)이 신경외 가동성(extra-neural mobility)을 제공할 것이다. 정중신경/자신경의 신경내 섬유증(intra-neural fibrosis)이 있으면, EMG와 신경전도속도 검사가 비정상으로 나타날 것이다. 정중신경과 자신경의 신경내 섬유증을 제거하기 위해, 신경긴장기법과 Neurofascial Process(Weiselfish-Giammatteo)를 선택한다. 앞구획 연부조직의 근막 기능장애가 일어날 수도 있다. 근막이완술, 특히 3면 근막받침점(3-Planar Fascial Fulcrum)기법(Weiselfish-Giammatteo)이 결합조직의 유연성을 정상화하기 위해 이용될 수 있다. 뼈사이막의 긴장이 남아 있을 수 있는데, Hanging 기법(근막이완술, Weiselfish-Giammatteo)으로 뼈사이막의 긴장을 정상화시킬 수 있다.

심장 증후군 (Cardiac Syndromes)

심장 증후군은 심장 주위와 심장의 가동성과 모틸리티 기능장애로 인한 모든 징후와 증상을 포함한다. 심장을 둘러싸고 있는 조직의 긴장은 근육, 결합조직, 인대 등에 영향을 준다. 징후는 목, 목구멍, 갈비우리, 왼쪽 위팔 등에서 뚜렷하게 나타난다. 가동범위의 제한을 위해 오른쪽 목 돌림과 옆굽힘을 평가한다. 심장주위와 심장의 조직이 긴장되면, 움직임의 제한이 있기 때문에, 목과 등의 폄을 평가한다. 오른쪽 돌림과 옆굽힘, 그리고 왼쪽 돌림과 옆굽힘이 제한될 것이다. 왼쪽 갈비우리의 움직임 폭이 제한될 것이다. 왼쪽 팔이음뼈의 모든 가동범위가 제한될 것이다. 그리고 종종 통증이나 감각이상이 왼쪽 팔의 기능에 영향을 줄 것이다. 비록 뚜렷한 증거는 없지만, 심폐지구력이 나빠질 것이다. 심화 스트레인-카운터스트레인 기법의 창시자인 Giammatteo와 Weiselfish-Giammatteo는 목뼈과 등뼈, 갈비우리, 왼팔 등에 대한 조직 모틸러티와 가동성의 평가를 권장한다. 가동성과 모틸러티가 나쁠 때, 다음 프로토콜을 권장한다.

단계 1: (Phase One)

Jones 스트레인-카운터스트레인 기법

1 번에서 6번 등뼈의 앞을 위한 앞등뼈기법

앞목 기법

갈비뼈 내림기법, 특히 왼쪽

갈비뼈 올림기법, 특히 왼쪽

두 번째 갈비뼈 내림기법, 왼쪽

어깨밑근, 왼쪽

넓은등근, 왼쪽

위팔두갈래근의 긴갈래, 왼쪽

대부분의 스트레스와 긴장이 이완되면, 심화 스트레인-카운터스트레인 기법을 수행한다.

단계 2: (Phase Two)

심화 스트레인-카운터스트레인 기법

골반가로막, 양측

호흡 배가로막, 양측

위가슴문, 양측

머리가로막, 양측

심장 1

빗장밑근, 양측

대동맥

아래대정맥

위대정맥

빗장밑동맥

가슴안의 순환계

배의 순환계

목의 순환계

가슴안 림프관

배의 림프관

목의 림프관

뇌실사이 관상동맥

왼쪽 관상동맥

왼쪽 앞내림관상동맥

모서리관상동맥

뒤내림관상동맥

오른쪽 관상동맥

오른쪽 모서리관상동맥

빗장밑동맥

몸통의 위정맥

아래폐포정맥

뒤위폐포정맥

폐 동맥

콩팥주머니동맥

콩팥동맥

간문맥

온목동맥

엉덩동맥

몸쪽 넙다리동맥

팔동맥

통합적 도수치료 (INTEGRATIVE MANUAL THERAPY™)

심화 스트레인-카운터스트레인 기법의 창시자인 Giammatteo와 Weiselfish-Giammatteo는 다양한 질환을 가진 여러 환자를 대상으로 이 기법을 몇 년 동안 적용해 왔지만, 뚜렷한 부작용을 발견하지 못했다. 이런 절차를 적절하게 수행하면, 치료 부작용이 나타나지 않을 것이다. *유일한 주의사항은 자율신경의 지배를 받는 동맥의 민무늬근을 치료하기 전에, 수의적 신경계의 지배를 받는 가로무늬근을 먼저치료하는 것이다.* Jones 스트레인-카운터스트레인 기법으로 치료하면, 척수와 팔다리의 좋은 움직임을 얻을 수 있다. *동맥과 정맥 및 림프관의 심화 스트레인-카운터스트레인 기법으로 치료하기 전에, 먼저 관절 가동성과 척추와 갈비뼈의 가동범위를 회복시킨다.* 치료사들은 클라이언트가 느낌에 대해 말을 하던, 그렇지 않던, 그리고 의식을 갖고 있든, 그렇지 않던 간에 치료를 수행할 수 있다. 치료사가 의식이 없거나 말을 하지 못하는 환자를 치료할 때는, 맥박과 혈압을 모니터하면서 치료를 수행해야 한다. 이 기법을 적용하면, 노동맥의 맥박과 혈압이 잘 유지된다. 심장질환에 대한 평가, 진단 및 치료에 대한 의학적 모델을 배우지 않은 치료사는 관절가동성, 연부조직 유연성, 가동범위, 근력, 지구력 등의 움직임을 평가하는데 제한이 따를 수 있다. 다른 임상가들은 검사 전과 검사 후의 평가를 위해 변형된 기법을 사용할 수 있다.

손목굴 증후군 (Carpal Tunnel Syndrome)

손목굴 증후군은 거의 항상 이중압박현상(double crush phenomenon)이다. 이 현상은 몸쪽 신경 압박이 먼쪽 신경의 가동성을 나쁘게 만드는 것이다. 달리 말하면, 팔신경얼기가 위가슴문(앞목갈비근과 중간목갈비근, 혹은 갈비빗장관절 공간, 작은가슴근 밑)에서 압박되기 때문에, 먼쪽 정중신경과 자신경의 가동성이 감소된다. 이 책에서 소개된 아래가슴문 프로토콜로 손목굴 증후군을 치료하기 바란다. 만약 그래도 불편이 남아 있거나, EMG와 신경전도의 결과가 정상이 아니라면, 손목굴 증후군을 위한 프로토콜에다 다음과 같은 기법을 함께 적용해 본다.

Jones 스트레인-카운터스트레인 기법을 이용한 아래가슴문 프로토콜(절차와 프로토콜)

위팔두갈래근의 긴갈래

노뼈머리

안쪽위관절융기

앞손목기법

심화 스트레인-카운터스트레인 기법

목과 팔의 동맥, 정맥, 림프

통합적 도수치료 (INTEGRATIVE MANUAL THERAPY™)

특히 정중신경과 자신경에서 말초신경의 가동성이 나빠지는 손목굴 증후군이 일어난다. 신경긴장기법(Elvey, Butler, Weiselfish-Giammatteo)이 신경외 가동성(extra-neural mobility)을 제공할 것이다. 정중신경/자신경의 신경내 섬유증(intra-neural fibrosis)이 있으면, EMG와 신경전도속도 검사가 비정상으로 나타날 것이다. 정중신경과 자신경의 신경내 섬유증을 제거하기 위해, 신경긴장기법과 Neurofascial Process(Weiselfish-Giammatteo)를 선택한다. 앞구획 연부조직의 근막 기능장애가 일어날 수도 있다. 근막이완술, 특히 3면 근막 받침점(3-Planar Fascial Fulcrum)기법(Weiselfish-

Giammatteo)이 손목지지띠의 유연성을 정상화하기 위해 이용될 수 있다.

두통 (Headaches)

두통은 항상 엉치뼈 기능장애의 한 요소를 가진다. 종종 *골반관절의 가동성*이 나빠진다(두덩결합과 오른쪽과 왼쪽의 엉덩엉치관절). 그리고 *엉치관절의 가동성*이 나빠진다(오른쪽과 왼쪽의 엉치엉덩관절, 허리엉치 연결부, 엉치꼬리관절). *골반과 엉치관절의 생체역학적 기능장애를 교정하는 가장 효율적이고 효과적인 방법은 근에너지 기법의 'Beyond' 기법이다.* 이 기법에 대해서는 책인 *Manual Therapy for the Pelvis, Sacrum, Cervical, Thoracic and Lumbar Spine, with Muscle Energy Techniques*과 4개의 비디오로 구성된 근에너지와 'Beyond' 기법(Weiselfish-Giammatteo)에 소개되어 있다. 치료사들이 이런 기법을 수행하지 않을 때는, 골반과 엉치관절의 가동성을 달성하기 위해, 다음과 같은 스트레인-카운터스트레인 기법을 사용해 본다:

단계 1: (Phase One)

Jones 스트레인-카운터스트레인 기법

엉덩뼈

5번 허리뼈의 앞

안쪽 뒤넙다리근

모음근

중간볼기근

궁둥구멍근

뒤엉치기법(PS1의 오른쪽과 왼쪽, PS2, PS3, PS4, PS5의 오른쪽과 왼쪽)

이 기법을 수행한 이후, 심화 *스트레인-카운터스트레인 기법*과 함께 척추사이원반치료를 척추 연결부에 적용해 본다.

단계 2: (Phase Two)

심화 스트레인-카운터스트레인 기법

척추사이원반치료

L5

S1

T12

L1

C7

T1

그런 다음, 다음과 같이 *윗목과 머리*를 위한 스트레인-카운터스트레인 기법을 모두 수행한다:

단계 3: (Phase Three)

Jones 스트레인-카운터스트레인 기법

C1(모든 Jones 기법)

뒤통수점

그런 다음, 심화 스트레인-카운터스트레인 기법을 계속 수행한다.

단계 4: (Phase Four)

심화 스트레인-카운터스트레인 기법

골반가로막

호흡 배가로막

위가슴문

머리가로막

고막

앞척수동맥과 뒤척수동맥

목의 순환계

머리덮개의 순환계

편두통 (Mygraine Headaches)

편두통은 항상 심한 엉치뼈 기능장애의 한 요소를 가진다. 종종 골반관절의 가동성이 나빠진다(두덩결합과 오른쪽과 왼쪽의 엉덩엉치관절). 그리고 *엉치관절의 가동성*이 나빠진다(오른쪽과 왼쪽의 엉치엉덩관절, 허리엉치연결부, 엉치꼬리관절). 골반과 엉치관절의 생체역학적 기능장애를 교정하는 *가장 효율적이고 효과적인 방법은 근에너지 기법의 'Beyond' 기법*이다. 이 기법에 대해서는 책인 *Manual Therapy for the Pelvis, Sacrum, Cervical, Thoracic and Lumbar Spine, with Muscle Energy Techniques*과 4개의 비디오로 구성된 근에너지와 'Beyond' 기법(Weiselfish-Giammatteo)에 소개되어 있다. 치료사들이 이런 기법을 수행하지 않을 때는, 골반과 엉치관절의 가동성을 달성하기 위해, 다음과 같은 스트레인-카운터스트레인 기법을 사용해 본다:

단계 1: (Phase One)

Jones 스트레인-카운터스트레인 기법

엉덩뼈

5번 허리뼈의 앞

안쪽 뒤넙다리근

모음근

중간볼기근

궁둥구멍근

뒤엉치기법(PS1의 오른쪽과 왼쪽, PS2, PS3, PS4, PS5의 오른쪽과 왼쪽)

이 기법을 수행한 이후, 심화 스트레인-카운터스트레인 기법과 함께 척추사이원반치료를 척추 연결부에 적용해 본다.

단계 2: (Phase Two)

심화 스트레인-카운터스트레인 기법

척추사이원반치료

L5

S1

T12

L1

C7

T1

그런 다음, 다음과 같이 윗목과 머리를 위한 스트레인-카운터스트레인 기법을 모두 수행한다:

단계 3: (Phase Three)

Jones 스트레인-카운터스트레인 기법

C1(모든 Jones 기법)

뒤통수점

뒤통수꼭지돌기

관상봉합

시옷점(lambda)

위눈확

아래눈확

깨물근

(머리와 얼굴을 위한 모든 Jones 스트레인-카운터스트레인 기법)

그런 다음, 심화 스트레인-카운터스트레인 기법을 계속 수행한다.

단계 4: (Phase Four)

심화 스트레인-카운터스트레인 기법

골반가로막

호흡 배가로막

위가슴문

빗장밑근

빗장밑동맥

폐문

머리가로막

고막

앞척수동맥과 뒤척수동맥

앞척수정맥과 뒤척수정맥

엉치-꼬리동맥

더부수막동맥

콩팥동맥

목의 순환계

머리덮개의 순환계

얼굴덮개의 순환계

가층 뇌정맥

가층 머리정맥

목 림프관

머리와 머리내 림프관

심장1

대동맥

아래대정맥

위대정맥

눈 근육 (eye1, eye2, eye3, eye4)

온목동맥

바깥목동맥

속목동맥

뇌 동맥

Willis 고리동맥

바닥동맥

눈의 동맥

통합적 도수치료 (INTEGRATIVE MANUAL THERAPY™)

엉치뼈의 생체역학적 기능장애의 중요성은 아무리 강조해도 지나치지 않다. 머리 징후와 증상을 가진 모든 환자의 엉치엉덩관절과 허리엉치 연결부를 교정해 본다. 그들은 골반과 엉치뼈의 생체역학적 통합을 회복하는 가장 효율적이고 효과적인 방법이 근에너지기법 'Beyond' 기법임을 찾아냈다. 이 과정은 여러 가지 방법으로 학습될 수 있다: (1) Manual Therapy for the Pelvis, Sacrum, Cervical, Thoracic and Lumbar Spine, with Muscle Energy Techniques, Weiselfish-Giammatteo (2) DCR 과정, (3) 근에너지와 'Beyond' 기법에 대한 비디오 자료 (Weiselfish-Giammatteo, North seminars). 생체역학이 적절하게 회복되면, 모든 척추관절에 Jones 스트레인-카운터스트레인 기법을 적용하여, 관절가동성을 증가시킨다.

반사성 교감이영양증
(Reflex Sympathetic Dystrophy)

단계 1: (Phase One)

Jones 스트레인-카운터스트레인 기법

1번 등뼈의 앞

목뼈의 앞: 4번째-8번째 목뼈

목의 가쪽: 모든 목뼈

올림된 1번째 갈비뼈

봉우리빗장관절의 앞

봉우리빗장관절의 뒤

내림된 2번째 갈비뼈(작은가슴근)

어깨밑근

넓은등근

1번째 등뼈의 뒤

뒤통수점

통합적 도수치료 (INTEGRATIVE MANUAL THERAPY™)

반사성 교감이영양증의 한 부분인, 아래가슴문 증후군의 경우, 팔신경얼기가 특정 부위에서 압박될 수 있고, 이것에 의해 팔의 통증과 감각이상이 발생할 수 있다. 척수 섬유증은 손상의 한 부분이고, 역학적 신경 긴장에 영향을 준다. 척수 섬유증은 크래니얼 테라피로 치료될 수 있다. 훌륭한 기법은 Neurofascial Release Sagittal Plane(Weiselfish-Giammatteo)이다. 또 다른 방법은 Biologic Analog 과정에서 배우게 된다(Lowen, Weiselfish-Giammatteo). 반사성 교감이영양증의 경우는, 몇몇 목뼈 척수신경뿌리가 척추사이신경구멍 안에서 항상 압박되어, 아래가슴문 증후군의 징후와 증상을 일으킨다. 신경뿌리의 찝힘은 머리엉치 치료(Upledger), Biologic Analogs의 기법, 스트레인-카운터스트레인 기법으로 경감될 수 있다. 가쪽 목 스트레인-카운터스트레인 기법은 중간목갈비근의 긴장항진을 없애준다. 이것은 척추사이신경 구멍을 넓혀 주는 역할을 한다. 팔신경얼기가 압박되는 해부학적 부위는 4가지이다. 첫 번째 지점은 중간목갈비근과 앞목갈비근의 사이이다. 중간목갈비근의 보호성 근경련을 제거해 주기 위해, 가쪽 목 기법을 수행한다. 앞목갈비근의 긴장항진을 제거해 주기 위해, 4번째와 8번째 사이의 목에 앞목 기법을 수행한다. 팔신경얼기가 압박되는 두 번째 지점은 갈비빗장관절 공간이다. 갈비빗장관절 공간은 다음과 같은 스트레인-카운터스트레인 기법으로 넓혀질 수 있다: 앞봉우리빗장관절 기법과 뒤봉우리빗장관절 기법, 가쪽 목기법. 팔신경얼기가 압박되는 세 번째 지점은 작은가슴근 밑 부분이고, 이것은 두 번째 갈비뼈 내림기법으로 치료될 수 있다(종종 이 기법은 어깨밑근 기법과 함께 수행된다). 압박의 마지막 해부학적 지점은 겨드랑이 부위이다. 이 부위는 위팔뼈머리의 위치 변경으로 일어나고, 넓은등근 기법으로 압박이 감소될 수 있다. 반사성 교감이영양증의 경우, 항상 첫 번째 갈비척추관절의 앞에 있는 교감신경절이 나빠진다. 뒤첫번째 등뼈기법은 위쪽, 중간 및 아래쪽 신경절을 감압시킬 것이다. 비촉진성 근막이완술을 위해 이 자세를 유지한다. 뒤통수점 기법은 머리목 연결부를 감압시키고, 뇌줄기의 감압은 부교감신경의 긴장을 초래한다.

단계 2: (Phase Two)

반사성 교감이영양증은 아래가슴문 증후군의 심화단계이고, 팔신경얼기의 압박 때문에 발생하는 복잡한 문제이다. 종종 신경조직 뿐만 아니라 혈관조직도 손상된다. 반사성 교감이영양증이 있으면, 반드시 말초신경, 동맥 근육, 정맥 근육, 림프 근육 등의 손상이 일어난다. 신경긴장기법(Elvey, Burtler, Weiselfish-Giammatteo)은 반사성 교감이영양증으로 나타나는 신경외 찝힘과 신경내 섬유증을 경감시킨다. 신경혈관 조직의 완전한 감압을 위해 심화 스트레인-카운터스트레인 기법이 이용될 수 있다.

심화 스트레인-카운터스트레인 기법

빗장밑근

빗장밑동맥

골반가로막

호흡 배가로막

위가슴문

머리가로막

가슴안 림프관

폐의 동맥

심장 1

대동맥

아래대정맥

위대정맥

앞척수동맥과 뒤척수동맥

목의 순환계

팔의 순환계

온목동맥

바깥목동맥

속목동맥

가층 목 정맥

가층 팔 정맥

목의 림프관

팔의 림프관

팔 동맥

겨드랑이동맥

위팔동맥

Willis 고리동맥

뒤대뇌동맥

목뼈와 등뼈의 척추사이원반을 위한 척추사이원반 치료 (특히, 아랫 목뼈와 윗 등뼈)

통합적 도수치료 (INTEGRATIVE MANUAL THERAPY™)

빗장밑근 긴장항진의 제거는 빗장밑에 있는 빗장밑 동맥을 감압시킬 것이다. 4가지 가로막(골반가로막, 호흡 배가로막, 위가슴문, 머리가로막)은 하나의 단일체로 작용한다. 이들 가로막 중 어느 하나라도 긴장항진되면, 나머지 3개의 가로막이 반사성 긴장항진 상태에 놓이게 될 것이다. 그러므로 위가슴문의 긴장을 완전하게 경감시키기 위해서는, 모든 가로막이 양측으로 치료되어야 한다. 동맥과 림프관의 민무늬근도 항상 긴장항진되어 있다.

호흡 증후군 (Respiratory Syndrome)

호흡 증후군은 폐와, 가슴막(흉막) 및 갈비우리의 가동성과 모틸러티 기능장애로 인한 모든 징후와 증상을 포함한다. 폐와 가슴막을 둘러 싸고 있는 조직의 긴장은 근육, 결합조직, 인대 등에 영향을 준다. 징후는 목, 목구멍, 갈비우리, 팔 등에서 뚜렷하게 나타난다. 가동범위의 제한을 위해 양측의 목 돌림과 옆굽힘을 평가한다. 폐와 가슴막의 조직이 긴장되면, 움직임의 제한이 있기 때문에, 목과 등의 폄을 평가한다. 양측 방향의 돌림과 옆굽힘이 제한될 것이다. 갈비우리의 움직임 폭이 제한될 것이다. 팔이음뼈의 모든 가동범위가 제한될 것이다. 그리고 종종 통증이나 감각이상이 팔의 기능에 영향을 줄 것이다. 비록 뚜렷한 증거는 없지만, 호흡(폐) 지구력이 나빠질 것이다. 심화 스트레인-카운터스트레인 기법의 창시자인 Giammatteo와 Weiselfish-Giammatteo는 목뼈과 등뼈, 갈비우리, 팔 등에 대한 조직 모틸러티와 가동성의 평가를 권장한다. 가동성과 모틸러티가 나쁠 때, 다음 프로토콜을 권장한다.

단계 1: (Phase One)

Jones 스트레인-카운터스트레인 기법들

1 번째 등뼈에서 6번째 등뼈의 앞을 위한 앞등뼈기법

앞목 기법

갈비뼈 내림기법, 특히 왼쪽

갈비뼈 올림기법, 특히 왼쪽

두 번째 갈비뼈 내림기법

어깨밑근

넓은등근

대부분의 스트레스와 긴장이 이완되면, 심화 스트레인-카운터스트레인 기법을 수행한다.

단계 2: (Phase Two)

심화 스트레인-카운터스트레인 기법

골반가로막, 양측

호흡 배가로막, 양측

위가슴문, 양측

머리가로막, 양측

고막

심장 1

폐 1

폐문

빗장밑근, 양측

대동맥

아래대정맥

위대정맥

빗장밑동맥

가슴안의 순환계

배의 순환계

목의 순환계

가슴안 림프관

배의 림프관

목의 림프관

몸통의 위정맥

폐 동맥

아래폐포동맥

뒤위폐포정맥

온목동맥

통합적 도수치료 (INTEGRATIVE MANUAL THERAPY™)

심화 스트레인-카운터스트레인 기법의 창시자인 Giammatteo와 Weiselfish-Giammatteo는 다양한 질환을 가진 여러 환자를 대상으로 이 기법을 몇 년 동안 적용해 왔지만, 뚜렷한 부작용을 발견하지 못했다. 이런 절차를 적절하게 수행하면, 치료 부작용이 나타나지 않을 것이다. *유일한 주의사항은 자율신경의 지배를 받는 동맥의 민무늬근을 치료하기 전에, 수의적 신경계의 지배를 받는 가로무늬근을 먼저 치료하는 것이다.* Jones 스트레인-카운터스트레인 기법으로 치료하면, 척수와 팔다리의 좋은 움직임을 얻을 수 있다. *동맥과 정맥 및 림프관의 심화 스트레인-카운터 스트레인 기법으로 치료하기 전에, 먼저 관절 가동성과 척추와 갈비뼈의 가동범위를 회복시킨다.* 치료사들은 클라이언트가 느낌에 대해 말을 하던, 그렇지 않던, 그리고 의식을 갖고 있든, 그렇지 않던 간에 치료를 수행할 수 있다. 만약 치료사가 의식이 없거나 말을 하지 못하는 환자를 치료할 때는, 맥박과 혈압을 모니터하면서 치료를 수행해야 한다. 이 기법을 적용하면, 노동맥의 맥박과 혈압이 잘 유지된다. 심장질환에 대한 평가, 진단 및 치료에 대한 의학적 모델을 배우지 않은 치료사는 관절가동성, 연부조직 유연성, 가동범위, 근력, 지구력 등의 움직임을 평가하는데 제한이 따를 수 있다. 다른 임상가들은 검사 전과 검사 후의 평가를 위해 변형된 기법을 사용할 수 있다.

척수 증후군 (Spinal Syndromes)

심화 스트레인-카운터스트레인 기법의 창시자 Giammatteo와 Weiselfish-Giammatteo는 골반관절(두덩결합과 좌우 엉덩엉치관절)의 생체역학적 교정과 엉치관절(좌우 엉치엉덩관절, 허리엉치 연결부, 엉치꼬리관절)의 생체역학적 교정이 다른 중재에 앞서 치료되어야 한다고 확신했다. 그들은 골반과 엉치뼈의 생체역학적 통합을 회복하는 가장 효율적이고 효과적인 방법이 근에너지기법과 'Beyond' 기법임을 찾아냈다. 이 과정은 여러 가지 방법으로 학습될 수 있다: (1) Manual Therapy for the Pelvis, Sacrum, Cervical, Thoracic and Lumbar Spine, with Muscle Energy Techniques, Weiselfish-Giammatteo, (2) DCR 과정, (3) 근에너지와 'Beyond' 기법에 대한 비디오 자료(Weiselfish-Giammatteo, North seminars). 생체역학이 적절하게 회복되면, 모든 척추관절에 Jones 스트레인-카운터스트레인 기법을 적용하여, 관절가동성을 증가시킨다.

단계 1: (Phase One)

Jones 스트레인-카운터스트레인 기법

골반:

엉덩뼈

안쪽 뒤넙다리근

모음근

중간볼기근

엉치뼈:

궁둥구멍근

뒤엉치기법(PS1의 오른쪽과 왼쪽, PS2, PS3, PS4, PS5 의 오른쪽과 왼쪽)

허리뼈:

5번 허리뼈의 앞

허리뼈의 앞과 뒤

넓은등근

등뼈의 앞과 뒤

12번째 등뼈의 앞(허리네모근)

올림된 갈비뼈

내림된 갈비뼈

목뼈:

목의 앞과 뒤

가쪽 목

단계 2: (Phase Two)

심화 스트레인-카운터스트레인 기법

골반가로막

호흡 배가로막

위가슴문

머리가로막

척추사이원반 치료: 단계1 - 모든 척추사이원반의 섬유테를 위해

척추사이원반 치료: 단계2 - 모든 척추사이원반의 이너 라이닝(내벽)을 위해

앞척수동맥과 뒤척수동맥

앞척수정맥과 뒤척수정맥

엉치-꼬리동맥(중간엉치동맥)

중간수막동맥

더부수막동맥(연막동맥 얼기)

통합적 도수치료 (INTEGRATIVE MANUAL THERAPY™)

척수 증후군은 궁둥신경통의 유무와 관계없이 요통, 등뼈 통증, 목 증후군 및 목 통증, 긴장성 두통, 사지마비와 하반신마비를 포함한 척수 문제, 그리고 다발성 경화증과 같은 퇴행성 질환 등을 포함할 수 있다. 근에너지 기법과

'Beyond' 기법, 스트레인-카운터스트레인 기법, 심화 스트레인-카운터스트레인 기법, 근막이완술 등이 척수 증후군에 좋은 효과를 갖는다. DCR의 근막이완술 프로토콜에는 엉덩엉치관절, 엉치뼈, L5/S1, 등허리 연결부, 목등 연결부, 머리목 연결부를 치료하는 방법들이 제시되어 있다. 심화된 신경 긴장 기법(Weiselfish-Giammatteo)은 목, 등, 허리 및 엉치 부위에 있는 신경 얼기의 긴장을 치료하는데 도움을 줄 것이다.

Giammatteo와 Weiselfish-Giammatteo는 신체가 혈관 조직을 어떻게 보호하는지를 보여 주는 엄청난 현상을 관찰했다. 척수동맥과 척수정맥이 심화 스트레인-카운터 스트레인 기법으로 치료될 때, 척수 섬유증의 증거가 총체적으로 사라질 것이다. 동맥/정맥의 손상 때문에, 신경 긴장이 나타나고, 척수동맥과 척수정맥의 긴장을 감소시키기 위해서는 척수/척주가 수축 상태로 되어야 한다.

말하기와 삼키기의 장애
(Speech and Swallowing Disorders)

말하기와 삼키기의 장애는 신경근육뼈대성 기능장애로부터 일어날 수 있다. 종종 스트레인-카운터스트레인 기법이 침흘리기, 조음과 발음, 혀 내밀기, 혀짧배기 소리 등을 포함한, 말하기와 삼키기에 뚜렷한 효과를 가진다. 다음 기법의 순서로 치료사에 대한 변화를 촉진시킬 수 있다.

단계 1: (Phase One)

Jones 스트레인-카운터스트레인 기법

앞목: 1번째 목뼈에서 7번째 목뼈의 앞

뒤통수점

관상봉합

뒤통수꼭지돌기

시옷점(lambda)

단계 2: (Phase Two)

심화 스트레인-카운터스트레인 기법

골막가로막

호흡 배가로막

위가슴문

머리가로막

빗장밑근

턱목뿔근

방패연골의 올림

성대

모뿔연골의 모음 경향

목의 순환계

머리의 순환계

얼굴덮개의 순환계

통합적 도수치료 (INTEGRATIVE MANUAL THERAPY™)

말하기와 삼키기의 능력을 향상시키는 구조적 재활은 다음과 같은 평가를 포함해야 한다: (1) 머리뼈와 뇌신경의 가동성, 그리고 마루뼈의 모틸러티(특히, Broca 언어영역), (2) 머리뼈와 뇌신경의 가동성, 뇌줄기의 모틸러티, 그리고 다음과 같은 뇌신경의 긴장: 혀인두신경(9번 뇌신경), 미주신경(10번 뇌신경), 혀밑신경(12번 뇌신경), (3) 목뿔뼈, 방패연골의 가동성, (4) 목뿔계의 얼굴 기능장애.

아래가슴문 증후군 (Thoracic Outlet Syndrome)

단계 1: (Phase One)

Jones 스트레인-카운터스트레인 기법

1번 등뼈의 앞

앞 목뼈: 4번에서 8번의 목뼈

가쪽 목: 모든 목뼈

올림된 1번 갈비뼈

봉우리빗장관절의 앞

뒤봉우리빗장관절의 뒤

내림된 2번째 갈비뼈

어깨밑근

넓은등근

통합적 도수치료 (INTEGRATIVE MANUAL THERAPY™)

아래가슴문 증후군의 경우, 팔신경얼기가 특정 부위에서 압박될 수 있고, 이것에 의해 팔의 통증과 감각이상이 발생할 수 있다. 척수섬유증은 손상의 한 부분이고, 역학적 신경 긴장에 영향을 준다. 척수섬유증은 크래니얼 테라피로 치료될 수 있다. 훌륭한 기법은 Neurofascial Release Sagittal Plane(Weiselfish-Giammatteo)이다. 또 다른 방법은 Biologic Analog 과정에서 배우게 된다 (Lowen, Weiselfish-Giammatteo). 또한 척수신경뿌리는 아래가슴문 증후군의 징후와 증상을 일으키는 척추사이신경구멍 안에서 항상 압박된다. 신경뿌리의 찝힘은 머리엉치 치료(Upledger), Biologic Analogs의 기법, 스트레인-카운터스트레인 기법으로 경감될 수 있다. 가쪽 목 스트레인-카운터스트레인 기법은 중간목갈비근의 긴장항진을 없애준다. 이것은 척추사이신경구멍을 넓혀 주는 역할을 한다. 팔신경얼기가 압박되는 해부학적 부위는 4가지이다. 첫 번째 지점은 중간목갈비근과 앞목갈비근의 사이이다. 중간목갈비근의 보호성 근경련을 제거해 주기 위해, 가쪽 목 기법을 수행한다.

앞목갈비근의 긴장항진을 제거해 주기 위해, 4번째와 8번째 사이의 목에 앞목 기법을 수행한다. 팔신경얼기가 압박되는 두 번째 지점은 갈비빗장관절 공간이다. 갈비빗장관절 공간은 다음과 같은 스트레인-카운터스트레인 기법으로 넓혀질 수 있다: 앞봉우리빗장관절 기법과 뒤봉우리빗장관절 기법, 가쪽 목기법. 팔신경얼기가 압박되는 세 번째 지점은 작은가슴근 밑 부분이고, 이것은 두 번째 갈비뼈 내림기법으로 치료될 수 있다(종종 이 기법은 어깨밑근 기법과 함께 수행된다). 압박의 마지막 해부학적 지점은 겨드랑이 부위이다. 이 부위는 위팔뼈머리의 위치 변경으로 일어나고, 넓은등근 기법으로 압박이 감소될 수 있다.

단계 2: (Phase Two)

아래가슴문 증후군은 팔신경얼기의 압박으로 인한 복잡한 문제이다. 종종 신경 조직 뿐만 아니라, 혈관조직에도 문제가 발생한다. 신경혈관 조직의 완전한 감압을 위해, 심화 스트레인-카운터스트레인 기법이 이용될 수 있다.

심화 스트레인-카운터스트레인 기법

빗장밑근

빗장밑동맥

골반가로막

호흡 배가로막

위가슴문

머리가로막

목의 순환계

팔의 순환계

온목동맥

바깥목동맥

속목동맥

가층 목정맥

가층 팔정맥

목의 림프관

팔의 림프관

목뼈와 아래 등뼈의 척추사이원반 치료

통합적 도수치료 (INTEGRATIVE MANUAL THERAPY)

빗장밑근 긴장항진의 제거는 빗장밑에 있는 빗장밑동맥을 감압시킬 것이다. 4가지 가로막(골반가로막, 호흡배가로막, 위가슴문, 머리가로막)은 하나의 단일체로 작용한다. 이들 가로막 중 어느 하나라도 긴장항진되면, 나머지 3개의 가로막이 반사성 긴장항진 상태에 놓이게 될 것이다. 그러므로 위가슴문의 긴장을 완전하게 경감시키기 위해서는, 모든 가로막이 양측으로 치료되어야 한다.

시각 장애 (Vision Disorders)

종종 시각 장애는 구조적 기능장애로 인해 발생하는데, 이것은 도수치료사에 의해 좋아질 수 있다. 다음 프로토콜은 심화 스트레인-카운터스트레인 기법의 창시자에 의해 개발된 것으로써 여러분께 많은 도움을 줄 것이다.

단계 1: (Phase One)

Jones 스트레인-카운터스트레인 기법

관상봉합

위눈확

아래눈확

단계 2: (Phase Two)

심화 스트레인-카운터스트레인 기법

골반가로막

호흡 배가로막

위가슴문

머리가로막

눈 1

눈 2

눈 3

눈 4

빗장밑근

빗장밑동맥

온목동맥

속목동맥

Willis 고리 동맥

바닥동맥

앞대뇌동맥

목의 순환계

머리덮개의 순환계

얼굴덮개의 순환계

머리와 머리내 림프관

얼굴 림프관

목 림프관

가층 머리 정맥

가층 얼굴 정맥

눈 동맥

섬모근(ciliary muscle)

눈의 렌즈

콩팥동맥

통합적 도수치료 (INTEGRATIVE MANUAL THERAPY™)

심화 스트레인-카운터스트레인 기법의 창시자인 Giammatteo와 Weiselfish-Giammatteo는 시각 치료를 위해 다음과 같은 강력한 기능적 재활을 권장한다: (1) 행동성 눈계측법(신경-눈계측법)과 (2) 시각치료를 위한 Meir Schneider의 자가치유법.

찾아보기

ㄴ

ㄷ

ㄹ

ㅁ

ㅂ

ㅅ

ㅇ

ㅈ

ㅊ

ㅋ

ㅌ

ㅍ

ㅎ

DCR (Dialogues in Contemporary Rehabilitation)

DCR의 역사
(History of Dialogues in Contemporary Rehabilitation)

DCR은 통합적 도수치료, 통합적 접근, 통합적 진단, '기능적 · 구조적 재활' 에 대한 회사이다. DCR은 1980년대 초반에 Mary Fiorentino에 의해 설립되었고, Sharon Weiselfish-Giammatteo가 Mary로부터 DCR를 인수받은 후, 1986년에 교육과정을 대폭 변화시켰다. DCR의 교수들은 모든 도수치료분야, 즉, 정형외과 및 스포츠의학분야, 만성 통증 분야, 신경재활 분야, 소아분야, 노인 분야, 여성 및 남성의 건강 이슈, 심폐재활 등의 전문가들이다. DCR이 제공하는 대부분의 자료(100%)는 코네티컷의 지역물리치료에서 개발되었고, 연구와 오늘날의 결과가 수행되었다.

DCR의 사명 (DCR Mission Statement)

DCR은 희망, 실습 및 목적을 제공한다. 우리의 목표는 회복이고, 우리의 의도는 학습, 교육, 지식이다. 우리의 달성 분야는 클라이언트, 가족, 지역사회 및 세계로 뻗어나간다. 우리는 오늘의 탐구로서 내일의 지식을 받아들인다. 우리는 탐욕, 억제, 믿음으로부터 방해를 받지 않는다. 우리는 다교파, 다문화, 다인종이다. 우리는 성장과 발달을 통해 기능장애로부터 회복의 촉진을 희망한다.

DCR 세미나 (DCR Seminars)

생체역학: 근에너지기법(MET)와 'Beyond 기법'

MET 1: 골반, 엉치뼈 및 척추

MET 2: 팔, 다리 및 갈비우리

MET 3: 심화 생체역학: 엉치뼈와 척추

MET 4: 척추와 팔다리의 Ⅲ 형 생체역학적 기능장애

근육과 순환의 스트레인-카운터스트레인 기법

SCS 1: 정형외과 환자와 신경계 환자를 위한 스트레인-카운터스트레인 기법

SCS 2: 자율신경계를 위한 심화 스트레인-카운터스트레인 기법

근막이완술을 이용한 결합조직치료, 3면 근막받침점 기법

MFR 1: 정형외과환자, 신경계 환자, 노인환자를 위한 근막이완술

MFR 2: 통합적 진단을 위한 근막 맵핑

말초신경조직 긴장기법: 저가동성과 섬유증

NTT 2: 신경조직 긴장기법

머리 및 머리엉치를 위한 크래니얼 테라피 시리즈

CTS 1: 뼈, 봉합, 관절 및 막조직

CTS 2: 막, 체액, 얼굴덮개 및 머리덮개 복합체

CTS 3: 머리가로막 압박 증후군; CSF의 생산, 분배 및 흡수; 면역

CTS 4: 신경 재생, 뇌신경, 신경전달

내장기 가동술

VMET 1: 근에너지기법과 'Beyond 기법' 을 이용한 내장기 가동술 – GI 통로

VMET 2: 여성과 남성의 건강 이슈

VMET 3: 호흡 재활

압박 증후군

COMP 1: 팔의 압박 증후군

COMP 2: 다리의 압박 증후군

COMP 3: 가로막의 압박 증후군

신경재활

DMT: 신경계 환자를 위한 발달 도수치료

통합적 진단

IDS: 통합적 진단 시리즈: 맵핑, 신경근막처리(Neurofascial Process), Rx.

IDAP: 응용 종합심리를 위한 통합적 진단

IDLB: 아랫등을 위한 통합적 진단

통합적 세미나

IMTS: 목, 아래가슴문, 어깨 및 팔에 대한 통합적 도수치료

IMTUE/LESM: 팔과 다리를 위한 스포츠의학의 통합적 도수치료

IMTCCC: 머리목, 머리얼굴, 머리턱을 위한 통합적 도수치료

NES & DCR는 통합적 도수치료의 교육자료를 제공한다. (NES & DCR Adjunct Educational Material in Integrative Manual Therapy™)

책

Manual Therapy for the Pelvis, Sacrum, Cervical, Thoracic and Lumbar Spine, with Muscle Energy Techniques – A Contemporary Clinical Analysis of Biomechanics by Sharon Weiselfish-Giammatteo, PhD., PT.

Integrative Manual Therapy for the Autonomic Nervous System and Related Disorders by Thomas Giammatteo, DC, PT and Sharon Weiselfish-Giammatteo, PhD., PT.

Integrative Manual Therapy for the Upper and Lower Extremities, Introducing Synergic Pattern Release with Strain–Counterstrain Techniques and Muscle Energy Techniques and 'Beyond' Techniques for the Peripheral Joints by Sharon Weiselfish-Giammatteo, PhD., PT. edited by Thomas Giammatteo, DC, PT.

비디오

By Sharon Weiselfish–Giammatteo, PhD., PT.

Produced by Northeast Seminars

근에너지 기법 시리즈

#1 골반

#2 엉치뼈

#3 등뼈와 허리뼈

#4 목뼈와 등뼈

#5 정형외과 환자와 신경계 환자를 위한 스트레인-카운터스트레인

#6 정형외과 환자, 신경계 환자, 노인환자를 위한

근막이완술, 3면 근막받침점 기법

#7 아랫등을 위한 심화 도수치료

#8 통합적 도수치료

#9 아랫등을 위한 도수치료: 21세기 건강관리산업의 기준

#10 팔을 위한 근에너지기법과 'Beyond' 기법

#11 다리를 위한 근에너지기법과 'Beyond' 기법

교육자료에 대한 정보가 더 필요하다면, Northeast Seminars에 연락하시오.

Northeast Seminars

P.O. Box 522

East Hampstead, NH 03826

Tel: 800-272-2044

Fax: 603-329-7045

E-mall: neseminars@aol.com

Website:www.neseminars.com

DCR 세미나에 대한 정보가 더 필요하다면, DCR에 연락하시오.

DCR

Dialogues in Contemporary Rehabilitation

800 Cottage Grove Rd

Bloomfield, CT 06002

Tel: 860-243-5220/Fax: 860-243-5304

E-mall: dcrhealth@aol.com

Website:www.dcrhealth.com